JN439000

건강을 위한 운동의 이해

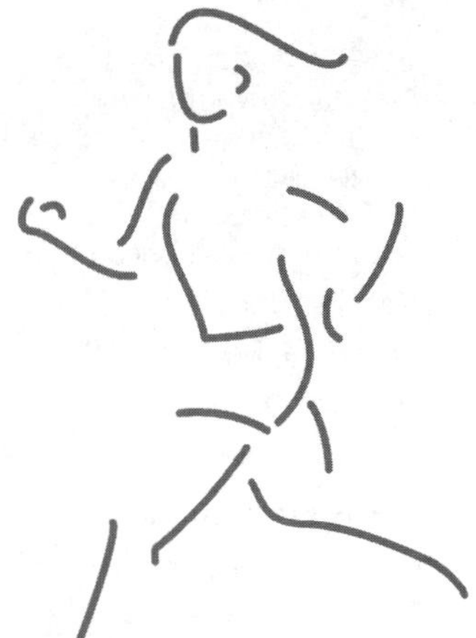

건강을 위한 운동의 이해

1판 1쇄 찍은날 / 2006년 9월 11일
1판 1쇄 펴낸날 / 2006년 9월 15일

지은이 / 소재무 · 이천호 · 왕석우 · 안현상
채창훈 · 김민석 · 조영웅 · 서진희
펴낸이 / 오 명

펴낸곳 / 건국대학교출판부
등록 / 제 4-3 호(1971. 6. 21)
주소 / 143-701, 서울시 광진구 화양동 1번지
전화 / (02)450-3891～3
팩스 / (02)457-7202
홈페이지 / http://press.konkuk.ac.kr
e-mail / press@konkuk.ac.kr

찍은곳 / 한국컴퓨터인쇄정보사

정가 / 12,000원

ISBN 89-7107-451-5 03690

건강을 위한 운동의 이해

소재무 · 이천호 · 왕석우 · 안현상
채창훈 · 김민석 · 조영웅 · 서진희 공저

건국대학교 출판부

머리말

현대사회는 첨단의 기계화, 인터넷을 통한 원활한 정보 교류, 생산 시스템의 변화 등으로 과거에 비해 적은 노동력으로 많은 상품을 생산하는 산업환경을 갖추고 있다. 하지만 인간은 산업화로 인해 활동량이 감소되면서 반대로 정신적 부담이 증대되어 스트레스 홍수 속에서 생활하게 되었다. 그로 인해 많은 사람들은 움직임 부족병, 즉 생활습관병(운동부족병)을 얻게 되었고, 그로 인해 건강유지에 많은 문제들이 나타나게 되었다. 그러나 주5일 근무가 확산됨으로써 건강 증진과 휴식 등으로 유용하게 활용할 수 있는 시간적 여유를 얻었고, 그리하여 삶의 질을 향상시킬 수 있는 "wellbeing"이란 신조어가 유행하기도 하였다. 이처럼 정신노동 증대와 휴식시간 보장이라는 현대사회의 상반된 환경은 건강한 신체를 조성할 수 있는 운동 프로그램의 필요성을 높였다.

하지만, 전문적인 지식이 없는 상태로 운동을 하게 되면 건강을 유지·증진시키기보다 오히려 운동이 독이 되어 건강을 해치는 경우도 적지 않다.

특히 현대인의 특성은 신체활동 부족과 영양 섭취 과잉으로 인한 비만이 날로 증가하고 있으며, 그로 인한 당뇨병, 고혈압 및 심혈관계 질환을 유발하는 주요 원인 중의 하나로 밝혀지면서 그 위험성에 대한 인식이 증가하고 있다.

이에 본 책은 건강을 지키는 운동에 대한 전반적인 내용을 다루어, 건강에 대한 상식, 비만을 벗어나기 위한 운동, 운동시의 영양 섭취 등의 내용과 여성, 노인뿐만 아니라 운동부족병을 가지고 있는 사람들이 운동을 어떻게 해야 하는지를 알 수 있게 설명해 놓았다.

건강을 위해 열심히 운동을 하고 있는 많은 사람들과 건강을 위한 운동을 시작해야 한다고 생각하면서도 정확한 방법을 몰라서 운동을 못하고 있는 모든 사람들에게 이 조그마한 책이 유용하게 활용되기를 진심으로 바란다.

운동의 수련을 생활화하여 신체(body)와 정신(mind) 그리고 영혼(spirit)의 조화로운 증진과 함께 풍요로운 삶을 영위하길 바란다.

2006년 9월

저자 일동

차 례

1 건 강

건강에 대한 올바른 개념을 이해하자.

건강의 개념

고도로 발달된 산업화 사회는 인간의 전반적 생활양식에 일대 혁명을 불러왔다. 이러한 변화는 인간사회에 많은 혜택과 편익을 주기도 하지만, 유해한 환경과 생활조건을 초래하여 인류의 위기를 재촉하기도 한다.

현대사회의 과학기술 발전은 우리 생활에 많은 영향을 미치고 있다. 도시화, 산업화, 전문화, 상업화, 정보화 시대라고 하는 것도 모두 과학기술의 발전에 의해 초래된 것이다. 더욱이, 과학기술의 발전이 산업계에 미친 영향은 생산체계가 자동화되면서 기계가 인간을 대신하는 수준에까지 이르렀다. 이로 인해 노동의 전문화·기계화·단순화가 진행되고, 육체적인 피로와 더불어 정신적 피로가 늘어나고 있다. 즉, 오늘날 인간은 기계에 편승되어 고독감, 창의력 상실, 인간 소외 등을 겪고 있다.

반면 현대문명의 발달로 말미암아 여가시간의 증가와 평균수명의 연장으로 인해 보다 활력 있는 인생을 영위하려는 욕구가 점차 강해져 가고 있다. 뿐만 아니라 질환의 예방의학적인 측면에서 운동의 긍정적인 효과가 입증되기 시작하면서 일상생활 속에서 운동을 통한 건강의 중요성이 강조되고 있다.

건강이란 일반적으로 이해하면서도 정의하기에는 어려운 성질이 있다. 그렇기 때문에 건강을 간단한 말로 표현하기가 어렵다. 그러므로 건강의 개념은 개인적 · 사회적 · 국가적 측면에서 이해되어야 한다.

모든 국가의 국민들은 건강한 삶을 갈망하고 있을 것이다. 건강한 개인이나 국민은 개인의 행복은 물론, 사회의 안정과 국가적 발전에 절대적으로 필요한 기본적인 요소이다. 건강하지 못한 사람보다는 건강한 사람이 행복한 삶을 누릴 것이다. 건강한 사람이 사회적, 국가적으로 더 생산적이며 발전적일 것이다. 그러므로 건강한 사람은 자기개발과 자기발전에 힘을 기울여 행복한 가정, 긍정적인 사회, 부강한 국가를 만드는 원동력이 된다. 그러므로 건강한 인생을 누리는 것은 바로 행복한 삶을 누리는 것이고, 나의 건강은 나만의 행복이 아니라 나를 사랑하는 가족들에게도 행복을 주는 것이 된다. 더 나아가서 사회의 안정과 국가의 발전에 이바지하는 것이다. 그렇다면 이러한 사회의 안정과 국가발전의 근원이 되는 건강이란 무엇을 의미하며, 이러한 내용들은 우리가 건강에 대한 개념을 확립하는데 도움을 줄 수 있을 것이라 생각한다.

건강의 정의

현대생활에서 건강의 중요성은 아무리 강조하여도 지나침이 없다. 건강에 관해서는 오랜 옛날부터 오늘날에 이르기까지 많은 전문가나 철학자들이 설명해 왔지만 그 개념은 시대와 함께 변화해 왔다. "재물을 잃는 것은 적게 잃는 것이요, 명예를 잃는 것은 많이 잃은 것이요, 건강을 잃는 것은 모든 것을 잃는 것이다." 등의 속담에서도 건강에 대한 중요성이 명시되고 있으며, 히포크라테스 역시 "가장 값진 재산은 건강이라는 것을 아는 사람이 가장 현명한 사람"이라고 지적하였듯이 건강에 대한 중요성을 널리 깨우치려 하였다.

많은 사람들에게 자신의 삶에서 가장 중요한 것이 무엇인지를 물어본다면 대부분 건강이라 대답할 것이다. 또한 건강을 모든 행복의 기반이라고 말할 것이다. 그렇지만 건강이 무엇이냐고 물어보면 정확하게 대답하는 사람은 많지 않을 것이다.

건강은 고대 앵글로색슨(Anglo-Saxon)에서 유래된 단어로서 안전과 강건함의 포괄적인 의미를 내포하고 있으나, 시대가 흐름에 따라 역사적 정의는 점차 변형되어 신체 분야에 국한되지 않고 신체를 포함한 정신과 사회성에도 그 범위가 넓혀지고 있다.

"A sound mind should be in a sound body(건강한 신체에 건전한 정신이 있다)"는 뜻의 격언이 내포하는 의미와 같이 정신과 신체를 별개로 분리해서 생각할 수 없다는 것을 알리고 있으며, 1948년 세계보건기구(World Health Organization; WHO)에서는 "Health is a complete state of physical, mental and social well-being not merely the absence of disease or infirmity(건강이란 단순히 질병이 없거나 허약하지 않은 것을 말하는 것이 아니라 신체적, 정신적 및 사회적 안녕의 완전한 상태)"라고 정의하고 있는 것이다.

WHO에서 제창하는 건강은 단순히 질병이 없거나 허약하지 않다는 단지 소극적 개념이 아닌 "완전한 상태"라는 적극적 개념을 담고 있지만, 추상적이고 애매한 부분이 있는 것도 사실이다. 이러한 건강의 개념을 더욱 명확하게 하기 위해서는 사회와 건강과의 관계,

바꾸어 말하면 사회적 건강에 대하여 올바른 이해가 전제조건이 된다.

WHO의 정의에는 대부분 개인 수준의 건강을 가리키는 뜻이 내포되어 있으며, 이러한 의미에서 사회적 안녕이란 사회에 있어서 그 사람 나름대로의 역할을 충분히 수행하는 사회생활을 영위할 수 있는 상태라고 해석된다. 사회적 건강은 우리들이 생활하는 안에서 이루어지는 성질의 것이기 때문에 건강에 대한 WHO의 정의는 생활개념에서 파악될 수 있는 것이며, 동시에 인간의 성립요소인 영(靈), 지(知), 체(體)의 조건이 생활 속에서 조화됨으로써 성립되는 개념이라고 볼 수 있다.

이렇듯 건강에 대한 개념은 신체적인 면에 국한되는 것이 아니라 정신적, 사회적 건강에까지 그 의미가 넓어져 가고 있다. 또한 건강을 구성하는 것은 몸의 형태와 기능(양호한 감각, 질병에 대한 저항력, 회복능력, 운동능력 등)이 온전한 신체적 적성, 스트레스에 대한 저항력, 지적 능력, 문제해결 능력, 올바른 사고와 합리적인 판단 등을 할 수 있는 정신적 적성, 그리고 타인과 적절한 관계유지 능력, 사회생활의 적응력 등의 사회적 적성을 포함하고 있다. 건강은 단지 신체 형태상 이상(기형이나 골절 등)이 없고, 모든 기능이 생리적으로 원활하게 작용하여 질병이 없는 것만을 나타내는 것이 아니라 개인 및 사회 생활에서도 항상 지적·정서적으로 안정 상태를 나타내며, 자신의 일뿐만 아니라 사회에도 적극적으로 봉사할 수 있는 상태로 보는 것이다.

개인적 측면에서 볼 때는 개인이 갖고 있는 육체적, 정신적 능력이나 자기의 생존과 안정, 행복을 위해서 가장 효과적으로 발휘될 수 있는 상태를 말하며, 사회적 측면에서 볼 때는 사회를 구성하고 있는 인간집단의 그 개개인의 능력을 사회의 안정과 행복을 위하여 최고로 발휘할 수 있는 상태이다.

또한 국가적 측면에서 볼 때는 건강 그 자체가 국가의 융성에 절대 필요한 기본조건이며, 부강한 국가가 이루어지는 데 그 원동력이 바로 건강에서 시작된다. 이와 같이 건강이란 과연 무엇을 의미하며 어떠한 조건을 구비해야 하는가 하는 문제가 제기된다.

건강관의 역사적 변화

건강에 대한 중요성은 고대에서 현재에 이르기까지 수많은 사람들의 관심을 끌었고 이의 정복을 위해서 많은 노력을 하였다는 사실을 우리는 역사적 근거에서 알 수 있다. 건강은 우리 인간 모두의 소망이며, 행복의 기본조건이 되기도 한다. 그러나 많은 사람들은 질병과의 투쟁에서 고통을 받고 있으며 또한 질병에 대한 불안이나 공포를 느끼며 하루하루를 생활하기도 한다. 현대는 과학기술의 발달로 인하여 의학, 보건학, 위생학 등이 발전함으로써 인간의 건강에 도움을 주어 건강유지 및 생명연장에 커다란 공헌을 하고 있는 반면 현대사회의 산업화로 인한 인구집중, 환경오염 등으로 인하여 우리 인간의 건강을 위협하는 또 다른 위기상황에 있는 것도 사실이다. 한편 건강에 관해서는 오랜 옛날부터 오늘날에 이르기까지 많은 전문가나 철학자들이 설명해 왔지만, 그 개념은 시대와 함께 변화해 왔다.

고대시대의 건강관

고대시대의 건강은 자연환경에 적응하면서 적극적으로 살아가는 과정에서 신체활동을 통해서 얻어지는 자연적 건강이라고 볼 수 있겠다. 고대인들은 그들의 능력을 초월하는 초자연적인 힘에 의존하고 있었다. 미신이나 토속신앙 등이 그것이다. 이러한 것들을 믿음으로써 자기 스스로의 행복, 불행, 무사, 안전, 건강, 질병 등을 해결하려 하였다. 이와 같이 건강을 미신(점, 주술, 토속신앙 등) 등에서 찾아 해결하려 하였던 것이 고대시대의 건강관이라고 볼 수 있겠다.

고대 중국 사람들은 기원전 2600년대부터 쿵푸(Kong Fu)라고 하는 보건을 위한 체조술인 의료체조가 행하여왔다. 이 체조는 질병은 신체기능이 활발하지 못한 데서 생긴다고 보고, 호흡운동과 결부시킨 일정한 신체활동은 신체와 여러 기관의 기능을 잘 지니게 하여 수명을 늘리고 영혼의 불멸을 가져온다는 뜻에서 만들어졌다.

그리스의 건강관

인간의 건강이 원시 미개시대의 토속 신앙적 미신, 점, 주술적 단계에서 탈피하여 과학적 지식에 기초를 두고 탐구되어 온 것은 기원전 5세기 이후의 그리스 시대부터이다. 이 시대의 전반적 사회상을 살펴보면 도시화·문명화가 현저히 발전되었다고 할 수 있다. 이는 그리스인들의 조각 작품에서 전형적으로 볼 수 있는 건강적·조화적·약동적 미를 나타내는 나상에서 엿볼 수 있다.

히포크라테스(Hippocrates, BC 460~377)는 신체 단련의 가치에 대하여 강조하면서 환자들이 질병이나 허약함으로부터 건강을 회복하는 수단으로 체육관(Gymnasium)에서 운동할 것을 권장하였다. 그 당시 그리스에서의 건강 이론은 히포크라테스의 섭생론을 중심으로 활발히 전개되었고, 체육의 과학화로 발전하였다. 또한 히포크라테스의 건강론은 자연의 질서에 따른 자연적 생활을 기본으로 하여 건강이 보존된다고 밝혔다. 그리고 건강은 음식물의 영양 섭취와 운동에 따른 에너지 소비의 균형을 이루어야 하고, 성별, 연령별, 체격, 체력, 계절, 기후 등에 의해 영향을 받는다고 하였다. 그러므로 각자의 건강은 영양과 운동의 균형에 따라 결정되고 개개인이 직면한 상황에 따라 변한다고 하였다. 음식물은 영양공급 작용을 하고 운동은 소비 작용을 행한다. 또한 음식물의 섭취량과의 관계에서 성별, 연령, 체질, 체격, 기후 등에 따라 적당량을 결정하여야 한다고 하였다.

당시 그리스 의술이 관념적인 단계를 벗어나지 못하였던 것에 비해 건강에 관련된 영양과 운동의 균형적 조화를 강조한 것은 매우 독창적인 건강법으로 오늘날까지 받아들여지고 있다.

한편, 히포크라테스가 운동요법으로 실제 제시하고 있는 운동종목은 맨손체조, 수구체조, 호흡운동, 산책, 조깅, 오래달리기, 레슬링, 복싱 등 그리스적 운동종목을 적극 권장하고 있다. 그의 이러한 식견이 병의 치료만 전문으로 하는 종래의 의사의 테두리를 벗어나 새로운 의사의 입장에서 환자, 병약자, 노약자의 건강, 보통 사람과 스포츠맨의 건강을 폭넓게 고려한 운동요법을 중요시한 섭생법을 완성시킨 것이다. 이러한 그의 섭생법 내용은 음식물의 종류에 따라 상태와 성능에 차이가 있는 것을 지적하고 동일한 식품이라도 가공이나 조리방법에 따라 인체 내의 작용이 여러 가지로 변한다는 것을 설명하고 있다. 또한, 샤워나 마사지의 종류와 방법, 수면, 운동과 피로의 관계, 그리고 일상생활에서의 위생습관 등 오늘날 스포츠 의학 및 스포츠 트레이닝에까지 새로운 방향을 제시하였다.

근세시대의 건강관

19세기 중엽부터 건강에 대한 일반적인 개념이 질병과 대립적으로 이해되어 왔다. 즉, 질병이 없으면 건강하다는 건강관이 지배적이었고 질병에 의해서 건강을 규정하려는 특성을 가지고 있는 신체적 건강관이 중요시되었다. 그러나 이러한 견해는 건강을 침해하는 요소가 질병이기 때문에 질병만을 치유하면 건강하다는 의미로 해석되어져 왔으나, 현대의학의 발달로 인하여 질병이 박멸되거나 현저히 감소한 현대사회에서는 건강에 대한 인식이 크게 변화되어지고 있다. 1900년대에는 정신과 신체를 분리해서 생각할 수 없다는 건강관이 정착되어져 왔다. 건강을 갖추는 중요 요소에 정신적인 건강이 추가되었다. 이는 이 시대가 의학이나 보건 분야에서 많은 발달을 성취한 시기였기 때문이다.

현대의 건강관

1948년 세계보건기구에서는 "건강이란 단순히 질병이 없거나 허약하지 않는 상태를 말하는 것이 아니라 신체적 · 정신적 · 사회적으로 안녕한 상태"라고 정의하여 광범위하게 받아들이게 되었다.

건강은 단지 신체적으로 이상이 없고, 모든 기능이 생리적으로 원활하게 작용하여 질병이 없는 것만을 나타내는 것이 아니라 개인생활 및 사회생활에서도 항상 지적, 정서적으로 안정 상태를 나타내며, 자신의 일뿐만 아니라 사회에 적극적으로 봉사할 수 있는 상태로 보는 것이다.

오늘날에 제기되고 있는 또 다른 건강관은 '환경에 적응하여 자신의 능력을 충분히 발휘할 수 있는 상태'로 정의되고 있다. 환경에 적응하고 있다는 것은 그 사람의 내적 환경과 외부 환경이 유기적인 균형을 잘 이루고 있어서 항상성이 잘 유지되고 있음을 의미한다.

이 견해에 의하면 건강은 환경과 매우 밀접한 관계이기 때문에 환경을 빼놓고는 건강을 생각할 수가 없다고 보는 것이다. 따라서 사람은 일정범위의 환경변화에서는 건강을 유지할 수 있지만, 그 범위를 벗어나게 되면 신체기능과 정신기능이 저하되게 된다. 그런데 환경에 적응할 수 있는 범위는 사람에 따라 달라서 제한된 환경범위에서만 적응할 수 있는 사람이 있는가 하면 비교적 넓은 환경범위에서도 적응을 잘 할 수 있는 사람도 있다. 이렇듯 환경에 적응할 수 있는 범위가 넓다는 의미는 건강을 유지할 수 있는 능력이 크다는 것을 나타내므로 건강평가는 표면에 나타나는 신체능력뿐만 아니라 환경에 적응하는 역동적인 힘의 측면도 평가대상에 포함시켜야 올바른 평가가 될 수 있다는 것이다.

건강에 영향을 미치는 요인

건강에 영향을 미치는 요인들은 다양할 뿐만 아니라 이루 헤아릴 수 없을 만큼 많은 것이다. 그러나 건강에 영향을 미치는 요인을 분류한다면 선천적인 생물학적 요인과 후천적인 요인으로 크게 나눌 수 있으며, 여기에 개인의 생활습관과 건강에 대한 관심이나 태도 등도 건강에 많은 영향을 미치는 것으로 나타났다.

유전적인 요인

유전은 선조들로부터 오는 천성이며 우리의 건강에 영향을 주는 인자의 하나이다. 지난 수년간에 DNA(deoxyribonucleic acid)와 RNA(ribonucleic acid)의 두 가지의 중요한 물질에 대한 실험으로 생명에 대한 수많은 정보들이 발견되었다.

개인의 건강은 기본적으로 부모로부터 물려받은 유전적인 영향이 가장 크다. 인간의 건강과 관련된 유전자는 매우 다양한 것으로 알려지고 있으며, 개인의 특유한 건강상태를 결정짓는 중요한 역할을 수행한다. 선천적으로 색맹 · 혈우병 · 당뇨 등의 질병, 신체형태상의 기형, 생리적인 기능저하, 면역력이나 스트레스를 해소하는 능력, 성장과 발달의 속도, 비만, 기대수명, 운동능력 등은 타고난 부모의 형질에 의해 크게 좌우된다. 좋은 유전인자는 강건하고 잘 발달된 신체와 훌륭한 지적 능력을 나타내지만 애석하게도 이러한 유전자는 변화시킬 수 없다. 따라서 개개인은 타고난 자질을 최대한으로 이용하여 건강을 지켜나가도록 해야 한다.

환경적인 요인

공기, 물, 기후, 토질 등의 자연환경뿐만 아니라 언어, 전통, 습관, 위생관념, 문화양식, 매스미디어, 의료수혜의 질, 사회경제적 요인 등을 포함하는 인위적 환경도 중요하다. 최근에는 과학 기술문명이 발달됨에 따라 인구의 도시집중, 생활하수와 공장의 폐수로 인한 수질악화, 유해가스로 인한 대기오염, 식품의 첨가물이나 약물의 남용, 방사선 오염 등 우리들의 건강에 좋지 않는 영향을 미치는 환경이 급속도로 조성되고 있는 실정이다. 많은 사람들에게 직접적, 간접적으로 영향을 주고 있으므로 우리 모두는 이러한 환경을 개선하는 데 스스로 동참해서 살기 좋은 환경을 조성하는 데 힘써야 할 것이다.

생물학적 환경

미생물, 병원체, 식물, 동물, 약물, 식품, 영양 등을 말하는 것으로 이러한 것들은 서로 조화를 이루면서 생활하고 있다. 가령, 숲에서는 우리들에게 이로운 수많은 미생물이 있는데 이들이 잘 서식할 수 있도록 해야 나무나 숲에서 생기는 살균·정화 작용을 하는 음이온, 피톤치드, 테르펜이 많이 발생되어 우리들이 건강한 생활을 하는 데 도움을 줄 것이다.

사회적 환경

문화적 가치, 태도, 습관, 언어, 사회, 정치, 경제적 지위나 의료혜택의 수혜 여부, 교육 정도 등을 말한다. 또한 현대사회에서는 교통사고, 복잡한 생활에서 오는 각종 스트레스 등도 포함된다.

사회적 환경 중에 특히 보건의료조직은 개인의 건강뿐만 아니라 사회의 전체적인 건강에 중요하므로 모든 국민들에게 골고루 의료혜택을 제공할 수 있는 체제를 갖추어야 할 것이다. 다행히 보건사업은 많은 시설과 예산을 치료에 투자하고 있었으나 점차적으로 질병의 예방에 중점을 두고 있어서 다행으로 생각된다.

건강을 위한 행동 규범

건강에 가장 중요한 영향을 미치고 있는 주요 요인들을 조사한 결과, 건강에 영향을 미치는 여러 가지 요인 가운데 생활습관이 차지하는 비중은 매우 크다

사람들은 건강유지와 증진에 필수 불가결한 운동의 기회를 상실함으로써 신체에 충분한 자극을 가하지 못하게 되어 기능의 약화, 질병, 신체의 불균형을 초래하게 되었다. 대부분의 업무를 앉아서 수행하는 좌식생활, 편식, 과다하고 부적절한 영양, 흡연, 음주, 복잡하고 바쁜 생활과 과다한 업무로 인한 스트레스, 그리고 특히 운동부족 등은 피로, 무력감, 두통, 고혈압, 심근경색, 협심증, 자율신경불안증후, 동맥경화, 비만, 스트레스, 요통 등을 일으키게 되어 끊임없이 사람들을 괴롭히고 있다.

따라서 가장 효율적인 방법으로는 규칙적인 운동을 포함하는 생활습관의 개선을 들 수 있다. 또한 질병이란 일단 발병하면 치료

하는 데 많은 시간과 노력, 경비가 필요하다. 그러므로 치료보다는 예방적 건강행위를 강화하는 것이 최선의 방법이 될 것이다.

누구나 건강이 중요하다는 것은 알고 있다. 그러나 건강한 사람일수록 건강을 지키거나 증진시키는 데 별다른 노력을 기울이지 않고 있다. 건강을 유지·증진하기 위해서는 끊임없는 노력과 다양한 방법이나 기술을 알고 있어야 한다. 일반적으로 건강을 유지·증진시키기 위해 할 수 있는 것은 다음과 같다.

금 연

금연은 건강과 관련된 생활습관 중에서 질병의 이환과 사망을 예방할 수 있는 가장 중요한 요인이다.

흡연은 심장질환의 제1차적인 건강위험 요인이며, 여러 가지 질병의 직접 또는 간접적인 원인으로 주목받고 있다. 이러한 흡연은 말초혈관 질환의 위험을 증가시킬 뿐만 아니라 흡연을 하는 사람과 동거하는 사람도 심장질환에 의한 사망률이 비흡연자에 비해서 20~30% 정도 더 많다고 알려져 있다. 흡연은 고밀도 콜레스테롤(HDL) 농도를 감소시키며, 흡연 중에 흡입된 일산화탄소는 혈관 벽을 손상시키기도 한다. 남성 흡연자는 경구암, 폐암, 폐기종의 발병률이 비흡연자에 비하여 월등하게 높은데, 특히 여성이나 태아에겐 더 많은 위험이 뒤따른다. 따라서 담배에 불을 붙이기 전에 다시 한 번 더 생각하라고 권장하고 있다. 만약 담배를 계속해서 피울 수밖에 없는 경우라면, 흡연량을 줄이거나 타르와 니코틴 함유량이 적은 담배를 피우는 것이 바람직하다.

규칙적인 식사습관

매일 일정한 간격으로 3회의 식사를 규칙적으로 하는 것이 건강을 유지하기 위한 효과적인 방안 중의 하나이다. 그러나 많은 사람들이 경쟁적인 사회활동을 함으로써 지속적으로 아침 식사를 거르는 경우가 많이 있다. 아침식사를 거르게 되면 저녁식사 후부터 점심식사 시간까지 너무 긴 시간 동안 공복 상태에 있게 되어 위장 장애가 유발될 수 있으며, 혈당의 저하로 집중력이 떨어져 일의 능률도 떨어진다. 특히 과체중 또는 비만인 사람은 불규칙한 식사는 과식을 하기 쉽기 때문에 당뇨병이나 고혈압의 위험요인이 될 수 있으므로 규칙적인 식사습관을 갖는 것은 건강의 유지에 매우 중요한 사항이다.

적절한 휴식

우리들의 생활은 항상 적당한 정도의 공부나 활동을 하면서 영위하기는 힘들다. 경우에 따라서는 심신이 지나치게 피로하여 건강을 위협할 수도 있다. 피로를 느끼면 피로를 회복할 수 있는 휴식의 방법에는 휴식, 잠, 마사지, 목욕, 운동, 그리고 영양 섭취를 통하여 가능하면 즉시 풀도록 해야 한다. 그 중에서 가장 효과적인 방법은 수면이다. 동일한 시간의 수면일지라도 낮잠보다는 밤에 자는 것이 피로 회복에 효과적이다. 특히 만성적인 피로는 인지기능이나 신체활동에 많은 장애를 유발하여 위험에 빠지기 쉬우므로 조심해야 한다.

적절한 음주습관

적절한 양의 알코올 섭취는 스트레스를 해소시켜 사람의 기분과 행동을 바람직한 방향으로 변화시켜 줄 뿐만 아니라 건강에도 유익한 효과를 제공할 수 있다.

그러나 폭주와 지속적인 음주는 간 기능을 악화시키며, 간 질환을 유발하고, 사망의 원인이 되기도 한다. 따라서 음주를 하게 될 경우에는 적당히 그리고 적절하게 조절하여 마실 수 있도록 해야 한다.

표준체중의 유지

비만은 당뇨병, 고혈압, 심근경색 등과 같은 성인병의 유발 요인으로서 적절한 체중을 유지하는 것이 바람직하다. 표준체중을 유지하기 위해서는 적절한 영양 섭취와 운동이 가장 중요하며, 특히 적절한 체중유지를 위한 이상적인 식습관은 신선한 과일과 채소를 많이 섭취하고 지방, 콜레스테롤, 설탕, 소금 등은 적게 섭취하는 것을 제안할 수 있다.

적절한 스트레스 관리

스트레스는 모든 사람이 동일하게 직면하고 있는, 정상적인 삶에서 결코 피할 수 없는 부분이다. 이러한 의미에서 볼 때 스트레스를 효과적으로 해소할 수 있는 방안을 모색하는 것이 건강을 유지하는 중요한 방안이라 볼 수 있다.

이에 대한 방안으로서 긴장을 이완시킬 수 있는 여유를 갖는 것이 바람직하며, 또한 믿고 도움을 받을 수 있는 사람과 대화를 함으로써 스트레스를 극복할 수 있을 것이다.

적당한 운동

적당하고 규칙적인 운동이 건강에 가장 효과적이라는 사실은 많은 연구 결과를 통해서 증명되어졌다. 타고난 체질이나 외부환경은 변화시킬 수 없지만 적극적인 건강 유지·증진법으로 운동을 선택한다면 더할 수 없이 좋은 방법일 것이다.

현대사회가 고도로 발달됨에 따라 생활이 편리해지고 신체 활동의 양이 감소됨으로써 운동부족 현상이 나타나고 있다. 이러한 운동부족은 성장·발달을 지연시킬 뿐만 아니라 체력의 감소, 면역력 저하, 신진대사의 장애로 인하여 비만이나 동맥경화증 같은 각종 성인병을 일으키게 된다. 이러한 상황에서는 규칙적인 적당량의 운동을 실시함으로써 건강을 회복하고, 삶에 활력을 불어넣고, 체력을 길러 위급 시에 대처할 수 있는 능력을 축적하는 것이 필요하다.

적절한 영양

사람이 활동을 하는 데 필요한 에너지를 얻거나 몸의 기능을 유지하기 위해서는 적절한 음식물을 적당하게 섭취하는 것이 바람직하다. 적절한 영양이란 양적·질적으로 균형이 잡힌 것을 말한다. 편식을 하거나 부적절한 영양 섭취는 면역력이 떨어지거나 질병에 걸리기 쉬우므로 평상시에는 물, 탄수화물, 단백질, 지방, 무기질, 비타민 등의 영양소를 골고루 섭취해야 한다. 그러나 운동시에는 활동의 유형과 강도, 빈도 등에 따라 필요량이 다르므로 거기에 알맞게 충분한 영양분을 섭취하여야 한다.

올바른 생활습관

건강을 유지·증진시키기 위한 건강한 생활습관의 개선을 들 수 있다. 습관은 흔히 '제2의 천성'이라고 하는데 이 말은 천성 못지않게 습관이 사람의 인생에 중요함을 의미하는 것이다. 우리들이 부모로부터 물려받은 유전적인 체질이나 주위의 환경은 변경하기가 어렵다. 그러나 생활하는 방식은 본인의 의지와 노력으로 바꿀 수 있다. 앞으로 자기 자신의 건강상태는 현재 선택하고 있는 행동들에 의하여 결정될 수밖에 없을 것이다.

좋은 생활습관을 가진 사람들은 대부분 건강한 삶을 살아가고 있다. 어릴 때부터 건강한 생활습관을 길러주는 것이 중요하다.

건강은 올바른 생활습관과 관계가 있다. 하버드대 파펜버그(Dr. Paffenbager)는 규칙적인 운동을 수행하는 사람이 운동하지 않는 사람보다 사망률이 22%나 낮다고 보고되었다. 그러므로 우리 생활의 여러 요소 가운데 운동이 건강을 유지하는 데 크게 도움을 줄 수 있을 뿐만 아니라, 다음과 같이 올바른 생활습관에 따른 건강을 보전할 수 있는 방법을 권장하였다.

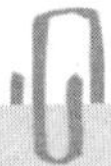

- 아침식사를 꼭 할 것
- 규칙적인 1일 3식
- 주당 2~3회 적당한 운동
- 매일 7~8시간 잠을 잘 것
- 금연과 절주
- 신장에 알맞은 체중을 유지할 것
- 음식을 조절할 것(과식, 편식, 소금섭취)
- 낙천적인 마음가짐으로 즐겁게 생활할 것
- 건강한 철학을 가질 것
- 미소를 잃지 말 것
- 한 가지 이상의 취미활동을 가질 것
- 규칙적인 생활습관을 가질 것

담당교수명 : ______________________ 수강생명 : ______________________

확인해 봅시다

1. 건강의 개념과 정의를 설명하시오.

2. 근세시대의 건강관과 현대의 건강관을 비교 분석하시오.

3. 건강의 요인 중 사회적 환경요인에 대해 설명하시오.

4. 건강을 위한 행동규범에 대해 설명하시오.

5. 음주와 흡연이 인체에 미치는 영향을 설명하시오.

6. 올바른 생활습관이 무엇인가?

2

인체의 구조와 기능

나의 신체는 어떻게 구성되어 있을까?

인체의 외형적 구조

인체의 외형적 구조는 해부학(anatomy)적 구조로 분류할 수 있으며, 주로 골격계에 의한 외형적 구조로 나뉘어진다.

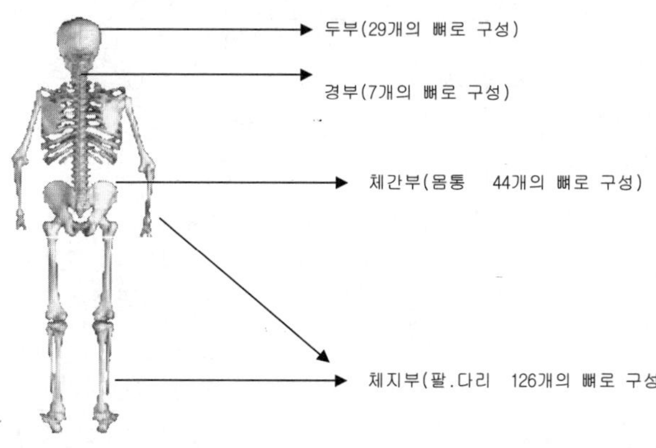

그림 2-1.
인체의 외형적 구조

인체의 뼈는 성장 정도에 따라 조금씩 다르지만 성인이 되었을 경우 남녀 구분 없이 206개의 뼈로 이루어져 있으며 세부적으로는 두부(頭部, 29개), 경부(頸部, 7개), 체간부(體幹部, 44개), 체지부(體肢部, 126개)로 나뉠 수 있다.

인체의 내형적 구조

우리 인체는 약 100조 개의 세포(cell)로 이루어져 있다. 수많은 세포들이 서로 모여 하나의 조직(tissue)을 이룬다. 또한 이러한 조직들은 다른 조직들과 결합하여 인체의 기관(organ)을 형성하며, 동일한 기능을 수행하는 기관들이 모여 하나의 계통(system)을 이루고, 이러한 계통들이 모두 모여 하나의 개체(body)를 형성한다.

표 2-1 인체의 내형적 구조

원자(atom)	다른 원자들과 결합하여 하나의 분자를 구성, 눈으로 볼 수 없는 작은 입자
분자(molecule)	다른 분자들과 결합하여 하나의 세포를 구성, 눈으로 볼 수 없는 작은 입자
세포(cell)	모든 식물과 동물의 기본적인 생체단위
조직(tissue)	비슷한 구조와 기능을 가진 세포군과 이들 사이에 위치한 세포외 무기질의 합
기관(organ)	한 가지 또는 두 가지 이상의 기능을 공통으로 행하는 두 개 이상의 조직으로 구성
계통(system)	일반적인 기능의 단위로서 분류되는 기관의 집합이며, 외피계, 골격계, 근육계, 신경계, 내분비계, 순환기계, 호흡기계, 소화기계, 비뇨기계, 생식기계, 림프계 등으로 분류
개체(body)	단세포이든 다세포로 구성되었든 간에 총체적인 생명체이며, 인간 개체는 상호의존적인 기관계의 복합체

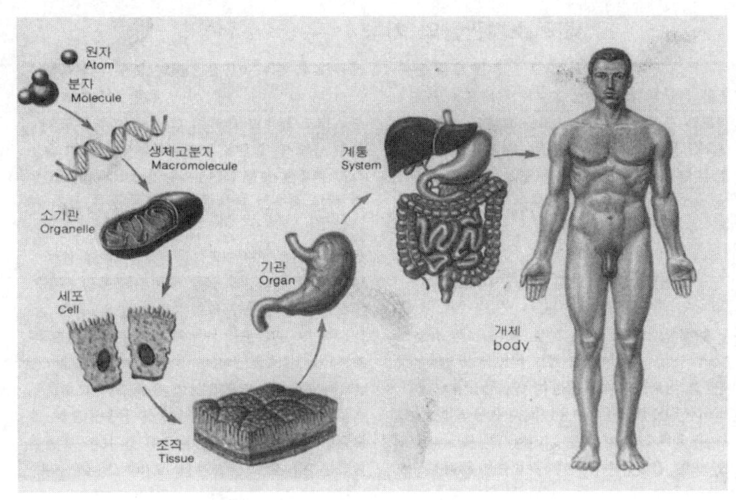

그림 2-2.
인체의 내형적 구조

인체 구성요소의 기능

세 포

세포의 일반적인 기능을 살펴보면, 첫째 동화 및 이화 작용을 통해 에너지를 생산하며, 둘째, DNA와 RNA에 의해 단백질 합성과 유전정보를 조절하며, 셋째, 확산, 여과, 삼투, 능동적 운반에 의해 세포막을 통한 물질의 운반, 넷째, 세포 내 부산물을 순간적으로 농축·저장하였다가 세포막으로 분비·배설하는 기능, 단백질과 지방의 분해 산물을 분비하는 역할, 다섯째, 자기분해의 기능으로 상처받은 세포나 퇴보되는 세포를 치유(repair)한다든지 상처가 심한 세포는 유사분열로 회복시킨다. 세포내 소기관들의 기능은 표 2-2와 같다.

표 2-2 세포 소기관들의 기능

구 조	기 능	비 고
세포막	세포의 구성요소를 둘러싸고 있으며, 여러 형태의 기질통과 조절	단위막(단백질과 지질) 동식물의 모든 세포에 분포
미토콘드리아	산소를 받아들이는 장소(TCA회로, 전자전달계)이며 ATP를 생성	세포에 필요한 ATP의 95% 이상 생성
소포체	그물망 형태로 구성되며, 세포내 물질의 통로 역할 수행	동식물의 세포에 널리 존재
리보좀	단백질 합성 장소로 단백질은 세포내에 일시적으로 저장되든지 세포 밖으로 운반	모든 생물의 세포에 존재
리소좀	세포내 손상된 세포기관이나 병원체 제거	소화효소가 들어 있어, 세포내 소화와 관계됨
골지체	세포 밖으로 물질의 분비나 배출에 관계됨	식물세포의 것은 작음
중심체	세포분열에 관계하며 세포분열시 염색체 운동 실시	고등식물 이외의 동물로 조류, 균류의 세포에 있음

골격계

골격(skeleton)이라는 용어는 건조된 것을 의미하는 skeletos라는 그리스어에서 유래하였는데, 골격계(skeletal system)는 신체에서 근육과 같은 연한 조직들을 제거하고 남은 마른 부분, 즉 경조직을 가리킨다.

인체의 골격은 총 206개의 뼈로 구성되며, 이들 골격은 관절을 형성하여 서로 연결되어 골격계라는 하나의 계통을 이룬다. 이러한 골격계는 체중의 약 20%를 차지하는 골(bone), 연골(cartilage), 관절(joint) 및 인대(ligament)를 총칭하며, 신체를 지지하고 내부 장기를 보호하고 근육을 부착시켜 각종 운동을 할 수 있게 하며, 또한 신체에 필요한 칼슘의 저장 및 조혈 작용도 한다.

표 2-3 골격계의 기능

기 관	주 요 기 능
뼈, 연골, 인대	• 연조직을 지지 · 보호하고, 무기질을 저장 • 몸통골격 - 대뇌, 척수, 감각기관, 흉강의 연조직 보호 • 사지골격 - 몸통골격을 지지하고 움직임을 조절 • 골수 - 혈구세포 생산의 1차적 장소

근육계

모든 개체가 환경에 적응하기 위해서는 운동이라는 움직임이 있어야 한다. 개체는 이러한 움직임을 제공할 수 있는 신체 내의 독특한 구조가 성립되어야 하는데, 이를 뒷받침할 수 있도록 발달된 기관은 체중의 약 40~45%를 점유하고 있는 근육이다.

근육이란 기관은 영양분이 갖고 있는 화학적 에너지를 수축이라는 일련의 과정을 진행하면서 열과 기계적 에너지로 전화시키는 일종의 에너지 변환기라고 할 수 있다. 이처럼 근육은 수축성을 특징으로 하는 기관이기 때문에 수축과 이완에 알맞은 가늘고 긴 세포 내에 수축성 구조물인 미세섬유가 일정한 형태로 배열되어 있다. 근육의 기능은 골격을 움직이는 전신적인 운동이나 호흡운동, 심장의 박동, 혈관이나 각종 선 및 도관들의 수축 운동, 그리고 내장의

표 2-4 근육계의 기능

기 관	주 요 기 능
골격근	• 골격운동을 하게 하며, 소화기관에 관여하여 생산을 활성화하고, 골격의 위치를 지탱하며, 연조직을 보호
건, 건막	• 구체적인 일을 행할 수 있는 수축력을 동력화

연동운동 등 부착하는 위치에 따라 매우 다양하며, 또한 골격근은 수축시에 많은 열을 발생시켜 정상적인 체온을 유지하는 데 관여하기도 한다.

신경계

인체를 구성하는 세포는 일정한 범위 내의 조건하에서만 여러 기능을 수행할 수가 있는데, 이러한 조건을 생명조건이라고 한다.

신경계(nervous system)는 이 생명조건을 유지하기 위하여 신체의 내부와 외부에서 일어나는 여러 가지 정보를 받아들이고, 이를 종합·분석하여 기능이 다른 수많은 세포의 활동을 조절함으로써 신체 활동을 상황에 알맞도록 조절·통제하는 고도로 발달된 특수 조직계통이다. 이러한 이유로 신경계는 뇌와 척수로 구성되는 중추신경계(central nervous system; CNS), 뇌신경, 척수신경, 자율신경으로 이루어진 말초신경계(peripheral nervous system; PNS)로 구분한다.

표 2-5 **신경계의 기능**

기 관	주 요 기 능
중추신경계	신경계의 중추를 지배; 정보전달, 다른 신경계의 활동에 대한 단기적 지배 뇌: 복합적·통합적 기능 수행, 자의적 활동 지배 척수: 대뇌에 정보를 전달하는 역할을 하며, 대뇌에 비해 덜 복합적·통합적인 기능을 수행하고, 단순하고 무의식적인 여러 활동 지배
말초신경계	중신신경계를 다른 신경계·감각기관과 연결
자율신경계	중추신경계와 말초신경계 양자가 지닌 특성을 모두 가지고 있는 신경계로 소화, 분비, 호흡, 심장혈관 활동과 같은 내장기능을 규제하는 데 관련

내분비계

내분비선은 신체 여러 곳에 분포되어 있으며, 이들의 분비물은 배설관이 따로 없이 혈관 속의 혈액에 의하여 운반되는데, 이러한 내분비선으로부터의 물질을 호르몬(hormone)이라고 하고, 이런 호르몬에 반응하는 신체의 특정 기관을 표적기관(target organ)이라고 한다. 내분비기관에 속하는 주요 기관에는 뇌에 부속하는 뇌하수체(hypophysis)와 송과체(pineal body), 경부에 있는 갑상선(thyroid gland)과 부갑상선(parathyroid gland), 흉강 내에 있는 흉선(thymus), 복강과 골반강에 있는 부신(adrenal gland), 췌장(pancreas), 난소(ovary), 그리고 소화관 등에서도 여러 호르몬들이 분비되고 있음이 밝혀지고 있다.

표 2-6 내분비계의 기능

기 관	주 요 기 능
뇌하수체	다른 내분비선 통제, 성장과 체액균형 규제
갑상선	조직의 대사율 통제, 혈액의 칼슘 양을 조절
부갑상선	혈액의 칼슘 양을 조절
흉선	림프구 기능의 성숙 규제
부신	수분균형, 조직대사, 심혈관계, 호흡활동 조절
신장	적혈구 생산을 통제하여 혈압을 높임
췌장	혈액의 포도당의 농도 조절
심장	체액균형 유지
소화관	소화활동을 조정
정소	남성의 성징과 재생산 기능을 유지
난소	여성의 성징과 재생산 기능을 유지
송과체	재생산 시기를 조절

심 · 혈관계

심 · 혈관계(blood vascular system)는 혈액(blood)의 흐름을 유지시키기 위하여 펌프작용을 하는 심장(heart), 영양분과 산소가 함유된 혈액을 조직의 세포로 운반하는 동맥(artery), 동맥과 정맥을 연결하며 혈액과 조직 사이의 물질교환이 이루어지는 모세혈관(capillary), 그리고 세포들의 대사과정에서 생긴 노폐물이 들어 있는 혈액을 폐나 신장 등으로 운반하는 정맥(vein)으로 구성된다.

표 2-7 심 · 혈관계의 기능

기 관	주 요 기 능
심장	혈액을 뿜어내고, 혈압을 유지
혈관	신체에 혈액을 공급
• 동맥	• 심장에서 모세혈관으로 혈액을 운반
• 모세혈관	• 혈액과 간질액 사이의 확산되는 부분
• 정맥	• 모세혈관으로부터 심장으로 혈액을 되보냄
혈액	산소와 이산화탄소, 영양분과 호르몬을 운반하고, 폐기물들을 제거하며, 병에 대한 방어를 돕는 역할

림프계

림프계(lymphatic system)의 특징은 순환계의 하나인 심 · 혈관계(cardiovascular system)와 더불어 체액의 흐름을 담당하고 있으며, 정맥이 아닌 다른 맥관을 통해 심장으로 돌아오게 하는 역할을 한다. 림프계는 림프(lymph), 이를 운반하는 림프관(lymphatic vessel)과 림프관이 사이사이에 위치한 림프절(lymph node), 그리고 비장(spleen), 흉선(thymus), 편도(tonsil) 등의 림프기관(lymphatic organ)으로 구성되며 면역반응을 통해 신체를 방어하는 기능을 한다.

표 2-8 림프계의 기능

기 관	주 요 기 능
림프관	말단세포에서 심장혈관계 정맥으로 림프(수분과 단백질)와 림프구를 운반
림프절	림프구성을 감시, 병원체를 빨아들이고, 면역반응을 촉진
비장	혈액순환을 감시, 병원체를 빨아들이고, 면역반응을 촉진
흉선	림프의 중요한 세포(T세포)의 발달과 유지를 통제

호흡기계

호흡은 폐포와 혈관 사이에서 가스가 교환되는 과정인 외호흡(external respiration)과 전신의 모세혈관과 각 조직의 세포들 사이에서 이루어지는 내호흡(internal respiration)으로 구분할 수 있는데, 일반적으로 호흡기계란 외부의 공기를 대기압과 흉강내압 및 폐포내압 등의 차에 의하여 폐포 내로 흡입시켜 혈액에 산소를 공급하고, 조직에서 운반된 혈액 속의 이산화탄소를 공기중으로 내보내는 일련의 작용인 외호흡을 주 기능으로 하며, 후각(olfaction)과 발성(voice production)에도 관여하는 계통을 말한다.

표 2-9 호흡기계의 기능

기 관	주 요 기 능
비강	공기를 여과하고, 온도 · 습도를 조절, 냄새를 감지하는 역할
부비동	머리를 가볍게 하고, 비강벽을 가득 채우는 점액을 생산
인두	소화관과 함께 있는 방으로, 후두에 공기를 전달하는 역할
후두	기관의 입구 보호, 성대를 포함
기관	공기를 여과하고, 점액 속에 입자들을 가두어 두고, 연골은 기도를 열려 있도록 유지시킴
폐	기도와 폐포를 가지고 있으며, 그 용량은 공기의 운동에 따라 변화
기관지	기관과 동일
폐포	공기와 혈액 사이에 가스가 교환되는 장소

이상과 같이 인체는 원자, 분자, 세포 소기관, 세포, 조직, 기관, 여러 가지 계통으로 이루어져 있다. 표 2-10은 인체의 주요 계통과 구성기관 및 기능에 대하여 간략하게 요약하였다.

표 2-10 **인체 주요 계통과 구성기관 및 기능**

기 관	주 요 관 련 기 관	대 표 적 인 기 능
피부계	피부, 털, 손톱, 발톱	손상과 이물질로부터 체내구조를 보호, 탈수를 막고 체온조절에 기여
골격계	뼈, 연골, 관절	연조직과 기관을 보호하고 지지
근육계	골격근, 심장근, 내장근, 근막, 건	인체의 수의적 · 불수의적 운동
신경계	뇌, 척수, 신경, 특수기관	신경활동의 조절, 통합, 고위 정신기능, 내외환경을 지각하고 적응
내분비계	뇌하수체, 갑상선, 부갑상선, 췌장, 부신, 성선	호르몬의 생산과 분비, 신체활동의 조절과 통합
순환계	심장, 혈관, 혈액, 림프관 등	가스, 영양물, 노폐물 등의 운반, 림프구 및 항체의 생산
호흡기계	코, 인두, 후두, 기관, 기관지, 폐	기도를 통한 산소와 이산화탄소의 교환 및 배출
비뇨기계	신장, 요관, 방광, 요도	여과 및 배출
생식기계	난소, 자궁, 난관, 질, 정소, 정관, 고환, 전립선, 음경	난자 및 정자의 생산과 배출, 수정란의 잉태 및 성숙

에너지 생성체계

자동차가 움직이려면 휘발유가 필요하듯이 사람이 살아가거나 적절한 신체활동을 수행하기 위해선 에너지가 필요하다. 다시 말해서 신체조직이 정상적으로 유지되려면 지속적인 화학적 에너지의 공급이 필요하다. 우리가 섭취하는 음식물은 대사작용(metabolism)을 통해 에너지를 생성하며, 섭취한 음식물 중 탄수화물(carbohydrate), 지방(fat), 단백질(protein)은 화학적 결합 형태인 아데노신 삼인산(adenosine triphosphate; ATP)으로 근세포에 저장된다.

ATP는 **그림 2-3**과 같이 아데노신이라는 복잡한 대형 분자 1개와 단순한 부분인 인산기(phosphate group) 3개로 구성되어 있다. 이들 인산기 사이에는 2개의 연결고리가 고에너지 결합(high energy group) 형태로 높은 수준의 잠정적인 화학에너지가 저장되어 있다.

에너지는 이 고에너지 결합체가 안정 상태에서 벗어나 분해될 때 생성된다. 즉, ATP는 ADP(adenosine diphosphate)와 유리 인산염(inorganic phosphate; Pi)으로 분해되면서 약 7~12kcal의 유용한 에너지를 방출한다. 이때 생성된 에너지로 인체가 일을 수행하는 데 즉각적으로 사용할 수 있게 되는 것이다. 따라서 지속적인 신체활동

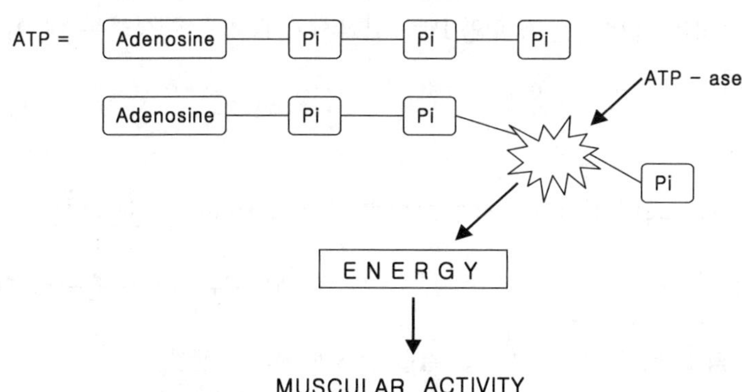

그림 2-3.
ATP의 결합 형태와 에너지 생성

을 위해서는 다시 ATP가 재합성되어야만 하는데 이때에도 에너지가 필요하게 되며, 이러한 에너지를 공급하는 방법은 크게 3가지로 나뉘어지며 산소의 사용 여부에 따라 무산소성과 유산소성 대사로 구분할 수 있다.

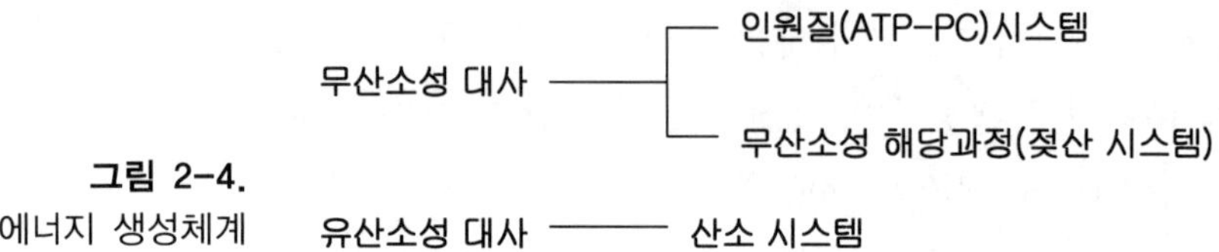

그림 2-4. 에너지 생성체계

무산소성 과정

ATP-PC 시스템

ATP를 합성하는 데 일차적으로 이용되는 저장연료는 크레아틴 인산(phosphocreatine; PC)이다. 크레아틴 인산 역시 인산기(phosphate group)를 갖고 있기 때문에 이 에너지 시스템을 인원질 과정이라고 한다.

근 수축활동 중 ATP가 ADP와 Pi로 분해되는 것과 거의 동시에 크레아틴 인산이 분해된다. 크레아틴과 인산의 결합이 분해되면서 방출되는 에너지는 ADP와 Pi를 결합시켜 ATP를 합성하는 데 이용된다.

PC(phosphocreatine) ⟶ Pi + Creatine + 에너지

ADP + Pi ⟶ ATP

그림 2-5. ATP의 결합 형태와 에너지 생성

또한, Pi와 크레아틴으로부터 크레아틴 인산(PC)을 재합성하는 과정은 ATP를 분해하여 얻는 에너지에 의해 이루어진다. 그러나 그 과정은 운동이 끝난 회복기에 이루어진다. 단시간에 최대 강도로 수행되는 100m 달리기, 도약, 투척운동 등을 수행할 때 인체는 거의 대부분의 에너지를 이 인원질 과정(ATP-PC 시스템)에 의존하여 공급받는다. 따라서 이러한 유형의 고강도 운동을 수행할 때 크레아틴 인산의 저장량은 신속히 고갈된다. 예를 들어, 100m 달리기를 전력 질주하는 운동시 PC는 약 10초 만에 고갈된다. 이처럼 폭발적인 에너지가 요구되는 운동에서는 인원질 과정이 주된 에너지 공급방법이 된다. 그 이유는 첫째, 인원질 과정은 복잡한 화학적 반응에 의존하지 않고, 둘째, 활동근육까지의 산소 공급에 의존하지 않으며, 셋째, ATP와 PC가 모두 근육의 수축기전 내에 직접 저장되어 있기 때문이다.

무산소성 해당과정(젖산 시스템)

인체가 무산소적으로 ATP를 만들어내는 과정에는 인원질 과정 이외에 무산소성 해당과정(anaerobic glycolysis)이 있다. 이 과정은 글루코스(glucose)가 젖산(lactate)으로 분해되는 과정이다. 근세포에서 일어나는 무산소성 해당과정에 사용되는 글루코스는 다음 두 가지 경로에 따라 근세포에 의해 이용된다.

① 글루코스 분자가 혈액으로부터 근 세포막을 통해 세포 내로 유입된다.

② 글루코스 분자가 근 세포내 이미 저장된 글리코겐(glycogen)으로부터 당원 분해과정(glycogenolysis)에 의해 유리된다.

글리코겐은 인간을 비롯한 동물들이 탄수화물을 체내에 저장하는 형태로서 동물성 전분이라고도 하며, 글루코스 1분자는 무산소성 해당과정에 의해 2개의 젖산분자로 분해되며, 그 과정에서 생성되는 자유에너지는 ADP와 Pi를 결합하여 ATP를 합성하는 데 이용된다.

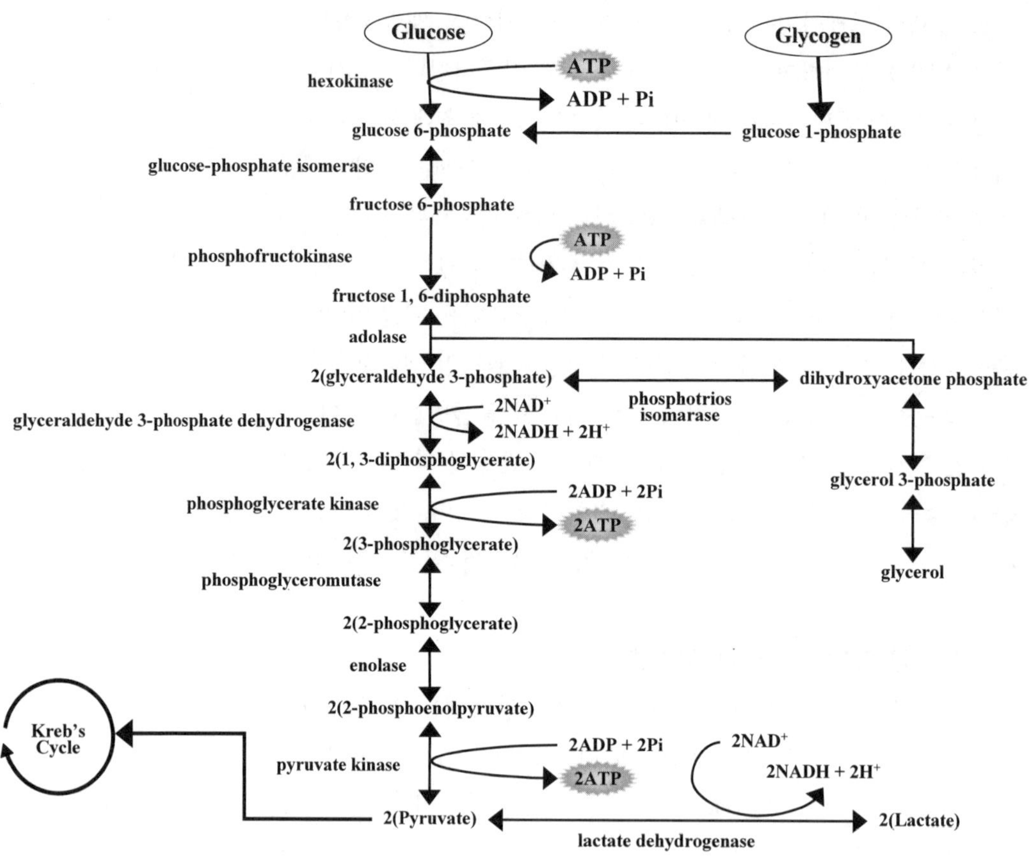

그림 2-6. 무산소성 해당과정

유산소성 과정

무산소성 해당과정에 의해서 단시간에 다량의 ATP를 생성함으로써 심한 고강도 운동에 필요한 ATP를 공급할 수 있다. 그러나 고강도의 운동시에는 근육 내에 한정된 인원질이 고갈되고 피로물질인 젖산이 축적되기 때문에 장시간 운동을 지속시킬 수 없게 된다. 근육 내 과다한 젖산의 축적은 가인산 분해효소(phosphorylase)나

인산과당 분해효소(PFK)의 활성도를 저하시켜 해당과정을 억제하기 때문이다. 따라서 운동을 지속하기 위해서는 강도를 낮추어야만 한다. 운동이 약 40~60초 이상 지속될 때에는 혈액으로부터 활동근으로 공급되는 산소를 이용하여 ATP를 유산소적으로 합성하는 과정에 의존하게 된다. 충분한 산소공급이 이루어질 때 미토콘드리아는 탄수화물, 지방, 단백질로부터 에너지를 생성할 수 있게 된다.

유산소성 탄수화물 대사

활동근육으로 산소공급이 충분하게 이루어질 때, 글리코겐이나 글루코스는 **그림 2-6**에서 알 수 있듯이 우선 무산소성 해당경로에 의해서 분해된다. 그러나 유산소적 조건에서는 초성포도산 분자가 젖산으로 전환되지 않고 근형질을 경유하여 미토콘드리아로 유입된다. 미토콘드리아 내에서 초성포도산 한 분자가 물과 이산화탄소로 분해되는 과정은 상당히 복잡한 과정이다. 즉, 초성포도산은 크렙스 회로와 전자전달계라는 제조공정(화학적 반응)에 의해서 ATP를 생산하고 최종적으로는 이산화탄소와 물로 분해된다.

지방의 에너지 대사

탄수화물은 무산소성 과정이나 유산소성 과정에 모두 이용되는 에너지원이지만, 지방의 대사에는 반드시 산소공급이 필요하다. 즉, 지방은 유산소적 조건하에서만 분해되어 다량의 ATP를 생성하고 최종적으로 H_2O와 CO_2를 생성한다.

사람이 섭취하거나 인체 내에 저장되어 있는 대부분의 지방은 중성지방으로서 한 분자의 글리세롤에 세 분자의 지방산이 결합된 형태로 구성되어 있다.

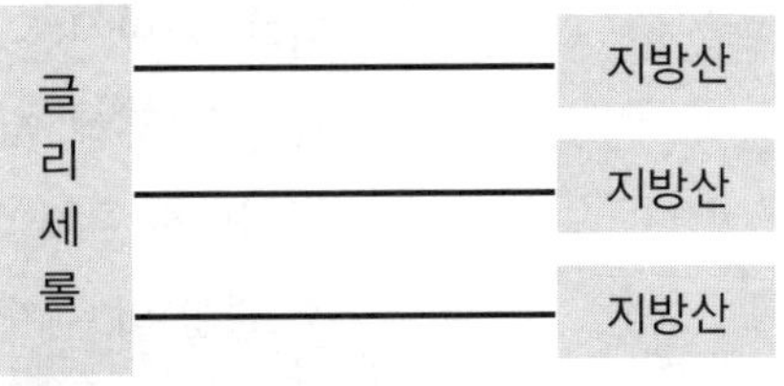

그림 2-7. 지방의 구조

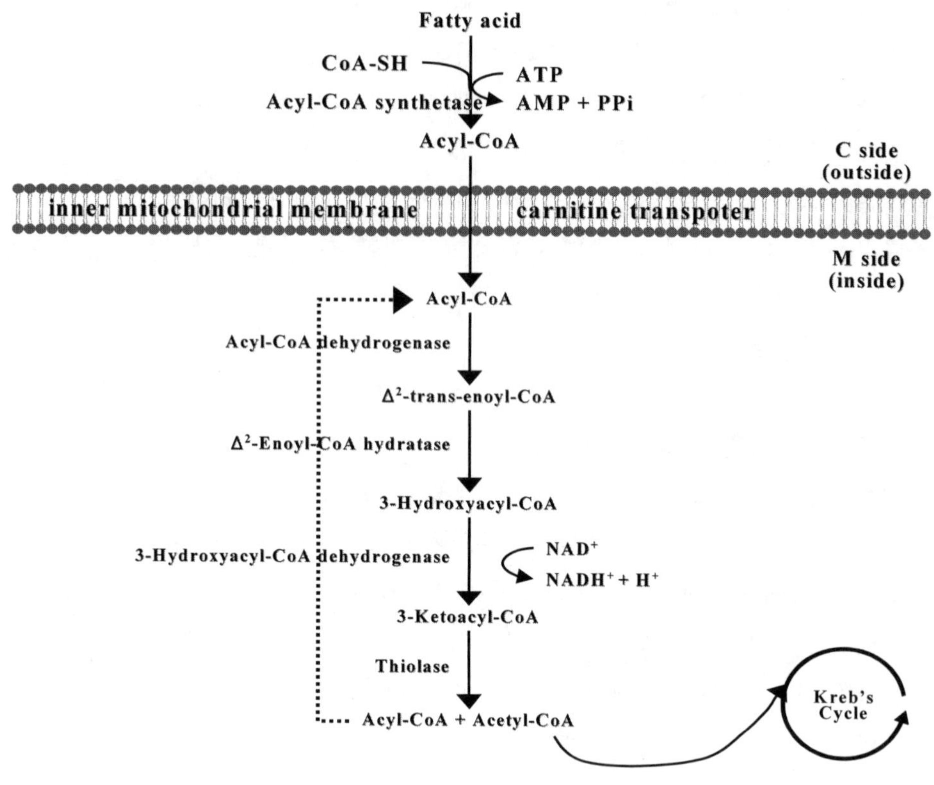

그림 2-8. 지방산의 베타-산화 과정

인체 내 지방조직에 저장되어 있는 중성지방으로부터 분해되어 나오는 지방산은 혈액에 의해 근육까지 전달되어 에너지원으로 이용된다. 지방산은 근육세포 내에서 베타-산화(beta-oxdation)라고 하는 과정을 통해 ATP를 합성하기 위한 에너지를 방출한다.

지방산은 다양한 종류로 존재하며, 종류에 따라 그 화학적 결합(탄소 결합)의 수가 다르며, 따라서 결합이 길수록 그 결합을 분해하기 위한 베타-산화 주기의 횟수는 많아지게 되며, 이러한 과정을 거쳐 다량의 ATP를 생성하게 된다.

단백질의 에너지 대사

단백질은 대부분의 조건에서 에너지원으로 참여하는 비율은 매우 적다. 그러나 심한 기아상태나 장시간의 운동시에는 에너지원으로 참여하는 비율이 점차로 높아지게 된다. 특히, 당뇨병과 같은 탄수화물 대사상의 이상이 생길 때 단백질이 에너지원으로서 참여하는 비율은 높아진다.

운동이 장시간 지속될 때 근 단백질을 포함하는 일부 단백질이 분해되어 에너지원으로 이용된다. 이러한 단백질의 분해로부터 생성되어 산화되는 대표적인 아미노산은 루신(leucine), 이소루신(isoleucine), 발린(valine) 등이다.

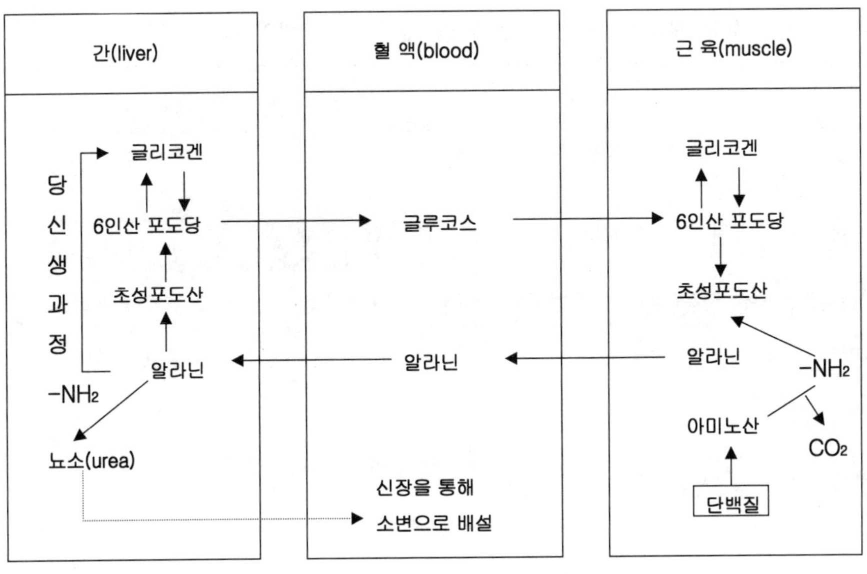

그림 2-9. 글루코스-알라닌 회로

에너지원으로 아미노산이 이용되는 주된 경로는 근세포 내에서 아미노산의 아미노기($-NH_2$)가 초성포도산과 결합하여 또 다른 아미노산인 알라닌(alanine)을 형성하는 것이다. 알라닌은 간으로 운반되어 다시 초성포도산으로 전환되고, 결국 간 글리코겐이 되거나 혈중 글루코스가 된다. 이처럼 단백질이 간에서 다시 글루코스 또는 글리코겐으로 전환되어 에너지원으로 참여하게 되는 경로를 글루코스-알라닌(glucose-alanine) 회로라고 한다.

이 글루코스-알라닌 회로는 코리 사이클(Cori cycle)과 함께 간 글리코겐이나 혈중 글루코스를 재보급하는 역할을 하며, 특히 장시간 운동이나 회복시 에너지원의 지속적인 공급에 중요한 역할을 한다.

표 2-11 인체 주요 계통과 구성기관 및 기능 에너지 시스템의 일반적 특성

항 목 / 시스템	ATP-PC 시스템	젖산 시스템	산소 시스템
반 응 속 도	대단히 빠름	빠름	느림
사 용 연 료	화학적 연료(PC)	음식연료(글리코겐)	음식연료(글리코겐, 지방, 단백질)
상대적 ATP 생성량	매우 적음(대단히 제한적)	매우 적음(제한적)	많음(무제한적)
산소사용 여부	X	X	○
공급한계	약 8초	약 33초	무한대
활 용 종 목	스프린트, 고강도 파워, 단시간 내 활동하는 종목	1~3분 내의 지속적 운동	지구성 경기 또는 장시간 수행되는 운동종목

근육의 구조 및 근섬유 형태

골격근(skeletal muscle)은 근섬유(muscle fiber)들이 모여서 하나의 근육을 이루게 되는데 각 근섬유는 근내막(endomysium)에 싸여 있다. 이 근내막은 각각 근섬유가 싸고 있어 인접한 근섬유와는 완전히 분리되고 그 사이에 신경과 모세혈관이 분포되어 있다. 여러 개의 근섬유가 뭉쳐서 하나의 근속(muscle bundle)을 형성하는데, 근속을 둘러싸고 있는 결합조직을 근외막(perimysium)이라는 결합조직으로 전체를 감싸고 있다. 근육내의 결합조직은 근육말단에 근육보다 훨씬 큰 장벽을 견딜 수 있는 건(tendon)으로 이어져 뼈에 부착된다.

근섬유는 근원섬유(myofibril)와 그 사이를 채우고 있는 근형질(sarcoplasm)로 구성되어 있으며, 근형 속에는 핵(nucleus), 미토콘드리아(mitocondria) 등이 들어 있고 마이오글로빈(myoglobin), 글리코겐(glycogen), 지방(fat), ATP, PC 등도 저장되어 있다.

근섬유의 형태

근섬유들은 기능과 형태에 따라 분류할 수 있는데, 골격근의 횡단면을 보면 흰색으로 보이는 백근세포(white muscle fiber)와 적색을 띠는 적근세포이며, ST(slow twitch)섬유 또는 Ⅰ-형 근섬유(Ⅰ-type muscle fiber)라 한다. 그리고 희게 보이는 세포가 백근세포로 FT(fast twitch)섬유 또는 Ⅱ-형 근섬유(Ⅱ-type muscle fiber) 또는 FG(fast glycolytic)라고 한다. 또한 FT섬유는 FTa섬유, FTb섬유가 있다.

각 근섬유는 근 수축시 발생하는 장력, 수축시간, 피로에 대한 저항이 다르고 그 분포로 차이가 난다. 평균적으로 근육내에 있는 근섬유의 45%가 ST섬유로 되어 있고 FTa는 40%, FTb는 약 15% 정도의 비율을 가지고 있다. ST섬유는 다량의 미토콘드리아의 산화

효소를 보유하고 있으며 낮은 ATP 효소 농도와 해당효소(glycolytic enzymes)를 가지고 있어 느린 수축과 낮은 장력, 그리고 지구적인 유산소 운동에 적합하다. 반면, FTb섬유는 고강도의 근력 사용시나 폭발적인 힘을 필요로 하는 활동에 주로 이용되며 낮은 강도에서 활성화되지 않는다. FTa섬유의 경우 FTb섬유와 ST섬유의 중간 형태로 사용되며 높은 산화 효소와 혈류공급이 원활하며 피로에도 강한 저항력을 가지고 있다.

이와 같이 다양한 근육활동시 각 수준에 따라 동원되는 근섬유도 달라지게 마련이다. 즉, 가벼운 힘을 필요로 할 때는 ST섬유의 동원이 증가하고 부하가 커질수록 FTa섬유, FTb섬유 순으로 동원되는 비중이 달라지게 된다. 따라서 ST섬유는 지구성 운동선수들에게 많이 분포되어 있고 FT섬유는 단시간 내에 고강도의 트레이닝을 주로 하는 비지구성 운동선수들에게 많이 분포되어 있으며, FT와 ST섬유의 차이를 각 요소별로 정리해 보면 표 2-12와 같다.

표 2-12 FT와 ST섬유의 차이

요 소	FT(fast-twitch)	ST(slow-twitch)
유산소 수용능력	적다	많다
무산소 수용능력	많다	적다
모세혈관 밀도	낮다	높다
수축시간	빠르다	느리다
수축력	크다	적다
운동 형태	스프린트 같은 운동	지구성 운동
피로도	빠르다	느리다

근수축의 종류

등척성 수축

등척성 수축(isometric contraction)이란 근섬유의 길이에는 변화 없이, 즉 관절각의 변화 없이 장력(힘)이 발생하는 상태를 말한다. 예를 들어, 양손으로 벽을 밀거나, 양손으로 무거운 상자를 운반하거나, 철봉에 턱을 걸고 매달린 상태를 유지하거나 역기를 들어올린 상태를 유지할 때 등척성 수축을 하는 것이다. 등척성 수축을 정적 수축이라고도 한다. 근력을 개선하기 위한 등척성 훈련의 일반적인 방법은 특정 근육의 대한 최대의 자의적 수축을 2~5초간 지속하는 운동을 1~5회 반복하는 것이다. 그리고 각각의 최대 수축운동 사이에 2~3분간의 휴식을 취하도록 하고, 이 휴식기간 중에는 다른 근육을 훈련시키도록 한다.

등척성 훈련은 시간 소요가 적고, 특별한 장비를 필요로 하지 않고 어느 장소에서나 행할 수 있으며 근통증을 거의 유발하지 않는다는 장점을 갖고 있다.

단점으로는 다음과 같은 점을 들 수 있다.

① 운동의 저 범위를 통해 근력을 개선시킬 수 없고, 운동 범위 내의 여러 각도에서 근력을 개선시키기 위해서는 오히려 시간적 소요가 크게 된다.

② 장력계나 동력계(dyna-mometer) 없이 자신의 근력개선 효과를 확인하기 어렵기 때문에 지루하게 되기 쉽다.

③ 등척성 훈련시 운동근으로의 혈류가 완전히 차단되기 때문에 수축기 및 이완기 혈압이 급격히 상승된다.

④ 대체로 근력 개선의 효과가 등장성이나 등속성 운동에 비해 적은 경향을 보인다.

이러한 단점에도 불구하고 등척성 훈련은 재활프로그램, 특히 근육이나 관절손상으로 인해 석고 고정을 한 상태일 때 근력을 회복・유지시키는 데 유용하게 이용된다.

등장성 수축

등장성 수축(isotonic contraction)이란 근육에 가해지는 부하(저항)는 일정한 상태로 근육의 길이는 짧아지는, 즉 관절각이 변화하면서 수축하는 운동을 말한다.

등장성이란 '동일한 장력'을 의미하지만 외부의 저항이 일정함을 의미하는 것이지 근육이 발휘하는 장력은 움직이는 관절각에 따라 변화한다. 예를 들어, 팔꿈치 굴근(상완이두근)이 170°의 각도에서 일정한 무게의 덤벨을 들어올릴 때 115°의 각도에서 보다 더 큰 장력을 발휘해야만 한다. 즉, 관절각도에 따라서 발휘되는 근육의 장력은 변화한다.

등장성 근력훈련의 일반적 방법은 각 세트마다 최대로 1~6회를 들어올릴 수 있는 무게를 선택해서 3~4세트를 행하는 것이다. 과부하의 정도를 표현하는 방법은 최대로 반복할 수 있는 횟수(repetition maximum; RM)로서 1RM은 정확히 한 차례를 들어올릴 수 있는 최대의 무게를 뜻하고, 2RM은 두 차례 들어올릴 수 있는 최대의 무게를 말한다.

일반적으로 최대무게에 가까운 무게를 선택해서 반복횟수를 적게 하는 방법이 최대 근력을 개선시키는 데 유리하다. 즉, 1~6RM으로 3~4세트 행하는 방법이 가장 효과적이다고 권장되고 있다. 6RM 이상의 훈련은 근력 개선보다는 무산소성 근 지구력을 개선하는 데 효과적이다. 그러나 근력효과의 초기 단계에서는 1~6RM보다는 약 12RM 이상의 가벼운 무게를 사용하는 것이 바람직하다.

등장성 훈련은 가장 일반적인 근력훈련 방법으로서 등척성 훈련과는 달리 관절의 전 운동 범위의 걸쳐 근력을 강화시키고 근육뿐 아니라, 신경계 적응을 유도한다. 또한 중량의 증가를 통해 근력 개선의 정도를 확인할 수 있어서 흥미를 지속시키기 쉽고, 여러 종류의 운동종목의 적용이 가능하다는 장점이 있다.

그러나 등장성 훈련은 비교적 비용이 많이 들고 중량의 선택이 잘못될 경우 근통증이나 상해의 위험이 높다는 결점이 있다. 즉, 중량이 운동 범위중 취약부에서 지나친 과부화가 될 수 있어서, 과도한 근긴장으로 인해 근손상을 입거나 바벨을 떨어뜨려서 상해를 입을 위험이 크다. 또한 등장성 훈련은 시간적 소요가 크고 적응도에 따라 계속적으로 무게를 변화시켜야 하는 비용상이나 시간상 제약이 따르게 된다.

끝으로 근력개선의 효과가 관절운동 범위 중 취약부에서는 가장 크게 나타나지만, 전 운동범위에 걸쳐서는 최대의 효과를 거둘 수 없다.

등속성 수축

등속성 수축(isokinetic contracition)은 관절각이 동일한 속도로 운동하는 수축을 말한다. 등장성 수축에서는 관절각도에 따라 발휘되는 장력(힘)이 변화되기 때문에 움직임의 속도를 일정하게 조절하기 어려우나 등속성 수축시에는 특별히 고안된 장비(mautilus, mini-gym, cybex)를 이용하여 움직임의 속도가 일정하게 이루어진다. 따라서 훈련자가 가능한 최대의 속도로 동작을 시도하도록 할 때, 동작이 전 범위에 걸쳐서 근육이 발생시키는 정력은 최대가 되지만, 움직임의 속도는 일정하게 이루어진다. 등속성 수축은 등장성 수축과 함께 동적 수축에 포함된다.

등속성 근력훈련은 관절의 전 운동범위에 걸쳐서 최대의 힘을 발휘한다는 점에서 등척성과 등장성 수축 훈련의 특징을 결합한 것이다. 일반적인 등속성 근력훈련은 60～300°/sec의 속도에서 행해진다. 근력 개선의 최대 효과는 훈련속도에 특이적인 경향을 보인다. 즉, 높은 속도로 훈련할 때 근력의 개선은 높은 속도에서 최대로 되는 반면, 낮은 속도로 훈련할 때는 낮은 속도에서 근력이 최대로 개선된다.

등속성 훈련은 관절의 전 가동범위에서 근육에 최대의 저항을 부과하고 시간적 소요가 비교적 적고, 여러 스피드에서 근력을 개선시킬 수 있으며, 근상해나 통증의 위험이 적어서 재활훈련으로도 가장 적합하다는 장점이 있다. 또한, 동일한 장비로 손가락에서 다리의 대근육까지 사용할 수 있으며, 힘이나 파워를 나타내주는 장비의 경우에는 동기유발의 효과적이고 트레이닝 효과를 평가할 수 있다는 장점을 갖고 있다. 그러나 등속성 장비의 대부분은 매우 고가로서 쉽게 일반인이 사용하기 어렵다는 결점을 갖고 있다. 수영은 팔의 스트로크시 물의 저항에 의해 부분적으로 등속성 운동이 가능한 운동이라고 할 수 있다. 각 근력훈련의 장단점은 표 2-13에 제시하였다.

표 2-13 **등척성, 등장성, 등속성 근력훈련의 특징**

기 준	훈 련 종 류		
	등속성	등장성	등척성
근력개선 강도	우수	우수	보통
전관절 범위에 따른 근력개선	매우 우수	우수	낮음
훈련 소요시간	보통	많음	적음
비용	고가	보통	적음
훈련의 용이성	보통	어렵다	쉽다
평가의 용이성	쉽다	쉽다	어렵다
특정 운동에의 적용도	우수	보통	낮음
근통증의 위험도	낮음	많음	낮음
심장의 위험도	적음	아주 적음	보통

담당교수명 : ______________________ 수강생명 : ______________________

확인해 봅시다

1. 인체의 외형적 구조와 내형적 구조를 구분하여 서술하시오.

2. 세포를 구성하는 소기관의 명칭과 기능에 대해 서술하시오.

3. 심 · 혈관계의 대표적인 기능에 대해 서술하시오.

4. ATP(adenosine triphosphate)란?

5. ATP를 생성하는 3가지 에너지 시스템에 대해 서술하시오.

6. 지방을 연소시키기 위한 에너지 시스템과 그 이유에 대해 서술하시오.

7. 근섬유의 종류에 대해 서술하시오.

8. 상대적으로 유산소 수용 능력이 뛰어난 근섬유는?

9. 근수축의 종류에 대해서 서술하시오.

10. 재활훈련 초기에 이용되는 근수축 훈련은?

3

운동이 신체건강에 미치는 효과

신체 변화를 위한 계획을 세우고
행동유형을 바꾸자.

운동의 필요성

건강은 인간이 바람직한 삶을 누리기 위한 기본조건이며, 그 바탕이라고 할 수 있다. 또한, 개인이 향유하는 최고 수준의 건강상태는 그 개인의 행복과 안녕은 물론, 밝고 건전한 사회를 이루는 근본이 된다고 할 수 있다. 현대사회에서는 기계화와 자동화의 영향으로 육체 활동이 요구되는 힘든 일들은 기계가 대신하고 있으며, 이로 인한 신체활동의 부족과 좌업생활은 신체기능의 약화를 촉진하고 있다. 여기에 식생활의 불균형과 과도한 스트레스까지 가세하여 현대인의 건강을 위협하고 있다.

오늘날 많은 사람들이 운동 부족으로 인한 갖가지 퇴행성 질병으로 고통을 받거나 희생되고 있다. 이렇듯 운동 부족으로 인하여 발생하는 질병을 운동부족증이라 하며, 심혈관계 질환, 고혈압, 당뇨병, 비만증, 뇌졸중 등의 순환기 계통의 만성퇴행성 질환을 일컫는다.

이 질환들은 장기간에 걸쳐 자신도 모르는 사이에 진행되어, 그 징후가 나타났을 때는 이미 완전한 치료가 거의 불가능한 상태가 되며, 서구 선진국에서는 높은 발생빈도를 보여 사망원인의 수위를 차지하고 있다.

운동부족으로 인한 성인병을 예방하기 위한 최선의 방법은 규칙적이고 반복적인 운동의 실천이다. 물론, 성인병이 운동부족이라는 특정한 원인 하나만에 의해 일어나는 것이 아니라, 위험인자라고 불리는 여러 원인들의 상호 관계에 의하여 이루어지기 때문에, 운동의 실천만으로 성인병을 예방할 수는 없다. 그러나 운동을 시작하거나 시행하고 있는 사람들은 성인병의 주요 위험 요인 하나를 제거하여 실제로 커다란 위험에 대비한다고 할 수 있겠다. 운동이란 인체의 움직임을 일컫는 말로, 인간의 활동능력을 높이기 위한 운동에는 건강운동, 레크리에이션, 스포츠 등의 3가지 유형이 있다.

이 중에서 스포츠는 고도로 조직화된 게임을 경쟁적으로 수행하는 활동으로, 그 종목도 다양하며 종목별로 고도의 운동기술과 강인한 운동능력이 요구된다.

사람들이 일반적으로 가지는 공통된 생각은 운동의 개념에서 비롯된다. 이들은 운동을 육상, 축구, 배구, 야구, 농구, 격투기 등의 소위 스포츠에 한정시킨다. 이렇듯 운동을 스포츠, 즉 조직화된 경쟁적인 신체활동으로 제한하기보다는 인체의 움직임 자체로 보고 3가지 유형, 즉 건강운동, 레크리에이션 및 스포츠를 모두 포함시켜 폭넓게 이해하는 것이 중요하다. 특히, 건강을 목적으로 하는 운동은 폭넓은 이해 속에서 건강운동을 주축으로 계획하여야 하며, 이에 선택적으로 레크리에이션 활동을 추가하는 것이 바람직하다고 할 수 있다.

운동의 개념에 대한 잘못된 인식을 가진 사람이 있는가 하면 한편으로 "운동을 하면 누구나 건강해진다."고 하는 막연한 생각을 갖고 있는 사람들도 적지 않다. 이러한 운동예찬론 역시 운동에 대한 올바른 인식이라고 볼 수 없다.

운동에는 항상 어느 정도의 위험이 따르고 있으며, 지나친 운동으로 인하여 오히려 건강을 악화시키는 경우도 있다. 그러나 적당한 운동은 여러 가지 운동부족증의 예방 및 치료를 가져오게 하여 건강을 증진시키는 역할을 한다. 운동이 여러 질병에 대해 갖는 효과에 대한 연구는 최근에 들어와서 상당한 진전을 보이고 있다. 그러나 운동의 효과는 질병을 운동으로 직접 치료한다는 것보다는 예방적 개념으로 다루어야 할 과제이다. 왜냐하면, 운동이 신체에 주는 잠정적 효과는 질병의 위험인자를 제거 또는 개선하여 질병에 대한 저항력을 강화시키는 것이기 때문이다.

성인병의 위험인자, 즉 과도한 체지방, 운동부족, 영양의 불균형, 음주, 흡연, 과다한 염분섭취, 스트레스 등은 생활습관과 밀접하게 연결되어 있으므로, 그러한 위험인자를 제거하기 위해서는 생활습관이나 생활양식의 변화가 반드시 필요하다. 그러므로 운동선수만이 운동을 하는 것으로 생각하지 말고 운동을 생활화할 때 질병에 대해 예방적 효과를 높일 수 있다. 또한 이는 건강을 증진시켜 인생을 보다 활동적으로 살아갈 수 있을 것이며, 삶의 질 또한 향상될 수 있을 것이다.

시간적으로나 경제적으로 과중한 부담을 안고 살아가는 현대인들은 너무나도 많다. 운동부족, 영양의 불균형과 함께 체력저하나 건강악화를 재촉하는 것은 문명사회가 만든 스트레스이다. 주어진 일을 완전하게 해야 한다는 중압감, 다른 동료보다 업무를 잘 해결해야 한다는 경쟁심, 이로 인해 발생되는 불신감 등의 다양한 긴장상태는 우리에게 불안과 초조를 일으키고 그로 인해 스트레스를 받게 된다. 일반적으로 스트레스는 정신적 에너지를 저하시키고 만성적인 피로를 가져오게 하며, 모든 일에 의욕을 잃게 한다. 심한 경우에는 급성 심장마비를 일으키기로 하는데, 이에 의한 사망률은 연령이 높아짐에 따라 증가하고 있는 실정이다. 또한, 같은 연령층에서도 일반직보다 관리직에 근무하는 사람에게서 사망률이 더 높게 나타나는 것은 정신적인 스트레스가 건강에 미치는 영향을 보여주는 일례라 할 수 있다. 현대사회가 이와 직접적인 관계가 있음은 잘 알려진 사실이다.

현대생활의 큰 테두리 안에서 살아가야 하는 현대인은 운동부족, 영양의 불균형, 스트레스가 체력저하와 성인병 등 질병을 유발시키는 3대 요인임을 바로 인식하고, 체력과 건강증진을 통한 활기찬 삶을 유지하기 위해 노력해야만 한다.

운동의 효과

건강을 유지하고 향상시키기 위해서는 위생적인 생활이 필요하다. 이러한 생활이 충분한 수면과 휴식, 적절한 식사, 규칙적이고 적당한 운동이라는 것은 이론의 여지가 없다. 또한 현대사회에 들어서면서 운동의 필요성을 더욱 절감하게 된다. 왜냐하면 과거에는 모든 것이 육체적 활동에 의존했다 하여도 과언이 아니었지만, 현대사회에서는 교통수단의 발달, 운동을 제한하게 하는 기계의 발달, 도시화, 전문분야의 세분화 등으로 육체적 활동에 극단적인 제한을 주고 있기 때문이다.

라우스(Raux)는 “신체는 사용하지 않으면 녹이 슬고, 지나치게 사용하면 손상을 입는다.”고 말하여 적당한 운동을 계속해야만 건강을 유지할 수 있다고 역설했는데, 여기에서는 운동의 필요성과 그 효능이 무엇인가를 알아보고자 한다.

인간은 신체활동을 본능적으로 요구한다. 아동기에는 하루 종일 신체활동을 하며, 청년기에 이르면 더욱 격렬한 신체활동을 하게 된다. 뿐만 아니라, 장년기와 노년기에도 어느 정도의 신체활동을 요구한다. 신체활동을 요구하는 정도는 그 내용에 있어서는 물론 연령과 개인차에 따라 다르기는 하나, 공통점은 사람이 운동을 하고 싶어한다는 것이다. 그렇듯 사람이 운동을 하고 싶어하는 것은 "일상생활에 사용하고 남은 에너지를 발산시키기 위함"이라고 쉴러(Schiller)와 스펜서(Spencer)가 노력과잉설로 설명하고 있다. 인간은 남아 있는 에너지를 발산시키기 위하여 운동을 할 뿐만 아니라, 오히려 에너지가 계속되는 한, 지칠 대로 지쳐서 운동을 할 수 없게 될 때까지 운동을 하고 싶어하기도 한다. 이것은 인간에게 생활에 대한 강한 욕구가 내재되어 있기 때문인데, 그 욕구는 다음의 생리학적 측면과 근, 골격계 그리고 정신건강 측면으로 설명이 된다.

운동의 생리적 효과

규칙적인 운동은 인체의 구조와 기능에 많은 변화와 효과를 가져온다. 이러한 효과는 운동에 따라 다르나 주로 유산소 운동에 의해 일어난다.

순환기능의 향상

유산소성 운동이 심장에 주는 변화는 산소공급의 효율성과 관련이 있다. 우리의 심장은 특수한 근육조직으로 되어 있으며, 일정한 강도 이상의 규칙적인 운동을 지속적으로 하면 심장의 근육(심실벽의 두께)은 비대해져서 그 용적이 커지게 된다. 이러한 심장을 스포츠 심장이라고 하는데 심장의 강한 수축으로 1회에 보다 많은 혈액(1회 박출량)을 내뿜어 인체의 각 기관과 조직에 공급하게 된다. 그럼으로써 전신의 혈액순환을 위해 평상시에도 심장이 수축하는 횟수(심박수)를 줄여주어 심장의 부담을 덜어주고, 힘든 일이나 격렬한 운동 시에는 많은 양의 혈액을 효율적으로 공급해 줄 수 있어 오랫동안 운동을 지속할 수 있게 해준다.

또한 규칙적인 운동은 혈중 저밀도 콜레스테롤(동맥경화 유발인자)의 수준을 낮춰주고 고밀도 콜레스테롤의 수치를 늘려준다. 고밀도 콜레스테롤은 저밀도 콜레스테롤의 양을 감소시키며, 혈액의 응고를 막아주기 때문에 동맥경화를 예방하고 관상동맥 질환의 발생률을 감소시켜 준다. 이와 같은 효과는 사우나에서 땀을 흘리고, 약으로 몸무게를 줄인다고 해도 내장기능이 활성화되지 않기 때문에 이런 측면에서 운동의 효과는 독특하다고 할 수 있다.

산소섭취 능력의 향상

우리는 들이마신 공기 중의 산소를 이용하여 섭취한 음식물을 산화시켜 만든 에너지로 운동을 하고 있다. 신체활동을 강하고 왕성하게 할수록 에너지의 소모량은 증가하게 되어, 필연적으로 많은 양의 산소를 섭취해야만 한다. 우리가 1분간 최대로 섭취할 수 있는 산소의 양을 최대 산소섭취량이라고 한다. 이것은 '1회 심박출량×1분간 심박수×동정맥 산소 함량의 차이'로 나타낼 수 있다. 따라서 최대 산소섭취량을 증가시키기 위해서는 심장의 근육을 강화시키고 용적을 크게 하여 1회 심박출량을 증가시켜야 하고, 심박수를 많게 해야 하며, 동맥과 정맥의 산소 함량의 차이를 높여야 한다. 최대 산소섭취능력이 좋으면 쉽게 피로해지지 않고 운동 지속능력이 강화되어 운동뿐만 아니라 일상생활도 여유를 가지고 할 수 있다.

혈압감소

혈압은 혈액이 동맥벽을 미는 압력을 말한다. 비정상적으로 혈압이 높으면 심장이나 뇌의 혈관중 약해진 곳이 파열되어 생명에도 치명적일 수 있다. 수축기 혈압이 160mmHg 이상이면 관상동맥 질환에 걸릴 위험이 정상인에 비하여 4배나 높다. 그리고 확장기 혈압이 95mmHg를 넘게 되면 정상인보다 심장병에 걸릴 위험은 6배 정도나 된다고 한다. 적당한 강도의 규칙적인 운동은 고혈압인 사람의 혈압을 감소시킬 수 있다.

신진대사의 촉진

우리 몸이 제 기능을 발휘하기 위해서는 다양한 생리기능을 조절하고 통제하는 호르몬들이 필요로 하는 기관이나 조직에 원활하게 운반되어야 한다. 운동에 의한 혈액순환의 증가는 호르몬의 운반을 도와준다. 대부분의 호르몬들은 운동을 하면 분비량이 증가되어 우리 몸의 각 기관이 운동에 적절히 반응하도록 도와준다. 가령, 운동에 필요한 에너지를 공급하기 위해 주로 간이나 근육에 저장되어 있는 글리코겐을 포도당으로 분해하여 운동에 필요한 근육에 공급해주어야 한다. 이 때 글루카곤(glucagon), 에피네프린(epinephrine), 노에피네피린(norepinephrine) 등의 호르몬은 혈액 속에 포도당의 양을 증가시켜 공급을 원활하게 해준다.

면역력의 향상

우리들은 보통 몸이 건장하게 보이는 사람이 질병에 잘 걸리지 않는다고들 한다. 이것은 질병을 일으키는 병원체나 환경에 대한 몸의 저항력이 크기 때문에 생기는 효과일 것이다. 규칙적인 운동이 질병에 대한 면역력을 증대시키느냐에 대한 많은 논란이 있어 왔다. 최근 어떤 연구는 규칙적이고 적당한 운동은 질병에 걸릴 위험성이 낮아지지만, 이 효과는 운동하는 사람이 운동을 즐거움으로 받아들이면서 할 때만 얻을 수 있다고 했다. 또한 마라톤과 같은 지나친 운동은 좋지 않다는 주장을 하고 있다.

강렬한 운동은 일시적으로 백혈구의 수를 증가시키고, 백혈구의 증가는 각종 세균으로부터의 저항력을 높인다는 것이다. 일반적으로 운동을 하면 할수록 백혈구 수는 더 증가한다. 짧은 운동을 한 후 1~2시간 이내에 백혈구 수는 정상으로 되돌아온다. 그러나 어느 정도의 강도로 30분 이상 운동을 하면 백혈구 수가 정상으로 되돌아오는 데 24시간 이상 걸린다. 백혈구 수의 증가는 질병의 감염에 대한 저항력을 증가시키는 것만은 틀림없다. 이는 곧 면역력이 증대되었다는 것이다. 우리는 주위에서 감기가 걸렸는데도 운동을 하는 사람을 볼 수 있다. 감기의 정도가 약하다면 천천히 운동을 시작하고 10분이 지난 후에 별 고통 없이 기분이 맑아지면 운동을 계속해도 된다. 그렇지 않으면 운동을 그만두고 휴식을 취해야 한다.

뼈와 근육계에 미치는 효과

근육은 일정 강도 이상의 운동자극을 주면 근육내의 근섬유가 발달하여 굵어지며, 이에 비하여 근력도 증가한다. 또한 운동을 규칙적으로 계속하면 관절의 혈액순환을 촉진하여 관절이 부드러워지며, 스트레칭에 의한 근육의 신전반사와 함께 관절 주위의 인대 및 근육의 신축성을 향상시켜 유연성이 증대되므로 상해의 예방에도 많은 도움이 된다.

뼈는 내장기관을 보호하고 몸을 지탱하며 움직이는 역할을 할 뿐만 아니라 칼슘의 저장고로서 피를 만들고 면역기관으로서 중요한 역할을 한다. 어느 정도 이상의 운동자극은 뼈에 많은 변화를 일으키는데, 뼈의 성분인 칼슘이나 단백질의 공급을 원활하게 해서 뼈의 밀도를 증가시켜 뼈의 성장과 발달을 촉진한다. 뼈에 별 자극을 주지 않는 무중력 상태의 우주인이나 침상생활을 하는 사람들이 골다공증에 걸릴 위험이 다른 사람보다 훨씬 더 높다는 것은 이미 잘 알려진 사실이다.

일반적으로 사람들은 나이가 들어감에 따라 뼈의 골밀도가 감소하게 되며, 운동부족은 골밀도의 감소를 촉진하게 된다. 갱년기의 여성들은 주로 여성호르몬의 부족으로 인한 칼슘의 손실로 골다공증이 발생하기 쉽다. 폐경 후 여성은 남성에 비해 골다공증의 발생빈도가 거의 20배에 달한다. 지나친 흡연과 음주도 골밀도를 떨어뜨리는 것으로 나타나고 있다.

규칙적인 운동(특히 체중부하 운동)은 골밀도를 증가시킬 뿐만 아니라 뼈의 질을 향상시키는 데 매우 크게 기여한다. 특히 한창 자라나는 어린이나 청소년들은 운동습관이 형성되면 성장하는 뼈에 더욱 많은 칼슘을 저장할 수 있기 때문에 무기질의 감소가 일어나는 노년기에도 여전히 높은 골밀도를 유지할 수 있다. 그러므로 골다공증을 예방하기 위해서는 어릴 때부터 규칙적인 운동을 생활화하고, 뼈의 중요 성분인 칼슘이나 무기질을 충분히 섭취해야 할 뿐만 아니라 칼슘대사를 저하시키는 약물이나 지나친 흡연과 음주를 하지 말아야 한다.

운동이 정신건강에 미치는 효과

운동이 주는 정신적 효과를 양으로 나타내기는 어렵지만 운동을 계속해야 하는 이유로서 자주 이야기된다. '몸과 마음은 하나'라는 견해에 따른다면 당연히 운동은 마음에는 영향을 줄 것이다. 여러분들은 종종 적당한 운동 후에 상쾌함을 경험했을 것이다. 특히 복잡하고 바쁜 생활 속에서도 시간을 내어 규칙적으로 하는 운동은 몸의 긴장을 완화해 줄 뿐만 아니라 스트레스를 해소함으로써 마음의 여유를 찾아주기도 한다.

스트레스를 극복하는 능력

규칙적인 운동은 스트레스에 대한 반응으로 인해 생성된 화학적 부산물을 제거시키는 것으로 알려져 있다. 이들 생화학적 물질의 제거는 신경계를 스트레스에서 회복하는 시간을 단축시킴으로써 안정 상태로 돌아가는 것을 촉진시킨다.

불안과 우울증의 완화

현재까지 대다수의 연구가 규칙적인 운동은 불안을 감소시키며 우울증의 개선에 도움을 준다고 밝히고 있다. 수많은 연구들을 통합 분석한 결과는 다음과 같다.

① 무산소성 운동에 비해 유산소 운동(수영, 달리기, 자전거타기 등)을 했을 때

② 운동기간이 적어도 10주 이상이었을 때

③ 피험자의 체력수준은 낮고 불안수준이 높았을 때 불안의 감소에 큰 효과가 있는 것으로 나타났다.

우울증에 대한 통합분석 결과 단기간 혹은 장기간의 운동이 우울증을 유의하게 완화시키는 것과 관련이 있음을 보여주었다. 운동은 우울증을 완화시키는 데 효과가 있는 세로토닌(serotonin)과 노에피네피린(norepinephrine) 등을 증가시킨다. 이러한 효과는 나이, 성, 운동집단의 크기 등과 관계없이 일어난다.

① 운동기간이 최소한 9주 이상이 되어야 하고,

② 운동강도를 높이고, 운동시간을 증가시키고, 주당 운동일수를 증가시켰을 때

③ 피험자들이 재활치료를 받는 환자들이었을 때 우울증의 완화

효과가 증가된다는 것을 보여주었다.

긍정적 기분

여러분들은 운동 후에 기분이 좋아지고, 걱정이나 통증이 사라지는 것을 종종 경험해 보았을 것이다. 운동은 혈액 속으로 엔돌핀(endorphine)을 발산한다. 엔돌핀은 고통을 줄여주어 평화롭고 안정된 마음 상태를 해주는 촉진제로 작용한다. 운동강도가 높을수록, 운동시간이 길어질수록 엔돌핀의 분비는 증가하게 된다. 운동 후 시간이 지남에 따라 체내의 엔돌핀 수준은 점차 회복되기 때문에 힘든 등산 직후에는 몸이 아프지 않지만 자고 일어나면 온몸이 뻐근하고 당기는 것은 이와 같은 현상 때문이다.

자아존중감의 향상

나이와 성에 관계없이 운동은 사람들의 자아존중감을 향상시키는 것으로 보인다. 규칙적인 유산소 운동은 신체의 지방을 제거하여 몸매를 아름답게 만들어 줄 수 있다. 자신의 몸매가 좋아지면 자신이 느끼는 감정도 좋아지고 자신을 갖게 해준다. 더욱이 운동으로 근력, 유연성 등의 체력향상으로 컨디션이 좋아지면 신체 외형에도 자신을 갖는다. 특히 그루버(Gruber)는 정상아동보다 장애아동의 경우에 운동이 효과적임을 알았다.

인지기능의 향상

운동기간의 길고 짧음에 관계없이 신체활동은 인지기능을 증진시키는 것으로 알려져 있다. 특히 규칙적인 장시간의 유산소 운동은 최대 산소섭취량의 증가에 따라 뇌의 활동에 필요한 산소를 충분하게 공급할 수 있기 때문에 인지기능을 유의하게 촉진시키는 것 같다.

편안한 수면의 증가

운동 후에는 잠자는 시간이 증가하며, 유산소 운동은 깊은 잠을 방해하는 REM(rapid eye movement) 수면을 감소시키는 것으로 나타났다. 또한 장시간의 운동은 전체 수면시간을 증가시키고, 빨리 잠이 오게 하며, 깊게 잠잘 때 나타나는 느린 서파를 증가시켜 편안하고 깊게 잠잘 수 있게 해주는 것으로 밝혀졌다.

운동의 종류와 특성

운동의 형태는 보통 에너지 동원 체계에 의해 분류한다. 운동은 크게 유산소 운동과 무산소 운동으로 분류되며 실제 운동 중에는 이 양자가 불규칙하게 혼용되는 경우가 많다. 예를 들어 축구의 경우 전반적으로는 유산소 운동이지만 빠른 동작을 하거나 신속히 이동할 때는 무산소 운동이 된다. 이와 같이 에너지 동원 체계가 혼용되어 있는 운동을 혼합 운동이라 한다. 한편 동일 종목이라 할지라도 운동강도와 체력 수준에 따라 유산소 운동이 되기도 하고 무산소 운동이 될 수도 있다. 따라서 운동 종목을 선정할 때는 유・무산소 운동인가를 판단하는 것 이상으로 운동방법을 중요시하여야 한다.

유산소 운동(aerobic exercise)

우리가 일반적으로 통용되는 에어로빅 운동이 바로 유산소 운동이다. 유산소 운동은 운동에 필요한 에너지를 산소를 이용하여 생성하는 지구성 운동으로 주로 지방을 연료로 쓰고, 무한대의 에너지를 만들 수 있으며, 피로 물질이 축적되지 않는 장점이 있다. 유산소 운동은 원활한 산소 공급이 요구되기 때문에 5분 이상 지속할 수 있는 운동강도이어야 한며 전신 운동이어야 한다. 특히 유산소 운동은 건강 관련 체력 요소인 심폐 지구력, 비만, 근 지구력, 유연성 등과 관계가 깊기 때문에 건강 증진 운동의 형태로 장려된다. 유산소성 운동을 통하여 최대 산소소비량이 증가하고 전신지구력이 강해지면 활기찬 생활을 유지할 수 있는 이점이 있다. 그러므로 유산소성 운동의 원리와 방법을 잘 이해하여 자신에게 알맞은 운동프로그램을 작성할 수 있는 능력을 기르고 규칙적인 운동습관을 갖도록 노력해야 하겠다. 유산소 운동의 특성은 다음과 같다.

(1) 심장과 혈관에 무리하지 않은 자극을 준다

유산소 운동일 때에는 심박수가 늘어나지만 혈압상승은 비교적 낮으므로 심장 부담이 상당히 가볍다.

(2) 운동효과가 크다

유산소 운동은 심방 부담이 비교적 가벼워서 무리하지 않고 심장을 단련할 수 있다. 심장의 펌프기능이 증대하고 심근의 모세혈관이 발달해서 심근경색의 예방 또는 치료효과가 높다. 비만, 고혈압, 당뇨병 및 운동부족병에 대한 효과 등은 유산소 운동에서 특히 뚜렷하다.

표 3-1 **유 · 무산소 운동의 종류와 운동 형태**

운동의 종류		대표적 운동 형태
전신운동	유산소적 운동	조깅, 지구성 크로스컨트리, 천천히 수영하기, 사이클, 에어로빅, 배드민턴 등
	무산소적 운동	단거리주행, 리피테이션 트레이닝 등
	혼합 운동	빠른 수영, 인터벌 트레이닝 등
국소 근운동	정적 운동	아이소토닉 트레이닝 등
	동적 운동	아이소토닉, 아이소키네틱, 엑센트릭, 트레이닝 등
전신운동과 국소 근운동을 합한 운동		서키트 트레이닝 등

(3) 젖산축적이 적다

유산소 운동에는 유산소성 에너지의 소비가 적어서 유산의 체내 축적이 적고 산성화가 일어나지 않는다. 운동 초기에는 혈중에 젖산이 조금은 높아지지만 운동을 계속하면 산소의 이용이 활발해져 젖산이 감소한다.

(4) 오래 계속된다

심장의 부담이 적어져 젖산축적이 가벼워지기 때문에 유산소 운동이 오래 계속된다. 오래 계속됨으로써 총 에너지소비가 많아져서 건강에 효과가 크다. 소비 에너지는 운동강도와 운동시간의 곱에 비례한다.

(5) 지방의 소비가 커진다

운동의 초기에는 당질을 많이 사용하여 지방의 소비가 적지만 운동을 계속하면 지방의 소비가 활발해진다.

(6) 안전성이 높다

유산소 운동에는 사고가 일어날 때도 있지만 무산소 운동에 비하면 안전성이 높다.

무산소 운동(anaerobic exercise)

무산소 운동은 운동에 필요한 에너지를 산소의 도움 없이 생성하는 빠른 운동으로서 피로물질인 젖산이 축적되는 단점이 있고, 유산소 운동에 비해 건강 관련 체력요인과 관계도 적지만 나름대로 장점이 있으므로 건강을 유지하기 위해 보강운동으로 실시하여 그 장점을 취하는 것이 좋다. 무산소 운동의 특성은 다음과 같다.

(1) 무산소 능력을 향상시킨다

무산소성 에너지를 발생시키는 능력이 향상되어 단시간에 폭발적인 다량의 에너지를 이용할 수 있다.

표 3-2 유 · 무산소 운동의 특징의 비교

항 목	유산소운동	무산소운동
심장의 부하	부하의 양이 충분하다	부하에 심장에 부담을 준다
유산축적	적다 (<4m mol/ℓ)	많다
지속시간	길다	짧다
소비에너지	크다	적다
지방의 소비	크다	적다
안정성	높다	때로는 위험하다

(2) 젖산 내성이 높아진다

높은 젖산 농도에 대해 견딜 수 있는 능력이 향상된다.

(3) 방어 능력이 향상된다

신체적 긴급 사태를 타개해 나가는 능력이 향상된다.

(4) 안전성이 낮다

운동의 강도가 높은 비정상 운동으로 젖산 증가에 따라 ph가 저하되고 산증(acidosis)을 일으키며 심장에 부담을 준다.

유 · 무산소 에너지 시스템

인체는 무산소성과 유산소성의 두 가지 에너지 생산경로로 근수축 또는 다른 생물학적 일을 수행하는 데 필요한 에너지(ATP)를 생산한다. 무 · 유산소 과정은 중요한 에너지 시스템이다. 두 과정의 차이는 무산소의 경우 탄수화물의 분해과정에 산소를 사용하지 않는 반면 유산소 과정에서는 탄수화물과 지방으로부터 에너지를 생산하는 과정에 산소를 사용한다. 운동을 시작할 때에 인체는 무산소 과정을 이용한다. 유 · 무산소 에너지 시스템의 특성은 다음과 같다.

표 3-3 유 · 무산소 에너지시스템의 특성 비교

에너지의 발생양식	유산소 과정	무산소 과정
산소의 필요성	필요하다	필요없다
반응의 속도	늦다	빠르다
지속성	길다(수분~수시간)	짧다(1분까지)
대사산물	물, 이산화탄소	유산
산증(acidosis)	일어나지 않는다	일어난다

유산소 운동의 장점과 단점

유산소 운동 중에는 보행, 조깅, 사이클링 등 움직이는 리듬이 있어 항상 같은 동작을 반복한다. 이 같은 운동은 구기와 같이 불규칙한 운동에 비해서 갑자기 국소에 강한 힘을 주는 작용이 없어 외상 등 사고가 적다. 조깅은 하반신을 단련하는 데 좋지만 다리, 무릎, 아킬레스건 등에 반복해서 강한 충격을 줄 때에 만성 통증을 일으킨다. 수영은 상반신 단련에 적합하며 수중에서 부력의 작용으로 체중이 가벼워지므로 비만이 있는 사람에게 유리하다.

표 3-4 대표적인 유산소 운동의 장점과 단점

종목	장 점	단 점
조깅	• 누구든지 언제 어디서 할 수 있다. • 자기 몸에 맞는 기준을 지키기 쉽다. • 특별한 시설과 기구가 없어도 된다. • 심장 등에 대해 부담과 조절이 쉽다.	• 다리에 부담이 강하고 무릎과 하지에 통증을 줄때도 있다. • 때로는 급성 심장사와 열사병에 걸리기 쉽다. • 상반신에 단련이 안 된다. • 재미와 즐거움이 적다.
수영	• 몸의 일부에 강한 힘을 주는 곳이 없다. • 심장에 무리한 자극을 준다. • 비만 요통 기침 임산부에 좋다 • 피부와 유연성 단련이 된다.	• 하반신이 단련이 안 된다. • 시설과 계절 등 운동에 제한을 받는다. • 귓병, 눈병에 걸리기 쉽다. • 기분이 좋을 때도 있고, 힘들 때도 있다.

혼합운동

무산소 운동과 유산소 운동이 혼합되어 있는 운동을 혼합운동이라 한다. 혼합운동은 무산소·유산소 운동의 장점을 갖춘 특징이 있다.

운동강도가 강하고 때로는 몸의 각 부분에 무리한 작용을 할 때 안전성에 특히 주의해야만 된다. 실제의 스포츠나 운동에는 무산소·유산소 운동으로 양자가 불규칙적으로 혼합되어 있는 것이 많다. 예를 들어, 구기의 경우에는 어떤 장면에서 유산소 운동이지만, 또 다른 장면에서는 무산소 운동이다. 유산소 운동, 무산소 운동, 혼합운동의 대표적인 것들을 표 3-5에 나타냈다.

표 3-5 유산소 운동, 무산소 운동, 혼합운동의 특징

유산소 운동	무산소 운동	혼합운동
보행	단거리 전력질주	축구
조깅	중량들기	럭비
사이클링	벽밀기	미식축구
테니스	점프	배구
배구	투척	농구
수영	근력트레이닝	아이스하키
에어로빅스	잠수	인터벌 트레이닝

같은 종목이라고 하더라도 하는 방법에 따라서 유산소 운동이 되기도 하고 무산소 운동이 되기도 한다. 예를 들어 장거리 경주에 대해서 생각해 보면, 여유를 가지고 천천히 달리면 유산소 운동이 되며 조깅이라고 한다. 그러나 경기장에서와 같이 전력으로 달리게 되면 무산소 운동이 된다. 수영이나 사이클에 대해서 마찬가지로

생각할 수 있다. 체력수준(특히 유산소 능력)에 의해서도 달라진다. 동일한 속도, 예를 들어 200m/분의 속도로 달리는 경우 체력이 뛰어난 사람에게는 유산소 운동이지만, 체력이 약한 사람에게는 무산소 운동이 된다. 그러므로 이와 같은 종목만으로는 유산소 운동인가 무산소 운동인가를 일률적으로 결정하기 어려운 경우가 많다.

합리적인 운동

준비 · 정리운동의 필요성

운동을 시작하기 전에는 적당한 준비운동을 필수적으로 하여야 한다. 준비운동은 주운동 전에 체온을 높여 호흡계, 순환계, 근육계 등을 안정 상태로부터 운동하기 적당한 상태로 서서히 유도하기 위한 운동이다. 즉, 안정시의 상태에서 급하게 강한 운동을 시작하면 체내의 모든 기능이 급격한 변화를 일으켜 운동상해의 원인이 된다. 따라서 충분한 준비운동으로 운동 적응 상태가 되면 운동에 의한 상해를 미연에 방지하고 운동 능력을 충분히 발휘할 수 있다.

헬스클럽이나 스포츠 센터 같은 곳을 가거나, 아니면 개인적으로 운동을 하는 사람들을 만나보면 준비운동을 하지 않거나 대충하고 본운동으로 들어가는 사람들을 주위에서 흔히 볼 수 있다. 특히, 전문 트레이너가 따로 있지 않은 곳에서는 초보자를 위한 준비운동(warming-up) 방법을 가르쳐 주지 않거나 아예 제외시키는 일이 허다하며, 트레이너들조차도 준비운동의 중요성을 인식하지 못하는 사람들이 많이 있다. 운동으로 인한 대부분의 부상은 근섬유 속의 액틴(actin)과 마이오신 필라멘트(myosin filament)가 파손되기 때문에 발생한다.

근육에 무거운 부하를 주는 운동, 즉 웨이트 트레이닝은 연골조직의 부상과 외상의 위험이 높기 때문에 이러한 부상으로부터 벗어나려면 무엇보다도 준비운동이 필요하다. 준비운동의 방법으로는 맨손체조, 스트레칭, 줄넘기, 실내 자전거 타기 및 조깅 등을 약 5~10분 정도 실시한 후 주운동을 실시하면 될 것이다. 또 다른 방법으로는 트레이닝 중에 실시할 동작을 아주 낮은 부하로 운동을 실시함으로써 준비운동을 대신할 수도 있다. 따라서 보디빌딩을 하거나 에어로빅을 하거나 수영을 하든지 자전거를 타든지 몸과 마음이 준비운동을 함으로써 운동에 대한 준비능력이 높아지면 운동의 효과를 두 배 세 배로 늘릴 수 있을 것이다.

본운동 후 정리운동(cooling down)의 필요성은 훈련이나 경기 중에 과다하게 사용된 생체의 여러 기관에 대하여 점차적으로 부하를 감소하여 안정상태로 유도하는 데 중요한 목적이 있다. 과격한 운동인 경우에는 운동을 갑자기 중지하면 호흡 및 순환기능이 비교적 빨리 안정상태로 돌아가게 되어, 운동 중에 생성된 노폐물의 제거가 지연된다. 실제로 과격한 운동 직후 휴식시간에 가벼운 운동을 하였을 때와 휴식을 하였을 경우를 비교하면, 혈중 젖산의 양을 측정한 결과 가벼운 정리운동을 하였을 경우에 피로물질의 제거가 빨랐다. 그러므로 정리운동은 적극적인 휴식이라 할 수 있으며, 피로회복에 유효한 방법으로 권장되고 있다.

운동은 기본적으로 ① 준비운동, ② 본운동, ③ 정리운동으로 나누어진다. 그리고 이런 순서를 지켜서 운동을 해주어야 부상의 위험성이 줄어들고 피로 회복에 많은 도움을 준다. 그리고 준비운동이나 정리운동에 스트레칭을 포함시켜서 운동할 수도 있다.

준비운동에 의한 신체기능의 변화

(1) 체온의 상승

체온의 상승은 준비운동에 의하여 생체 내에 나타나는 중요한 변화 중의 하나이다. 운동은 근육에서의 에너지 연소와 발열반응을 증가시키므로 근육의 온도가 현저히 상승한다. 따라서 근육을 관류하는 혈류량도 증가되며, 체내 신진대사도 항진하여 체온이 상승한다.

(2) 신체의 유연성과 근육의 효과

준비운동은 관절의 가동 영역을 증가시키는 유연운동과 협동근 및 길항근을 충분히 이완시키는 운동을 하게 되므로 신체를 부드럽게 해주며 관절의 가동영역이 커져서 운동 시에 활동능력이 커진다. 그러므로 준비운동은 신체를 유연하게 하여 격렬한 운동 시에 발생하기 쉬운 근육 및 관절의 상해를 예방하는 효과가 있다.

(3) 호흡순환기능의 효과

준비운동은 심장의 박동수를 증가시키는데 심박수는 운동을 중지한 후에도 일정기간 유지되므로 다음의 본운동에 대하여 심장기능이 준비단계에 있는 것이다. 그러므로 준비운동 후 본운동을 하였을 경우에는 운동 중의 환기량 및 산소섭취량이 증가하나, 반대로 산소부채량은 현저히 감소한다. 이와 같은 결과는 준비운동이 호흡 순환기능을 항진하여 운동 중 산소섭취량을 증가시켜 운동의 효율을 높여 주고 있음을 의미하는 것이다.

(4) 신경기능의 효과

준비운동은 신경계 특히 척추와 두뇌의 흥분성을 증가시키므로 반사적인 동작에 좋은 영향을 미쳐 정확하고 민첩한 동작을 가능하게 한다. 또한 준비운동은 반응시간을 단축시키는데, 반응시간의 단축은 대뇌의 흥분성이 증가된 결과로 해석된다.

이와 같이 준비운동 효과를 통해서 많은 위험에서 벗어날 수 있고,

본운동 자체를 더 효율적으로 할 수 있기 때문에 반드시 해야 한다. 준비운동 시간은 5분에서 20분 정도로 하면 된다. 본운동을 얼마나 할 것인가에 따라서 준비운동 시간을 결정한다. 본운동을 강도 높게 오랜 시간 동안 해야 할 경우는 준비운동을 충분히 해야 하기 때문에 오랫동안 준비운동을 한다.

정리운동에 의한 신체기능의 변화

(1) 빠른 피로 회복

정리운동을 할수록 오히려 피로가 빨리 회복된다. 운동 중에 생긴 젖산의 분해 속도를 비교해 본 결과 가볍게 정리운동을 해주는 경우가 정리운동을 하지 않고 휴식을 취한 경우보다 젖산을 빨리 제거했다.

(2) 사고방지의 효과

운동 중에 갑자기 운동을 중단한 다음에 어지럼증을 느낀 경우는 오히려 가볍게 달려주면 어지럼증이 없어지는 경우가 있다. 이런 경우 위에서 설명한 증상들이 나타나는 것이다. 정리운동은 이런 갑작스러운 사고를 방지하는 효과 외에 다른 효과를 기대할 수 있다.

(3) 심혈관계에 효과

심장혈관계를 위한 운동이다. 운동 중 심장은 활동근에 필요한 산소를 공급하기 위하여 많은 양의 혈액을 활동근으로 펌프질하여 공급한다. 근육은 정맥을 조여서 혈액이 다시 심장으로 돌아갈 수 있도록 한다. 이때 운동을 갑자기 멈추게 되면 활동근에 혈액이 남아 있게 되고, 심장으로 다시 돌아갈 길이 없게 된다. 따라서 운동 후 회복과 가장 관계가 깊은 것은 산소부채와 글리코겐의 재보충일 것이다. 운동 후 회복기에는 안정시 휴식보다 많은 양의 산소를 소비하기 마련이다. 이는 운동 전의 상태로 산소를 충족하기 위한 과정으로서 산소 부채라고 한다.

이와 같은 영향으로 정리운동 시간도 준비운동 시간과 마찬가지로 운동량이나 운동강도에 따라서 10분에서 30분 정도까지 하는 것이 효과적이라고 할 수 있다.

체력의 구성요소

운동을 한다는 것은 체력을 증진시키는 것을 의미한다. 체력은 생각보다 복잡하고 범위가 넓기 때문에 무작정 운동하는 것보다 체력의 이해를 통해 체력의 구성 요소 중 필수적이고 우선적인 요소를 먼저 증진시키는 것이 바람직하다. 따라서 어떤 체력 요인이 또는 어떤 운동이 건강과 관련이 깊은가에 대하여 아는 것은 중요하다.

체력이란

'체력'이란 가장 적절히 신체를 이용할 수 있는 능력이다. 개인의 체력은 일상의 정해진 일을 위해서거나, 여가 스포츠, 보람된 교우관계, 그 외의 레저 활동 등을 위하여 저장해 놓아야 한다. 또한 생존을 위한 끊임없는 활동과 그에 따른 외부 자극에 적극적으로 대처하기 위해 체력을 향상시키려고 노력해야 한다. 여기에서 대처란, 개체가 지니고 있는 신체적 기반에 의존되어지는 것으로 이것은 인간의 퍼포먼스(performance)의 원동력이 되는 신체적 행동과 외부에서 오는 환경변화에 적응하고 개체 내부 환경의 항상성(homeostasis)을 유지하는 능력이다. 그러므로 신체활동의 기초가 되는 신체적 능력을 체력이라고 한다. 이것은 개체가 허약하거나 질병에 걸려 있지 않을 뿐만 아니라 생리적 기능이 정상적인 상태로 육체적 · 정신적 ·

사회적 · 영적으로 완전한 상태에 있는 것을 의미한다. 즉, 자기 신체가 스스로 능동적으로 자신을 조정하여 능률의 감소 없이 지속할 수 있는 능력을 뜻한다.

체력의 구성요소

체력은 여러 가지 구성요소로 되어 있다. 크게 나누어 사람의 행동에 직접 관여하는 행동체력 요소와 생존에 관여하는 방위체력 요소로 나누어진다. 여기에서 방위체력은 건강과 생명을 지키고 유지하려는 능력이기 때문에 건강과의 관계가 밀접함은 말할 것도 없다. 또한 행동체력은 행동을 일으키고, 지속시키고, 조절하는 능력으로 행동체력이 강하다는 것은 운동에 대한 내성과 적응력이 높음을 뜻한다. 격렬한 운동에 견디고 적응한다는 것은 그 운동에 관여하는 체력과 건강 요소가 발달되어 있음을 의미하기 때문에 체력과 건강과의 관계는 밀접하다 하겠다.

생활운동을 통해 건강을 유지 증진하기 위해서는 건강에 중요한 요인인 체력을 개인의 여건을 고려하여 과학적으로 관리하여야 한다. 그러나 체력요소는 너무 광범위하기 때문에 모든 체력요소를 증진시키는 것은 현실적으로 어려움이 많다. 따라서 우선적으로 건강에 도움이 되는 체력요소를 선별하여 육성시키는 것이 바람직하다. 근래 들어 이러한 노력의 일환으로 AAHPERD(American Alliance for Health, Physical Education, Recreation, and Dance)에 의해 건강 관련 체력의 개념이 제시되었다. 즉, 체력은 운동 기능 관련 체력과 건강 관력 체력으로 분류할 수 있는데, 과거에는 모든 체력 요소를 우선적으로 육성하자는 것이다. 건강 관력 체력의 분류는 **그림 3-1**에서 보는 바와 같이 심폐지구력, 유연성, 근력, 근지구력, 순발력 등으로 분류되어 있다.

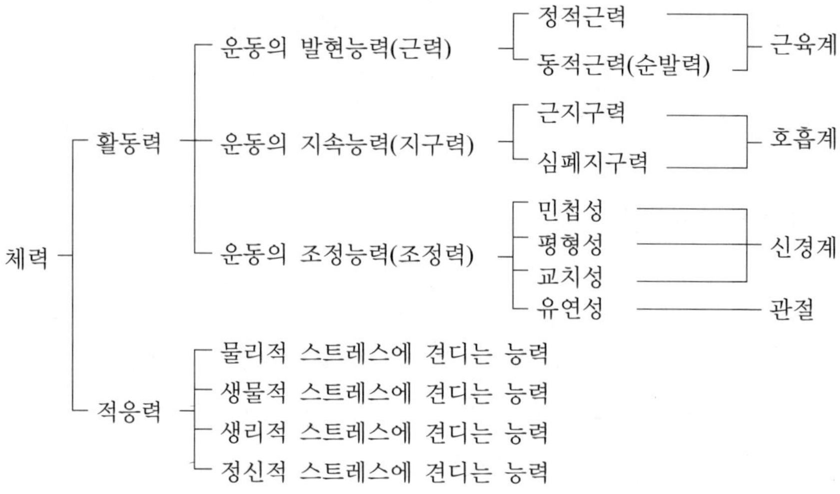

그림 3-1. 이시코(Ishiko)의 체력 분류

이러한 체력의 구성요소들이 건강과 관계된다는 근거는 심폐지구력이 우수한 사람은 혈관, 심장 및 폐기능, 산소 섭취 능력, 대사기능 등이 잘 발달되어 근래 들어 발생률과 사망률이 가장 높은 순환기 질환의 발병을 감소시킬 수 있다. 필요 이상의 체지방은 비만을 초래하여 당뇨병, 고혈압, 동맥경화 등의 합병증을 수반한다. 이는 체중 관리를 통해 예방 및 관리가 가능하며, 많은 사람들이 호소하고 있는 요통과 근력 부족으로 나타난 피로와 그에 따른 면역기능 감퇴는 유연성과 근력 및 근지구력 운동으로 처치 · 예방될 수 있다는 점에 기인한다. 그러나 다른 체력요소들도 건강과 무관하다고 할 수 없으며, 또 건강 관련 체력요소가 우수하다고 하여 질병에 걸리지 않는다고 단언할 수도 없는 일이다. 이는 체력이 건강 유지에 필요조건이지 충분조건이 아니기 때문이다. 다만 건강과 관련된 체력을 효과적으로 관리하여 관련 질환의 발생 위험을 최소화시키는 데 의미가 있다.

체력향상 방법

운동의 방법으로 "땀이 날 때까지"라는 말이 있다. 땀도 안 나는 운동이라면 적어도 행동체력을 높여주는 운동은 되지 못한다. 트레이닝이란 "적당한 운동 자극을 통하여 영구적인 적응현상을 일으키는 수단이다." 트레이닝은 신체의 적응능력을 이용하여 신체의 발육·발달을 도모하는 계획적인 운동계획이다. 따라서 신체의 발달단계에 적응하여 될 수 있는 대로 많은 종목을 선택하여 실시하여야 균형된 발달을 이룩할 수 있다. 운동을 한 종목만 선택해서 연습을 쌓는다면 전문적인 기술을 가지게 되고, 그 분야에서 대표적인 선수가 될지는 모르겠으나, 전신의 기본 능력이 잘 갖추어져 있는 사람보다 빨리 한계점에 도달한다.

근력 트레이닝

웨이트 트레이닝(weight training)은 기초체력을 다지는 필수적인 운동으로 웨이트 리프팅(weight lifting)이 기본이다. 이는 비교적 가벼운 바벨(barbell)이나 덤벨(dumbell)의 일정한 운동을 10회 전후의 횟수로 여러 가지 운동을 세트(set)로 반복하여 그 중량을 점차 증강시키려는 것이다. 이 연습법은 근력을 강하게 할 뿐만 아니라, 지구력과 유연성을 기르는 데도 도움이 된다. 보통 말하는 보디 빌딩(body building)은 이 연습법 중의 하나이고, 웨이트 리프팅은 이 운동을 경기화한 것이다.

일반적으로 근력 강화에는 일반인은 15~20회, 선수는 8~10회 정도 반복할 수 있는 부하(최대 근력의 2/3 정도 부하)를 1세트로 하여, 3~5세트 반복하며 세트당 3~4분 정도 휴식을 취하도록 한다. 근지구력 강화에는 최대근력의 1/3, 1세트에 30~60회, 빈도 1~2세트, 세트 간 휴식 약 5분 정도가 좋다. 따라서 근지구력 훈련은 가벼운 무게를 갖고 반복 횟수를 계속하는 점에서 근력 강화훈련과 차이가 있다.

근력 단련의 4가지 기본조건은 ① 운동강도: 최대 근력의 1/3~2/3 정도 부하, ② 운동 지속시간: 근육이 발휘하는 지속시간은 수축 3초, 이완 3~4초로 한 번의 움직임에 7초 정도 소모하는 것이 좋고 운동시간은 30분 정도 실시한다. ③ 운동 빈도: 매일 실천하면 최대의 효과가 얻어진다. 그러나 1주간에 3~4회가 적당하다. ④ 운동 기간: 강도, 시간, 빈도를 갖춘 트레이닝을 소화할 경우 12주간 후에 그 효과를 평가해 볼 수 있다.

전신 지구력 훈련

전신 지구력 훈련(interval training)은 한 연습량의 강도를 강하게 했다 약하게 했다 하면서, 목적에 따라 계획적으로 통제하는 연습법이다. 중·장거리를 느린 페이스로 달리는 것보다 빠르게 연습하는 것이 생리적으로는 피로감이 적다는 이점이 있다. 지구력 훈련 방법은 스피드와 특히 지구력에 효과가 있으며, 호흡 순환의 기능이 좋아져서 산소의 섭취 능력을 증가시킬 수가 있다. 200m 달리기를 중심으로 심박수 180 정도의 강도로 달리고, 심박수 120의 가벼운 운동으로 휴식하는 방법이며 6~10회를 1세트로 하고 주당 2회 정도 실시한다. 심장과 폐의 지구력을 높이기 위해서는 속력이 느껴질수록 좋으며 시간은 길수록 좋다.

순환운동

순환운동(circuit training) 훈련 방법은 각 기능과 능력을 종합적으로 훈련하기 위하여 근력과 심폐기능을 동시에 향상시키는 훈련방법이다. 휴식 시간을 전혀 두지 않고 한 종목에서 다음 운동 종목으로 옮기는 계속적인 방법으로 훈련하는 것을 가리킨다. 이와 같이, 휴식 시간 없이 계속하는 특징이 있기 때문에 심폐 기능에 주는 영향이 크고, 근력 · 전신 지구력의 발달로 전신에 균형이 잡히게 된다. 서키트의 훈련은 자기 능력에 적합한 횟수나 순서의 조절이 필요하며, 운동 종류는 6~12개 정도를 선택하는 것이 특징이고 시간은 15~30분간 실시한다.

반복훈련

반복훈련(repetition training)은 민첩성, 지구력, 근력 등의 기술향상을 위한 훈련방법이며, 민첩성은 40~60m를, 지구력은 400~600m를 달리고 완전한 휴식을 취한다(1회 실시한 후 5~8분 휴식).

체력향상을 위한 운동처방

운동처방의 필요성

우리가 일상생활을 하는 데 있어서 지나친 피로 없이 과업수행을 능률적으로 하고, 신체적인 활동이 매우 왕성한 상태에 있을 때를 기초체력(physical fitness)이 좋은 것으로 평가한다. 기초체력이란 용어는 심 · 폐적성, 근력, 지구력, 유연성, 신체조성의 넓은 범주를 포함한 특성으로 종합적인 인체의 생리기전에 따른다. 이러한 생체기전을 높여주기 위해서는 얼마만큼 많은 양의 운동이 필요한가? 기초체력을 유지하고 발달시키기 위해 최상의 운동은 어떤 종류인가? 이러한 의문은 과학성에 따라 바르게 진단·분석하고 보다 효율적인 운동종목과 프로그램을 실천하는 과정을 따라야 할 것이다.

일반적으로 체력을 기르는 데 운동자극이 필수요건이 되나 개별성과 자각성을 띠지 않고 아무렇게나 행해지는 무리하고 강한 운동은 스트레스로 인해 그 효과를 기대하기 곤란하다. 이는 환자에게 병의 원인을 오진하여 약재를 오용함으로써 생명에 위험을 주는 것과 다를 바 없기 때문이다. 그러므로 전문의의 정확한 진단에 따른 약물처방으로 병인을 바르게 치료하는 것과 같이 운동처방 프로그램의 다양한 방법과 복합적 내용 중에서 생체의 여러 여건을 바르게 진단·평가하여 이에 상응하고 합당한 운동처방이 체력요인과 기능을 개선할 수 있게 된다. 따라서 "운동처방(exercise prescription)이란 그 사람의 체력수준에 맞게 적절한 운동의 질과 양을 결정하는 것"을 의미한다. 즉 피운동처방자의 운동 스트레스 자극이 되는 운동을 질과 양, 그리고 실시방법을 포함해서 선택적으로 배합한 운동 프로그램을 뜻한다. 그러므로 피처방자의 적성(fieness) 여부를 확인하고(병약자, 건강자), 생체기능적 측면(심박수, 혈압, 폐환기, 산소섭취량, 탄산가스 배설량, 산소맥, 호흡수, 운동지속시간)에서 어디에 결함이 있는가? 또한 체력요인에 있어 그 결함이 어디에 있는가? 등을 스포츠과학에 채용되는 기자재로 측정하고 그 성적을 정확하게 평가하여 개개인의 운동처방 프로그램을 편성하고 이를 합리적 목적으로 운동형상에서 실천하는 일이 무엇보다도 중요한 일이 된다(채홍원, 1999).

따라서 운동처방은 그 목적에 따라 여러 가지로 분류될 수 있을 것이다. 이 장에서는 운동처방의 원리와 과정 그리고 방법 등을 언급하고자 한다.

운동처방의 기본원리

(1) 과부하의 원리(principle of overload)

운동의 부하는 평상시 활동했던 것보다 더 커야 한다는 원리이다. 과부하(over-load)란 운동기간 중 운동의 양과 질을 점진적으로 증가시켜가는 것을 의미한다. 이 원리의 생리학적 근거는 운동의 결과로 인체 기관이 효율적인 기능을 갖게 되어 점진적인 작업량의 증가를 가능하게 해준다는 사실에 두고 있다.

(2) 점진성의 원리(principle of progressive)

운동의 부하를 점차 증가시켜야 한다는 원리이다. 점증부하(principle of progressive)는 운동기간 중 운동의 양과 질을 점진적으로 증가시켜 가는 것을 의미한다. 이 원리의 생리학적 근거는 신체 모든 기관의 발달, 계통의 변화, 기능의 개선은 운동 수행에 따라 서서히 이루어진다는 점에 있다.

(3) 반복성의 원리(principle of repetition)

일정기간 동안 지속적으로 반복해야 한다는 원리이다.

(4) 개별성의 원리(principle of individual)

개개인에 따른 적당한 운동을 선택해야 한다는 원리이다. 개별성의 원리는 대상자의 특성에 맞게 운동을 실시함으로써 보다 큰 효과를 얻을 수 있다는 것이다. 따라서 운동의 종류, 운동강도, 운동시간, 운동방법 등을 선택할 때 반드시 개인의 성, 연령, 발육단계, 체형, 체력수준, 연령, 건강상태, 숙련도, 심리적 특성 등을 고려해야 한다.

운동처방의 과정

사전검사

운동부하 검사를 실시하기 전에 건강 상태를 평가하기 위한 기본적인 자료, 운동부하 검사의 실시 여부, 운동부하 및 운동처방시 고려해야 할 사항, 적절한 운동부하 방법, 종합적인 의료검진의 필요성 등을 결정하기 위해서 건강 상태의 전체적·기본적인 평가가 실시되어야 한다. 이러한 검사의 주된 내용은 병리검사와 신체검진을 포함하여야 하며 영양상태와 관련된 식생활습관, 운동습관, 흡연, 음주 등의 생활습관, 가족과 본인의 과거 병력 및 현재의 상태, 안정시 심박수, 혈압, 심전도, 폐기능, 당뇨, 혈중 콜레스테롤 농도 등을 포함하는 검사와 신장, 체중, 체지방률 등의 체격검사, 심리적인 건강상태와 관련된 작업 및 환경적 요인의 파악 등으로 구성된다.

특히 주의해야 할 것은 피험자는 운동부하 검사 전에 검사동의서(informed consent form)에 서명해야 한다. 검사동의서는 운동부하 검사에 대한 자세한 설명과 검사 중에 일어날 수 있는 위험요인들, 그리고 검사를 통해 예상되는 이익 등을 포함하고 있어야 한다.

의학검사

신체의 이상과 질환의 유무를 검사하여 운동이 그 사람의 건강에 해가 되는가를 평가한다. 개인의 병력, 생활습관 및 운동습관을 파악하는 상담과 임상검사로 구성되며 그 결과는 다음 단계의 운동부하 검사와 체력검사의 실시 여부, 운동의 제한, 운동의 종목과 강도의 설정 등에 반영된다. 의학적 진단은 운동부하 검사와 운동 프로그램의 안정성 확보, 적절한 운동부하 검사방법의 선택, 세부 정밀 의학검진 실시 여부의 결정 등을 위해 반드시 필요한 사전 단계이다.

검사항목은 혈액검사, 심전도, 혈압, 체중, 요검사 등이 있다.

① 형태: 비만도, 피지후 체지방률

② 순환기능: 심박수, 혈압, 심전도, 흉부 X-ray

③ 운동부하 검사: 심박수, 혈압, 심전도

④ 호흡기능: 폐활량

⑤ 혈액소견

⑥ 요검사: 단백, 당뇨

⑦ 기타: 시력, 청력

문진은 과거병력, 가족력(당뇨, 고혈압 등은 유전 확인), 현재의 건강상태를 묻게 된다.

운동부하 검사

운동을 실시하여 심폐순환계에 이상이 발생하는지를 검사한다. 그리고 동시에 개인의 운동능력의 한계를 평가한다. 이 검사의 결과는 처방해야 할 운동강도의 결정에 가장 중요한 정보를 제공한다. 따라서 운동부하검사는 활동적인 의학검사임과 동시에 체력검사로서의 역할을 한다.

(1) 운동부하 종류

① 트레드밀 검사(Tredmill test)는 걷거나 달리는 형태의 전신운동이며 최대 산소섭취량($\dot{V}O_{2max}$)을 측정할 수 있다.

② 자전거 에르고미터(Ergometer)는 하지운동(국소피로), 최대 산소섭취량의 90%를 측정할 수 있다.

(2) 운동을 중지해야 할 조건

① 증대되는 흉부통

② 현저한 호흡 곤란

③ 의식장애(눈빛, 응답사항)

④ 보행실조

⑤ 현기증

⑥ 창백한 얼굴

⑦ 발한, 피부건조(체온조절 장애)

⑧ ALL OUT

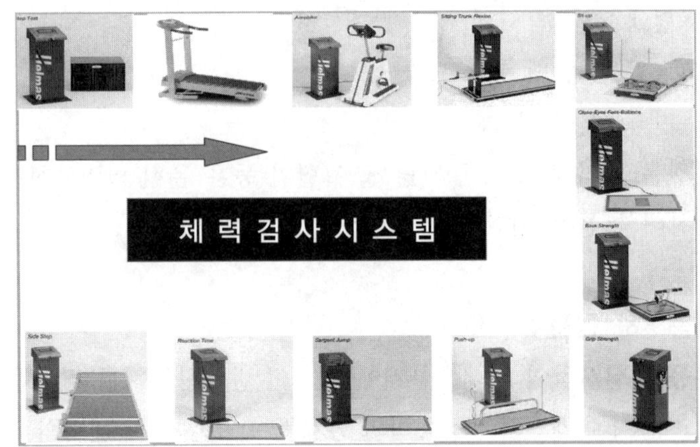

그림 3-2. 체력검사 시스템

체력검사

운동부하 검사는 트레드밀이나 자전거 에르고미터를 이용하기 때문에 운동의 양식은 일상 행해지는 운동과 반드시 일치하지는 않는다. 따라서 운동부하 검사로 측정할 수 있는 체력요소에는 한계가 있다. 건강과 관련이 있는 체력요인에 대한 체력검사를 별도로 실시하여 개인의 체력 전반의 특징을 파악할 필요가 있다. 그 체력검사 결과는 각 개인의 체력상의 특징을 밝혀내어 특히 체력적으로 문제점이 있고 그 부분의 개선이 요구되어 그 체력요인을 강화할 수 있도록 운동처방에 반영시킬 수 있다. 또한 이 단계는 운동처방이 개인의 CPFURGID 상에 어느 정도 효과를 미치는가를 평가하는 데에도 도움이 된다.

운동 처방지 작성

이상의 검사 결과로부터 각 개인의 건강상태, 체력 전반 및 운동능력의 한계 등이 파악될 수 있다. 그 결과에 기준하여 운동의 실시 여부와 운동의 강도에 관한 안전 한계 및 유효 한계를 결정한다.

또 1회의 필요운동량(운동시간)과 1주간의 운동빈도 등에 대해서도 개략적인 예상을 할 수 있다.

운동처방의 결정

운동처방의 결정은 원칙적으로 본인과 면접한 뒤에 실시한다. 우선 검사 결과의 전반적인 상황을 설명하며 특별한 주의 사항이 있으면 상세하게 설명한다. 다음에는 일상의 신체활동 상황을 듣고 그 정도를 파악한다. 그것을 염두에 두면서 운동의 강도를 제시하고 그에 상응하는 몇 개의 운동종목을 들어 그 중에서 본인이 지금까지의 운동경력과 기호에 맞추어 실행해야 할 운동의 종목을 선택하게 한다. 그 종목에 관하여 필요한 운동강도를 구체적인 형태로 설명하고 덧붙여 1일의 운동시간과 1주간의 운동빈도에 대해서도 설명한다.

운동처방 후 조치

일정 기간의 간격을 두고 정기적으로 피검자와 연락을 하고, 운동 프로그램의 상황을 질문하고 부작과 피로의 유무 등을 판단하여 필요하면 처방의 재조정을 실시한다. 상당히 많은 사람들이 도중에 운동을 중지하는 경향이 있으나 정기적으로 만나 운동처방을 재조정하는 것은 그것을 막는 데 많은 도움이 된다.

재조정 · 재검사 실시

최소한 1년에 한 번은 재검사를 실시함으로써 지난 1년간의 운동 실시 상황을 파악하고 그 사이 운동의 효과를 평가하여, 필요하다면 그 시점의 상황을 기초로 하여 운동처방 내용을 수정하여 재처방한다.

운동처방의 내용

운동처방의 내용은 운동형태, 운동강도, 운동시간, 운동기간(duration of exercise)으로 구성된다. 표 3-6은 미국 스포츠 의학회(American College of Sports Medicine)가 권장한 운동처방의 주요 내용을 나타내고 있다.

운동형태(type of exercise)

운동처방의 목적에 따라서 운동 형태는 결정되어야 한다. 심폐지구력을 개선하기 위해서는 장거리 달리기, 자전거 타기, 수영 등 대근육군을 사용하는 유산소 운동을 리드미컬하게 해야 하며, 근력이나 근지구력을 개선하려면 웨이트 트레이닝이나 서키트 트레이닝

표 3-6 건강한 성인의 심폐순환기능 향상을 위한 ACSM 권장 주요 내용

운동형태 (type of exercise)	• 대군근 사용 • 지속적으로 유지될 수 있는 형태 • 리드미컬한 형태 • 유산소 운동
운동강도 (intensity of exercise)	• 최대 심박수의 60～90% • 최대 여유심박수(heart rate reserve)의 50～85% • 최대 산소섭취량의 50～80% • 약 12～15 수준의 운동자각도(rating of perceived exertion) • 최대 METs(metabolic equivalents)의 60～70%
운동시간 (duration of exercise)	• 20～60분간의 지속적 유산소 운동 • 낮은 강도의 운동은 길게 할 것(45～60분 정도) • 높은 강도의 운동은 짧게 할 수 있음(20～30분 정도) • 일반적으로 낮은 강도로 운동시간을 길게 하는 것이 바람직함
운동빈도	• 1주일에 3～5회(일)

등의 운동을 해야 하며, 신체의 균형미와 유연성을 기르기 위해서는 체조나 무용을 선택하여야 할 것이다. 또한 질병이나 개인적인 특수한 상황에 따라서도 운동의 형태는 달라져야 한다.

운동강도(intensity of exercise)

운동처방을 하는 것에 있어서 가장 어려운 문제는 적당한 운동강도(intensity)를 결정하는 일이라 하겠다. 일반적으로 운동의 강도는 %HRmax, %$\dot{V}O_{2max}$, %1RM(repetition maximum: 1회 반복 최대 중량), 주관적 운동강도(rating of perceived exertion; RPE) 등으로 표시된다. 일반적으로 운동시에는 에너지의 필요량이 증가함에 따라 심박수(heart rate)가 증가한다. 심박수는 인체의 생리적 자극을 측정하기 위한 척도이며 운동부하를 결정하는 기준이 된다. 심폐지구력 향상을 위한 운동강도는 건강한 성인의 경우 일반적으로 최대심박수의 60~80% 범위 내에서 운동을 해야 효과가 있으며 안전하다. 이렇게 최대심박수의 60~80%는 운동 프로그램 작성에 있어서 매우 중요하다.

운동시간(duration of exercise)

운동량을 얼마만큼의 시간 또는 기간 동안 운동할 것인지는 전적으로 운동강도와 관련이 있다. 운동의 시간과 운동강도는 역상관

심박수를 이용한 운동강도 측정법

최대 심박수(maximal heart rate)

- 체력수준이 낮은 사람의 경우: 최대 심박수=220−(연령)
- 체력수준이 높은 사람의 경우: 최대 심박수=220−(연령/2)

목표 심박수(target heart rate)

- 목표 심박수=운동강도(%)×(최대 심박수−안정시 심박수)+안정시 심박수

관계로 운동강도가 높으면 높을수록 지속할 수 있는 운동시간은 짧아지게 된다. 일반적으로 준비운동과 정리운동을 제외한 주 운동시간은 체력에 따라 차이가 있겠으나 20~50분 정도가 적당하다. 일반인은 높은 강도에서 짧은 시간 동안 운동을 하는 것보다 걷기와 같은 낮은 강도에서 장시간 운동을 하는 것이 좋다.

운동빈도(frequency of exercise)

운동은 규칙적이고 지속적으로 실시해야 하지만 얼마나 자주 하느냐에 따라 효과가 달라진다. 매일 적당한 운동을 실시한다면 신체의 대사기능을 더없이 높여 주지만 적어도 주당 3일 이상은 실시하여야 한다. 예를 들어 근력 개선을 위한 운동은 최소 한 주당 몇 일을 해야 하며, 또한 개인의 수준으로 볼 때 그것이 적당한가를 고려하여야 한다.

운동빈도는 발달시키고자 하는 체력요소에 따라 다를 수 있겠지만 대부분의 경우 일주일에 최소 3~6일은 운동을 해야 한다. 만일 3일 동안 운동하는 경우에는 3일 연속으로 실시하는 것보다는 신체의 휴식과 회복을 위하여 격일제로 하는 것이 좋다.

운동기간

운동처방에 의해 운동의 효과가 나타나는 기간은 일반적으로 근기능 강화는 10~12주, 심폐기능 강화는 12~14주, 유연성 향상은 8~10주 정도면 나타나는 것으로 알려지고 있다.

운동처방의 실제

건강을 위한 체력의 유지 및 향상을 위해서는 운동강도가 적절한 자극을 가할 수 있는 정도가 되어야 한다. 운동강도가 너무 약하거나 또는 너무 강한 경우 운동의 효과를 기대하기 어렵게 된다. 일반적으로 운동 프로그램에 참가하는 모든 사람들은 짧은 시간에 너무나 많은 것을 얻으려는 경향이 있다. 운동처방에 있어서 가장 중요한 부분인 운동강도 결정방법 중 METs 이용방법과 운동자각도(RPE) 이용방법이 있다.

METs 이용방법

METs를 이용한 운동강도 처방은 우선, 운동부하 검사를 통하여 개인의 최대운동능력을 파악하고 그 자료를 이용하여 운동강도를 결정한다. 예를 들면 어떤 개인의 최대 산소섭취량이 35ml · Kg^{-1} · $분^{-1}$이면 1MET가 3.5ml · Kg^{-1} · $분^{-1}$이므로 10METs가 된다. 최저 운동강도 수준은 최대 운동능력의 40%인 4METs가 되고 평균 운동강도는 최대 운동능력의 60~70%인 6~7METs, 그리고 최대 운동강도는 최대 운동능력의 85%인 8.5METs가 된다. 그러므로 건강한 성인의 경우 평균 운동강도가 6~7METs 정도가 되도록 운동을 해야 한다.

걷기, 달리기, 자전거 타기 운동의 운동강도는 그 운동의 속도와 밀접한 관계가 있다.

운동자각도 이용방법

운동자각도란 운동시 변화되는 느낌을 생리학적 반응에 맞추어 등급을 매기는 척도로서 심리학자인 보그에 의해 개발되었다(표 3-7). 보그척도 또는 RPE 척도라고 알려져 있는 이 척도는 운동이 얼마나 힘든지 숫자로 표시함으로써 운동강도를 파악하는 방법이다.

표 3-7 운동자각도(RPE)표

RPE 표		
6		
7	매우 가볍다	very very light
8		
9	상당히 가볍다	very light
10		
11	가볍다	light
12		
13	약간 힘들다	fairly hard
14		
15	힘들다	hard
16		
17	상당히 힘들다	very hard
18		
19	매우 힘들다	very very hard
20		

담당교수명 : ______________________ 수강생명 : ______________________

확인해 봅시다

1. 규칙적인 유산소 운동으로 일어나는 육체적 변화는 무엇인가?

2. 운동과 함께 일어나는 신체의 변화는 무엇인가 ?

3. 건강증진을 위한 저항운동의 이점은 무엇인가?

4. 체력 요인의 종류와 정의의 예를 들고 정의하시오.

5. 우리가 자주하는 유산소 운동의 예를 들고 장단점을 비교 분석하시오.

6. 등척성, 등장성, 등속성 운동 간의 차이는 무엇인가?

7. 우리가 자주하는 무산소 운동의 예를 들고 장단점을 비교 분석하시오.

8. 유연성이 건강에 관련된 운동에 있어 왜 중요한지 설명하시오.

9. 유산소와 무산소 과정의 특징을 비교 분석하시오.

10. 우리의 일상생활에 운동처방이 필요한 이유는 무엇인가?

11. 체력수준이 높은 경우 당신의 최대심박수를 구하는 요령은 무엇인가?

12. 운동 중 갑자기 중지해야 하는 상황은 무엇인가?

13. 왜 당신은 운동 전에 준비운동이 필요한가를 설명하시오.

14. 준비운동 시 신체기능의 변화에 대해 설명하시오.

15. 운동 후 마무리 정리운동을 꼭 해야 하는 이유를 설명하시오.

4

체지방의 이해

역경을 활력으로 바꿔라.
완벽보다는 발전에 전념하라.

비만의 정의와 유형

정 의

비만이란 피하지방을 비롯한 체내 지방 권장량이 비정상적으로 많아진 상태이다.

운동선수들의 경우, 체지방보다 제지방(체지방을 제외한 근육, 뼈 등을 말함)량이 많기 때문에 신장에 비해 상대적으로 체중이 무거운 과체중 경향을 보인다. 그것은 동일한 양의 지방무게에 비해 근육 조직을 포함하는 제지방의 무게가 더 무겁기 때문이다. 즉, 비만은 지방조직에서 지방의 합성량이 분해량을 초과하면서 지방세포의 수가 많아지거나 비만세포의 크기가 커짐에 따라 나타나는 체지방량의 과잉축적 상태를 의미하는 것이다.

유 형

원인별 분류

(1) 단순성 비만

대부분의 비만이 여기에 속하며, 과식을 포함한 잘못된 식이나 운동부족 등으로 발생하여 장기의 기질적 원인을 밝힐 수 없는 경우가 대부분이다.

(2) 증후성 비만

갑상선 기능저하증, 쿠싱증후군(Cushing syndrome), 인슐린종(insulinoma), 당뇨병, 성선기능 저하증 등으로 인한 비만과, 시상하부의 복측부에 있는 포만중추와 복내측에 있는 공복중추에 병변이 있으면 야기되는 시상하부성 비만, 그리고 주로 선천성 염색체 이상에 수반된 유전성 비만으로 보통 소아비만을 말한다.

비만의 원인

(1) 조절성 비만

중추신경계 내에서 일어나는 식욕충동에 의해 섭취조절이 되지 않아 비만이 발생한 것으로 심인성 비만과 신경성 비만으로 구별할 수 있다. 심인성 비만은 대뇌피질의 작용으로 인한 식욕항진으로 발생하고 신경성 비만은 시상하부의 병변으로 발생한다.

(2) 대사성 비만

음식섭취의 양과 관계없이 선천적 또는 후천적 원인으로 대사에 이상이 생겨 지방조직이 증식되거나 당이 에너지로 사용되지 못하고 지방조직으로 흘러 들어가 지방으로 변해 이것이 축적되어 비만이 발생하는 것이다. 비만 체질자는 근육세포 내에서 산소의 작용이 활발하지 못하여 결국 당이 이용되지 못하고 지방조직으로 흘러 들어가 지방으로 변하게 된다.

지방세포의 양상에 따른 분류

(1) 비대형

지방세포의 수는 정상이고 크기만 증가하는 것으로 성인형 비만이 이에 속한다.

(2) 증식형

지방세포의 수가 증가한 것으로 크기는 정상이고 각개의 지방 함유량도 정상이다. 소아형 비만이 이에 속한다.

(3) 혼합형

세포수, 크기, 지방함량이 모두 비정상적으로 많아지는 형이다.

축적된 신체 부위에 따른 분류

(1) 중심성

주로 복부에 과량의 지방이 축적되어 있는 것으로 남성은 WHR(weist/hip ratio, 허리둘레/엉덩이 둘레)이 1 이상일 때를, 여성은 WHR이 0.9 이상을 중심성 비만으로 분류한다.

(2) 말초성

엉덩이나 허벅지 또는 어깨에 과량의 지방이 축적되어 있는 것으로, 살은 쪄 있지만 남성은 WHR이 1 미만일 때, 여성은 0.9 미만일 때를 말초성 비만으로 분류한다.

비만의 원인

인간은 매년 1톤 이상의 음식을 섭취한다. 놀라운 것은 그 많은 양의 음식을 섭취하면서 거의 변화 없는 체중을 유지한다는 것이다. 어떻게 인간은 체중을 일정하게 유지할 수 있을까?

여러 각도에서 설명을 할 수 있겠지만 가장 정확하고 쉽게 설명할 수 있는 것이 바로 섭취하는 만큼 소비하기 때문이라고 할 수 있을 것이다. 인체는 열량을 섭취하는 만큼 거의 같은 양의 열량을 소비함으로써 체중의 급격한 변화를 일으키지 않으면서 정상적인 건강을 유지해낸다. 이러한 에너지 섭취와 소비에 대한 조절은 실제적으로 식욕의 조절에 의해 이루어지며 이러한 식욕의 조절은 다양한 생리적 요인의 복잡한 상호작용과 관련된다. 즉, 뇌의 식욕중추, 간과 내장과 같은 말초기관으로부터의 피드백 작용, 섭취된 음식물의 대사작용 및 호르몬 작용 등이 이러한 상호작용에 관련이 된다.

식욕 조절

식욕 조절은 기본적으로 기아중추(hunger center)와 포만중추(satiety center)의 상호작용에 의해 이루어진다. 기아중추는 섭식 행동을 자극할 수 있는 능력을 지니며, 포만중추는 기아중추와 반대작용을 해 섭식 행위를 중단하게 하는 자극을 보내 기아중추의 활동을 억제시킨다. 위가 비어 있는 경우(즉, 혈중 글루코오스 농도가 낮아지는 상황)는 기아중추를 자극하지만, 위가 충만해 있는 경우(즉, 혈중 글루코오스 농도가 높아지는 상황)는 포만중추를 자극하게 된다. 식욕과 관련된 감각들(시각, 미각, 후각 등)은 실질적으로 식욕에 영향을 미치는 신경(세로토닌 등) 및 호르몬(인슐린, 티록신 등)의 활동에 영향을 미치게 된다.

지방세포 이론

지방의 축적에 의한 비만의 발생은 체내에 있는 지방세포의 수적 증가와 크기의 증가에 의해 일어나는 것으로 알려져 있다. 표준체중을 가진 사람의 경우 체내 약 250~300억 개의 지방세포를 가지는 반면, 비만인 사람의 경우 약 1,200억 개의 지방세포를 가지며 지방세포의 크기 역시 정상크기의 2~3배까지 팽창할 수 있게 된다. 하지만 인체가 비만화되면서 지방세포의 크기가 끝없이 증가하는 것은 아니다. 기본적으로 지방세포의 수적 증가는 섭취하는 열량의 과다로 인해 인체가 더 많은 에너지를 저장하도록 요구되는데 이때 지방세포는 분해되어 새로운 지방세포를 생성하게 된다. 지방세포 수가 증가한다고 해서 반드시 비만화가 진행된다고 할 수는 없다. 왜냐하면, 인체의 필요 즉 생존과 성장의 유지를 위해 지방세포의 수적 증가가 동반되는 경우가 있기 때문이다.

일반적으로 인간에게 있어 비만세포가 수적 증가를 위해 분열되는 3번의 시기가 있다고 한다. 첫 번째 시기는 출생 전 마지막 석 달 동안이다. 일반적으로 출산 직후부터 최초 약 1주일 정도는 아기가 모유를 통해 충분한 영양 섭취를 받을 수 없게 된다. 이 시기에 아기들은 출생 전 충분히 저장한 지방을 연소시켜 필요한 에너지를 얻게 된다. 두 번째 시기는 출생 후 약 1년 정도이다. 이 시기만큼 성장률이 높은 때는 평생을 살아가면서 없을 것이다. 생후 약 1년 동안 아이의 체중은 2배 이상의 증가를 보이게 된다. 마지막으로 비만세포의 수적 증가가 두드러진 시기는 13세 전후의 사춘기이다. 사춘기 때 역시 급격한 성장을 이루므로 특히 지방세포의 증가가 두드러지며, 여자의 경우 에스트로겐의 증가에 의한 지방세포의 증가가 많아진다.

이러한 지방세포수의 증가는 일단 성인기에 도달하면 더 이상의 변화가 없는 것으로 이론화되어 있다. 그러나 최근의 연구 발표에서는 비록 수적 증가의 정도는 훨씬 낮지만 성인기에도 식이 섭취가 과다한 경우 지방세포의 수적 증가는 일어난다고 하였다. 지방세포의 특징 중의 하나는 일단 생성이 되면 파괴되거나 소멸되지 않는다는 것이다. 즉, 지방세포는 일단 만들어지면 일생동안 체내에 존재하게 된다고 한다. 그러므로 성인기에 체중감량을 시도하는 경우에는 저장된 에너지를 사용해 지방세포 내 포화도를 줄임으로써 지방세포의 크기를 줄일 수 있도록 구성하는 것이 바람직하다.

하지만, 체중 가량을 시도하는 경우 어려운 점은 식이요법이나 운동을 통해 에너지를 소모해 지방세포의 포화정도가 감소하게 되면 지방세포는 포화되어 있는 상태로 되돌아가려는 특성을 보인다는 것이다. 즉, 지방세포는 일단 그 크기가 형성되면 그 세포의 크기를 유지하려는 성질을 지니고 있다. 대표적인 반응이 배고픔일 것이다. 생리적인 측면에서 배고픔은 지방세포의 포화도가 떨어졌을 때 일어나는 현상으로 지방세포는 뇌의 식욕 통제 센터를 자극해 열량의 과보상을 요구한다. 이러한 경우 흔히 과식을 하게 되는 것이다. 이와는 반대로, 식사 중 위 팽창과 같은 신경 자극은 위벽의 수용기를 통해 시상하부로 전달되어 음식섭취를 억제시키게 된다. 이렇게 비만은 지방세포의 수적 증가 및 개개 세포의 크기 증가에 의해 일어나며, 지방세포의 크기와 수가 비만의 정도를 결정하게 되는 것이다.

갈색지방(brown adipose tissue)

갈색지방은 포유동물의 목, 등(특히 견갑골 하부), 가슴 부위에서 소량(총 체지방의 1% 미만) 발견되는 것으로 옅은 갈색을 띠고 있다. 갈색지방은 일반적으로 보이는 복부지방이나 내장지방과는 다르게 인체에서 높은 대사율을 보이며 대부분의 에너지를 ATP의 생산 없이 열(heat)로 방출한다. 갈색지방의 활성도는 식사 후 또는 추위에 노출되는 경우 등의 조건에서 증가 또는 감소될 수 있는데, 활성되어 나타나는 열 생성 현상을 떨림 없는 열 생성(non-shivering thermogenesis)이라 한다.

갈색지방의 축적은 일반적으로 건강지표에 있어 긍정적인 측면으로 작용한다고 알려져 있다. 그래서 갈색지방의 축적이 낮은 경우 비만 발생 빈도가 높아진다고 할 수 있겠다. 최근에 들어, 대사와 관련한 갈색지방의 역할에 대해 다양한 연구가 시도되고 있는 것으로 보인다. 부신선(adrenal gland)에서 분비되는 트리요드티로닌(triiodothyronin)과 티록신(thyroxine)은 갈색지방 조직의 자극에 관여한다.

세트 포인트 이론(set point theory)

피드백 기전에 근거하여 체내에 변화가 생겼을 때 그것을 정상적으로 되돌리기 위한 대사적 조절 작용으로 특히, 체중 조절 및 음식 섭취와 관련해 많이 사용된다. 음식 섭취의 피드백 조절이라고도 할 수 있어, 뇌의 시상하부가 체내 지방 수준이 세트 포인트 이하로 떨어지면 신체 대사를 줄이고 배고픔을 증가시켜 식이 섭취를 요구하게 된다. 즉, 지방세포 내 지방 저장량의 현재 정보를 보내주면 이에 반응하는 반응 메커니즘을 세트 포인트 이론으로 이해할 수 있겠다.

예를 들어 보면, 렙틴(leptin)이란 호르몬은 지방세포의 비만 유전자에 의해 암호화되는 것으로, 체지방에 비례하여 생산되어 혈중 지방량이 증가하면 많이 분비되고 지방량이 적을수록 적게 분비되는 특징을 갖는다. 렙틴이 혈중으로 방출되면 시상하부로 순환하여 신경펩티드 중 특히, 신경펩티드Y[neuropeptideY: 시상하부의 신경펩티드과에 속하는 것으로 식욕조절에 관여하며 사쿠라이(Sakurai) 등은 식욕(orexis)으로도 부름]의 생성을 억제한다. 이와 같이 혈중 NPY의 수준이 감소하면 배고픔을 억제할 수 있게 되며 이로 인해 식품섭취는 감소하며, 지방과 근조직에서의 열 생성은 증가해 안정시 에너지 소모량을 증가시킨다. NPY의 혈중 수준이 높아지는 것은 식품 섭취를 자극하는 촉진제 역할을 하여 안정시 에너지 대사(즉,

에너지 소모)를 감소시킨다. 따라서, 체지방이 축적되는 시점에서 지방세포는 더 많은 렙틴을 생성한 후 시상하부로 순환해 NPY의 생성을 억제한다. 이와 같이, 에너지 섭취는 감소하고 소비는 증가해 체지방의 축적에 반작용을 한다. 만일, 급격한 식이요법으로 체지방이 줄었다면 렙틴 생성이 감소하고, NPY의 생성의 억제 효과가 감소할 것이다. 이러한 방식으로 NPY의 수준이 증가되면 배고픔을 갖게 해 음식 섭취를 일으켜 에너지 소비를 감소시키게 되어 감소된 체중의 재축적을 촉진하여 식이요법의 효과를 방해하게 된다.

(1) 열량의 과다섭취

비만의 원인은 여러 가지가 있으나 그 중에서 첫 번째로 꼽을 수 있는 것이 에너지의 과다섭취, 즉 과식이다. 지나치게 많이 먹으면 섭취 칼로리가 소비 칼로리를 웃돌아 몸에 남아도는 칼로리로 저장된다. 이것은 지방세포에 중성 지방이 축적되는 것이며 따라서 살이 찌는 것이다. 과식은 비만의 원인 중 가장 큰 원인이다.

(2) 잘못된 식사방법

한 번에 많은 양의 식사를 하면 인슐린의 분비량을 증가시켜 고인슐린혈증이 오랫동안 유지되기 때문에 글루코스가 지방세포로 들어가 글리세린산, 지방산, 중성지방으로 합성되기 쉽게 된다.

식사횟수가 적고 식사간의 간격이 길어지면 식사에 의해 유발되는 인슐린 분비량이 많아지게 되며, 인슐린은 지방합성 효소의 활성도를 높여서 더욱 지방의 저장을 촉진하게 된다.

식사시간이 짧으면 음식섭취 조절중추가 식사에 의해 높아진 혈당 신호를 받아 포만감을 느낄 수 있을 만큼 혈당치가 올라갈 시간적 여유가 없게 되므로 결국 잉여의 음식을 섭취하게 된다.

(3) 운동부족

첫째, 신체의 구조는 에너지를 소비하지 못하는 대신 저장 에너지를 늘리도록 작용하여 몸의 구석구석에 지방이 쌓이게 된다. 운동이 부족하면 우선 기초대사량이 낮아지므로 여분의 에너지가 지방으로 변하여 살이 찌게 된다.

둘째, 운동이 부족하면 인슐린 분비가 왕성해진다. 인슐린은 식욕을 증진시키는 작용과 지방을 축적시키는 작용을 하는데, 운동을 통해 에너지 소비작용이 활발해지면 포도당이 에너지로 쓰이게 되고 인슐린의 분비가 억제된다. 즉 인슐린의 분비가 적어지는 만큼 지방이 축적되지 않게 된다. 그러나 운동부족이 되면 인슐린의 분비가 왕성해지고 이에 따라 식욕도 늘고 지방세포는 계속 커지게 된다.

셋째, 운동이 부족하면 지방을 만드는 효소작용이 활발해진다. 운동을 해서 에너지 소비작용이 활발해지면 지방세포 속에 포도당이나 아미노산이 들어가는 양이 적어지고, 그만큼 지방을 축적하는 작용이 저하된다. 또한 운동이 부족하면 포도당이나 아미노산을 지방으로 바꿀 때에 필요한 지방합성효소의 작용도 활발해져서 살이 찌게 된다.

넷째, 운동부족은 지방을 분해하는 호르몬 분비를 막는다. 운동을 하면 전체적으로 신진대사가 활발해지고 운동에 의해 분비되는 호르몬 중 카테콜아민은 지방을 분해하는 작용을 한다. 그래서 운동을 하면 카테콜아민의 분비가 왕성해지면서 살이 빠진다.

다섯째, 운동이 부족하면 근육조직이 감소된다. 식사량을 줄이면서 운동이 부족하면 지방량의 감소 못지않게 근육조직이 감소되어 체력이 떨어진다.

(4) 유전적 요인

부모가 비만인 경우에 자녀의 비만 발생빈도가 높다는 것은 잘 알려진 사실이다.

비만의 유전성에 대하여 부모자식 간의 비만 상관도를 조사한 결과, 그 자녀들도 비만이 되는 예가 많은 것을 볼 때 유전적인 영향이 있음을 알 수 있다. 그리고 환경적인 요인으로 부모의 식습관에 자녀들이 영향을 받기 때문이기도 하다. 또한 유전적으로 기초대사가 낮은 것도 비만자의 특징이다. 유전에 의한 비만은 지방세포의 수가 증가하는 것과 지방세포의 크기가 커지는 것의 혼합형으로서 그만큼 살을 빼기가 힘들다는 것을 나타낸다.

정상인 양친 부모를 둔 자녀들이 비만이 되는 확률은 10% 정도인데 반해 부모 중 어느 한쪽이 비만한 경우는 40%, 부모 모두가 비만한 경우에 자녀가 비만이 될 확률은 70%가 된다.

(5) 환경적 요인

가족의 식생활 유형도 비만의 발생과 관계가 깊다. 유아기에 부모가 과다한 영양을 공급할 경우 비만한 아동이 되기 쉬우며, TV 시청과 같은 사회문화적 요인도 비만과 관련된다. 스트레스를 해소하는 방법으로 먹고 마시는 방법을 선택하는 경우가 많아서 과잉의 칼로리를 섭취하게 된다.

이렇듯 현대인의 환경은 과식하는 분위기로 만연되어 있으며, 게다가 운동 부족을 일으키기에 충분한 여건이어서 비만을 유발하는 중요한 요인이다.

(6) 심리적 요인

심리적인 긴장이나 가족 구성원간의 갈등들로 인해 행동양식의 변화를 일으켜 비만을 초래하기도 하는데, 대개 의존적인 성격이라든지 책임감의 회피, 성적 충동의 억제 등에 기인한다. 또한 인간관계에서의 스트레스로 인해 살이 찌는 경우도 있다. 먹는 것으로 스트레스를 해소하려는 경향 내지 정신과 질환(대식증)으로 과식을 할 가능성이 크다고 생각된다. 이 경우 과식은 공복감과는 상관이 없으므로 본인의 노력이나 주위의 도움에 의한 정신적인 치료와 개선이 필요하다.

(7) 내분비계의 이상

섭취 중추와 포만 중추가 있는 시상하부에 문제가 생기게 되면 비만이 발생한다. 그 밖에 쿠싱증후군(Cushing syndrome)에 의해 부신피질로부터 코티졸(cortisol)이 과잉 생성되면 몸의 중심부의 지방세포들이 주로 증식하게 된다. 그밖에 갑상선의 기능부전에 의한 기초대사량의 저하가 비만을 초래하며, 폐경으로 인해 에스트로겐 분비가 감소하면 피하지방 합성이 촉진되어 비만을 초래한다.

이러한 내분비 이상은 비만 환자의 1%에서 나타나므로 비만의 원인으로서 흔한 경우는 아니다.

앞서 언급한 바와 같이, 비만의 기본적인 원인은 에너지의 불균형 현상에서 오는 것이다. 체중의 증가는 평상시 음식의 섭취에 따른 에너지 섭취량이 에너지 소비량을 초과하게 되어 양적(positive) 열량 균형을 보이는 경우에 발생한다. 양적 열량 균형이 반복적이고 지속적으로 일어나게 되면 결국에는 비만으로 발전하게 된다. 이와는 반대로, 평상시 음식의 섭취에 따른 에너지 소비량이 에너지 섭취량을 초과하게 되면 음적(negative) 열량 균형을 보이게 되는데 이러한 경우 체중의 감소가 일어나게 되는 것이다.

비만은 일반적으로 유전적 요인과 환경적 요인의 상호작용에 의해 발생한다.

첫째로 유전적 요인에 의한 비만 발생의 가능성은 25~40% 정도를 보인다고 알려져 있다. 이러한 유전 요인에 의한 비만 발생에 관여하는 유전자들을 연구한 결과 현재까지 약 70여 가지의 유전자들이 잠재적으로 비만의 발생과 연관되어 있다고 발표되었다. 이러한 비만 유전자들은 에너지 소비를 감소시키게 함으로써 대사량의 감소를 일으키도록 영향을 미치거나 음식의 섭취(식욕)를 증가시켜 에너지 섭취를 증가시키도록 영향을 미친다. 예를 들어, 시상하부의 유전자가 렙틴의 단백질 수용체 수를 감소시켜, 렙틴이 NPY의 형성을 억제해주는 효과가 일어나지 않도록 방해해 결과적으로 NPY가 식욕을 자극하게 된다. 또한 결합저지 단백질(uncoupling protein;

UCP)은 열 발생을 활성화시키는 것으로 알려져 있는데, 이러한 유전자의 결함은 안정시 에너지 소모량을 감소시킬 수 있다. UCP1은 갈색지방에서의 열 발생을 활성화시키며 UCP2는 백색지방과 근육조직에서의 열 발생을 활성화시킨다. 또한 인슐린과 코티졸(스트레스 호르몬으로 알려져 있음) 등의 대사 관련 호르몬이 유전적인 결함 혹은 기능상 저해가 있는 경우 안정시 에너지 소비량(resting energy expenditure; REE)의 저하 및 음식의 열적 효과(thermic effect of food)의 감소 현상을 보이게 된다. 유전적 측면에서의 비만에서 식욕조절중추의 기능상의 문제에 따른 혈중 호르몬 조절능력의 저해를 보이며, 지방을 사용하기보다는 저장하는 데 활성을 보이는 대사적 질환으로 간주되기도 한다. 이와 더불어, 유전적 비만이 있는 경우는 신체 활동량이 정상인과 비교해 적으며, 지방세포수가 많고, 근육 내 지근 섬유 비율이 감소한다.

두 번째로 환경적 요인에 의한 비만 발생은 일반적으로 과도한 열량 섭취에 의해 발생되는 것으로, 특히 식사시 지방 섭취가 높게 나타난다. 실제로 이러한 현상은 계속적으로 일어나기 쉬운데 왜냐하면 식이 지방이 음식의 맛을 더해줄 뿐만 아니라 탄수화물이나 단백질의 섭취와 비교해 느끼는 포만감이 적기 때문이다. 즉, 신체조직이 지방에 대해 반응하는 속도가 탄수화물이나 단백질보다 늦어 충분한 열량의 섭취가 있은 후에도 포만감을 느끼지 않기 때문에 고지방식의 섭취를 중지시키지 못하고 계속적으로 섭취하게 되어 결국 비만 현상을 일으키게 될 수 있다. 다시 말해서, 식이지방은 탄수화물과 단백질에 비해 대단히 효율적으로 지방으로 저장될 수 있으며, 또한 탄수화물과 단백질의 경우 지방과 비교해 체지방으로 전환되기 위해서는 3~4배 이상의 에너지를 소모해야 하기 때문에 지방으로의 전환이 실제적으로 적게 된다.

음식 섭취는 가정환경 등의 환경적 조건에 영향을 받는다. 만성적

고지방 식이섭취는 시상하부에서 렙틴의 저항성을 높이고 체내 생리적 변화를 일으켜 체지방 축적을 증가시킬 수 있다. 환경적인 요인으로의 식이 섭취와 더불어 매우 중요한 또 하나의 요인은 신체 활동의 부족이다.

신체활동의 정도와 체중 사이의 부적 상관관계가 있음은 잘 알려져 있으며 이 둘 사이의 관계는 계속적으로 악순환을 거듭하기 쉽다. 따라서 비만과 관련해 가장 중요한 두 가지의 환경적 요인으로 고지방 식이 섭취와 신체 활동의 감소라 할 수 있다. 비만과 관련해 유전적 요인과 환경적 요인은 상호 매우 밀접한 연관을 갖고 상호작용하고 있어 비록 비만을 일으키게 하는 유전자를 지니고 있다 할지라도 실제적으로 환경적인 요인에 의해 비만의 정도가 조절될 수도 혹은 악화될 수도 있게 된다.

체내 지방의 축적은 증생(hyperplasia)으로 알려진 지방세포수의 증가(소아 비만의 주요 원인)와 비대(hypertrophy)로 알려진 세포 크기의 증가(성인 비만의 주요 원인)에 의해 일어난다. 일반적으로 소아비만의 주요한 원인은 지방세포수의 증가에 의한 것으로 그리고 성인 비만의 주요 원인은 지방세포 크기의 증가로 이해되어져 왔으나 최근의 연구에서는 지방세포의 크기와 수 모두가 점차적으로 증가한다고 발표되고 있다. 지방세포는 잠재적인 최대 크기를 가지며 이를 초과하는 경우 지방조직 내에서 새로운 세포를 형성한다고 한다. 유전적으로 많은 지방세포 수를 물려받은 경우 비만으로 발전되기 쉬운 것은 분명하지만 이러한 유전적 소인이 없는 사람의 경우도 저장되는 지방으로 인해 양성 열량 균형을 갖게 되어 결국 비만을 보일 수 있게 된다.

국소 비만과 건강

비만은 크게 안드로이드 타입(android type: 남성형)과 자이노이드 타입(gynoid type: 여성형)으로 구분된다. 안드로이드 타입의 비만은 복부 부분 특히, 복부 내 심부 내장지방, 혹은 피하지방 등의 축적을 보여 복부비만, 중심비만, 상체비만, 혹은 아랫배 비만 등으로 알려져 있으며 흔히 사과형(apple type) 비만이라 불린다. 이에 반해, 자이노이드 타입의 비만은 둔부와 대퇴부분(골반부, 엉덩이, 허벅지)의 지방 축적을 보여 하체 비만 혹은 배형(pear type) 비만으로 알려져 있다. 두 가지 형태 모두 유전적 영향을 많이 받으며, 남성형의 경우는 특히 당뇨 및 심장병 등의 만성질환의 위험이 높은 것으로 알려져 있다. 이렇게 다른 형태의 비만을 알아보는 방법으로는 허리와 엉덩이 사이의 비율(wrist-hip ratio; WHR)을 측정해 봄으로써 알 수 있다.

남성형과 여성형의 비만은 지단백 분해 효소(lipoprotein lipase)의 활성도 차이에서도 나타나는데 실제적으로 서로 다른 생화학적 기능을 보이는 것으로 나타난다. 남성형 비만이 고인슐린 혈증, 인슐린 저항성, 손상된 당내성, 고콜레스테롤 혈증, 고중성지방 혈증, 당뇨병, 고혈압 등과 같은 심장관상혈관질환 위험인자들과 많이 관련되어 있어 신드롬 X(syndrome X)라 부른다. 여성형 비만의 경우, 지방이 축적되는 것은 더 쉽게 일어나지만 체중의 감량은 더 어려운 것으로 나타난다. 배형은 사과형에 비해 체형을 바꾸는데 더 큰 어려움이 있으며, 남성형 비만의 경우 잘 조화된 식사와 운동 프로그램으로 체형을 교정하는 효과를 상대적으로 쉽게 볼 수 있다. 내장의 지방세포는 크기가 크며 대사적으로도 매우 활성을 나타내, 에프네프린에 의해 자극되어 혈액으로 유리지방산을 쉽게 내보낸다. 내장지방의 축적은 비정상적인 글루코스 및 지질대사의 원인이 된다.

체중 감량과 건강

운동이나 식이요법 그 밖의 약물 치료 요법에 의한 비만의 치료는 많은 만성질환 관련 위험요인들을 감소시킨다. 비록 매우 적은 정도의 체중 감량일지라도 생리적 · 심리적 건강 상태의 개선효과를 발휘하며 혈압, 혈당 수치 및 혈청지질 상태의 개선 효과를 나타내기도 한다. 또한 우울증이나 자신감의 회복 등에도 긍정적인 측면으로 작용한다. 그러나 체중 감량을 위해 비현실적인 체중 감량 계획을 세워 완전 금식의 시도, 스스로가 구토를 유도, 변비약을 복용, 다이어트 약물의 복용 및 이뇨제의 복용 등을 시도하는 것은 처음에는 빠른 체중 감량의 효과를 기대할 수 있으나 장기간 지속되면 심각한 의학적 장애로 발전해 심하면 사망의 가능성도 지니고 있다.

탈수를 통한 체중 감량

탈수는 운동이나 사우나와 같이 열에의 노출 혹은, 이뇨제 및 변비약을 복용함으로써 체내 저장되어 있는 수분이 체외로 배출됨으로써 일어난다. 장시간의 운동 시 체온의 유지를 위해 계속적으로 증발을 일으키게 되어 심한 경우 운동 후 약 4~5kg의 감량이 일어나게 되는 경우도 있다. 또한 장시간의 사우나를 통해 의식적인 수분의 배출은 체내 수분의 함량을 줄이기 위해 사용되는 것으로 특히 체급 경기의 선수들이 단시간 내에 체중 감량을 시도하는 경우에 흔히 사용되고 있다. 또한 변비약이나 이뇨제를 복용함으로써 체중 감량을 시도하는 경우도 자주 있는데 이 역시 체급 경기의 선수들에 의해 자주 시도되고 있으며 체형 때문에 고민하는 여성들에 의해 무분별하게 사용되는 경우도 종종 있다. 변비약이나 이뇨제의 복용은 세포 내 삼투압을 유지시키는 데 중요한 역할을 하는 칼륨의 손실을 증가시켜 전해질의 불균형을 초래하고 심장기능을 포함한 신경기능의 혼란을 야기할 수도 있어 위험할 수 있다. 실제로 대학 레슬링 선수가 심한 탈수를 통해 체중 감량을 시도하다가 사망했다는 보고를 종종 접할 수 있다.

체중 조절에 사용되는 약물

체중 감량을 위해 사용되는 약물은 다양하다. 약물들은 크게 아드레날린(adrenaline)성 자극제와 세로토닌(serotonin)제 및 복합제 등으로 나뉜다. 아드레날린성 자극제로 암페타인(amphertamine)은 노아드레날린(norepinephrine)의 활성을 증가시켜 식욕을 억제시키는 작용을 하며, 에페드린이란 약물 역시 아드레날린성 효과를 통해 식욕을 억제시키며 열 발생 효과를 유도해 안정 시 에너지 소모량을 증가시킨다. 경우에 따라 에페드린과 카페인을 함께 복용하는 경우에는 카페인을 사용해 에페드린의 효과를 상승시키고자 하기 때문이다. 펜터민이란 약물 역시 암페타민과 같은 효과를 발휘해 식욕을 억제시켜 아드레날린성 활성을 일으킨다.

세로토닌제로는 덱스펜플루라민이란 것이 있어 세로토닌을 증가시켜 식욕을 억제시키는 효과를 발휘한다. 덱스펜플루라민을 이용한 제품으로 잘 알려져 있는 것이 리톡스(redux)이다. 플루옥시틴(prozac)은 신경말단에서 세로토닌의 재흡수를 차단함으로써 항우울제 효과를 위해 처방되지만 경우에 따라 체중조절을 위해서도 사용된다. 펜-펜(phen-fen)이란 복합제는 식욕을 억제시키는 세로토닌(우울제)과 노아드레날린(자극제)의 효과를 동시에 보고자 할 때 사용되며 펜터민과 펜플루라민의 성분이 함께 들어 있다.

또 하나의 복합제로 사용되는 것으로 시부트라민이란 것이 있는데 이것은 식욕을 억제토록 하는 세로토닌과 노아드레날린의 수준을 증가시키는 역할을 수행한다. 시부트라민의 대표적인 상품은 메리디아(meridia)가 있다. 이 외에도 NPY 억제제는 NPY의 활성을 억제시켜 에너지 소비를 증가시키고 식욕을 억제되도록 하는 효과를 발휘하며, 렙틴은 NPY의 활성 억제를 통해 에너지 소비를 증가시켜 식욕이 억제되도록 하는 효과를 내게 한다. 콜레시스토키닌(CCK) 촉진제는 신경수용기에서 콜레시스토키닌(CCK)의 활성을 증가시켜 식욕을 억제시키는 것으로 알려져 있으며 올리스태트(orlistat)는 장에서 췌장의 지방분해효소를 억제해, 지방의 소화와 흡수를 감소시킨다. 베타-3 작용물질은 지방조직과 근육조직에서 베타-3 수용체에 대한 반응을 증가시켜, 안정시 에너지 소모량을 증가시켜 체중 조절에 사용되기도 한다.

이러한 약물들을 체중 조절에 사용하는 것은 적절하고 정확한 의사의 진단 및 처방을 통해 사용되어야 하는 것으로 무분별하게 남용할 경우 심각한 부작용으로 건강에 치명적인 해를 가져올 수 있게 된다. 장기간의 복용으로 인한 부작용으로 발작, 정신병, 부정맥, 고혈압, 습관성 약물 복용(약물 의존성) 등을 경험하게 되며 심하면 사망에 이를 수도 있게 된다. 이와 같은 부작용을 예방하기 위해서는 앞서 언급한 대로 체중 조절을 위한 약물을 사용하고자 할 때에 반드시 건강전문가의 적절한 자문을 구해야 한다.

식이요법을 통한 체중 감량

체중 감량을 위해 사용되는 식이요법은 상당히 다양하다. 초저열량 식이요법(Very-Low-Calorie-Diets; VLCD)으로 하루에 800칼로리보다 적게 섭취함으로써 체중의 감량을 시도하는 방법이다. 이 방법은 주로 병원에 입원하는 환자들의 식이요법 프로그램으로 이용된다. 건강한 사람들의 경우 2주 동안 완전한 단식으로도 건강에 나쁜 영향을 미치지 않는다고 알려져 있다. 초저열량 식이요법은 안전하게 단기간에 체중감량을 위해 효과적일 수 있으나 장기간 체중감소의 효과를 위해서는 권장되지 않는다. 이 방법은 철저한 의학적 검사를 거친 후에 사용되어져야 하며, 무리하게 장기간 사용할 경우 피로를 포함한 무기력, 두통, 메스꺼움, 변비, 성욕감퇴, 신장결석, 담낭질환, HDL 콜레스테롤의 감소, 백혈구(특히, 식세포) 기능의 손상, 창자와 췌장의 염증, 혈액량 감소, 심근조직의 감소, 저혈압 및 심장부정맥의 증상을 보일 수 있으며 심한 경우 사망을 보이기도 한다.

체중순환(yo-yo syndrome)

단식(혹은 지나치게 적은 열량 섭취의 제한)을 통한 체중 감량을 시도한 후 고칼로리의 섭취를 하게 되어 다시 원래의 체중을 회복하게 되는 경우가 흔히 있다. 이러한 시도가 주기적으로 반복될 때 요요 신드롬으로 알려진 체중 순환의 악순환을 거듭하게 된다. 이렇게 악순환이 계속될 때 이것은 만성적 다이어트 증후군이라 부르기도 한다. 이는 대단히 비생산적인 방법이다. 왜냐하면, 초저열량 식이요법에 의한 체중의 감량은 체내 근육량을 감소시키고 지방량을 증가시켜 식인성 발열효과(thermic effect of food; TEF) 및 안정시 대사량(resting energy expenditure; REE)을 낮추고, 체내에서 음식이 지방으로 저장되는 효율성을 높이는 것으로 알려져 있다. 즉, 똑같은 체중을 유지하더라도 계속적으로 근육이 총 체중에서 차지하는 비율은 낮아지고 지방이 총 체중에서 차지하는 비율은 높아지게 되어 실제적인 건강 지표는 떨어지게 된다고 볼 수 있다. 체내에서 근육이 일으키는 대사량이 지방조직을 비롯한 그 밖의 조직과 비교해 높다는 것을 인식한다면 체내 근육량의 감소는 계속적인 지방의 축적을 촉진하게 된다고 보면 정확할 것이다.

체지방의 측정과 평가

신체 구성 성분

체중(body weight)은 여러 가지 요인들로 구성되며, 이러한 여러 요인들의 상대적인 비율은 개인차를 보인다. 총 체중(total body weight)은 뼈, 근육, 지방, 혈액 및 내장 등을 포함하는 것으로 전통적으로 제지방 체중(lean body mass; LBM)과 지방 체중(fat mass)으로 세분화된다. 제지방 체중은 지방을 제외한 나머지 모든 신체 조직의 무게를 합한 것을 의미한다. 신체 내 지방은 심장, 간, 폐 및 뇌 등 신체의 다양한 기관에 저장되며, 특히 인체 내 지방은 지방조직(adipose tissue) 내에 저장되어 축적된다. 지방조직은 다양한 내부 기관뿐만 아니라 피부 바로 아래 부분의 피하 지방층(the subcutaneous layer of fat) 주위에 주로 형성된다.

인체 내 지방은 에너지의 저장소로서, 내부 기관을 보호하는 기능을 수행하며 신경 및 세포막의 구성 성분이기도 하다. 또한 열손실을 막는 절연 기관으로서의 필수적인 기능을 수행하기도 한다. 인체는 정상적인 기능을 유지하기 위해 필요한 최소의 지방(즉, 필수 지방량)이 있는데, 이러한 지방의 비율은 성인 남성에 있어 총 체중의 3~5%, 성인 여성에 있어 11~14%로 알려져 있다. 일반적으로 필수 지방량이라 함은 건강 상태를 유지하기 위한 체내 지방량의 하한선을 의미한다. 지방의 축적량과 부위는 개인에 따라 그리고 성별에 따라 다르게 나타나며 지방 축적의 양상 역시 유전적 영향을 많이 받아 개인에 따라 다르게 나타난다. 여성의 경우, 에스트로겐의 영향을 받아 허벅지, 엉덩이 그리고 가슴/유방에 지방이 주로 축적되고, 남성의 경우에는 적은 양의 에스트로겐을 가지고 있어 이러한 부위에 지방의 축적이 적고, 등이나 아랫배, 장골능 상부에 주로 축적된다.

과지방과 과체중

과체중(overweight)은 일반적으로 정상 체중의 범위로부터 약 10% 가량 더 무거운 것을 나타낸다. 하지만 이러한 과체중이 직접적으로 과지방(overfat)을 의미하는 것은 아니므로 주의해야 한다. 체중을 갖고 단순하게 과체중이라 해 체내 지방이 많이 축적되어 있다는 의미로 알기보다는 체내 지방량의 측정을 통해 판정된 과지방이란 표현을 사용하는 것이 실질적인 비만도를 평가하는 데 정확한 표현이라 할 수 있다. 과지방(overfat)이란 용어의 사용은 여성의 경우 체지방량이 총 체중의 32% 이상을 보일 때, 남성의 경우는 체지방량이 총 체중의 25% 이상을 차지할 때 사용될 수 있다. 이렇게 전체 신체에 지니고 있는 지방량만을 고려했던 것에서 세분화되어 최근에는 국부적인 지방 분포(regional fat distribution)까지를 고려해 이해하고 있다. 이러한 이해의 근간은 복부(abdominal region) 지방이 과도하게 축적되어 있을 때 훨씬 높은 심혈관 질환 및 성인 당뇨(Type II diabetes) 발병률을 보인다는 통계 조사에 의해 이루어졌다.

국부 지방 분포도의 평가를 위해 허리둘레와 엉덩이 둘레 사이의 비율(waist-to-hip circumference ratios)을 흔히 사용하고 있다. 즉, 허리와 엉덩이 사이의 둘레비가 여성의 경우 0.8 이상, 남성의 경우 0.9 이상을 보일 때 고지혈증(hypertriglyceridemia), 성인 당뇨, 고인슐린증(hyperinsulinemia) 및 고혈압(hypertension) 등의 성인병의 발병률이 높게 나타난다.

신체 지방량의 평가

신체의 지방량을 평가하는 방법은 단순히 신장에 대한 체중을 비교하는 방법으로부터 신체밀도지수를 이용하는 방법, 그 외 다양한 측정방법에 의해 평가하는 방법 등 여러 가지가 있다.

체중의 측정

하루 중에도 체중의 변화가 있으므로 체중의 변화에 대해 정확한 해석을 내릴 줄 아는 것은 중요하다. 실제 체내 지방량의 변화 없이도 체중은 하루 중 식사의 유무나 소변과 대변의 유무, 땀을 흘렸는지의 유무에 따라 변할 수 있다. 뿐만 아니라 저탄수화물의 식이요법을 실시한 경우 혹은 설사(diarrhea)를 하는 경우는 일시적인 체중 감량의 현상을 보일 수 있는데, 왜냐하면 신체로부터 수분을 방출하기 때문이다. 이에 반해 고탄수화물 식사 혹은 여성의 생리기간(menstruation) 중에는 일시적인 체중의 증가현상을 보일 수 있다. 이는 인체 내 수분 함유량(retention)을 증가시키기 때문이다. 이러한 변화를 줄이기 위해 체중을 측정할 때에는 아침식사 전, 방광(bladder)을 완전히 비운 상태에서 하는 것이 바람직하다. 또한 의복은 최소로 줄여주는 것이 좋으며 신발은 착용하지 않는다. 매번 측정 시 같은 조건을 유지할 것이며 정확하게 기록을 해두어야 한다.

허리/엉덩이 비율 측정 방법(waist-hip ratio)

줄자를 이용해 서있는 상태에서 엉덩이 둘레가 가장 넓은 부분을 잰다. 측정 시 몸에 달라붙는 얇은 옷을 착용하고 측정하며 피부나 지방부위를 누르지 않도록 한다. 허리둘레를 측정한 결과가 35인치(남) 혹은 39인치(여) 이상을 나타낼 때 건강상의 문제를 초래할 수 있는 가능성이 높게 된다. 이렇게 측정한 결과를 이용해 다음과 같은 방법으로 건강 상태를 평가할 수 있다.

표 4-1 **건강 위험 지표**

위험도	남 성	여 성
높음	>.95	>.85
약간 높음	.90～.95	.80～.85
낮음	<.90	<.80

신체 질량 지수(body mass index; BMI)

신체가 어느 정도의 지방을 가지고 있는가를 지수로 나타낸 것으로 신장의 제곱을 체중으로 나눔으로써 알아낼 수 있다.

BMI＝weight(kg) / height(m)

예를 들어, 178cm의 신장을 가진 사람의 체중이 77kg이라 한다면, 이 사람의 BMI는 77 / (1.78) = 26.6kg/m이 된다.

BMI와 혈압(blood pressure), 혈액 내 중성지방 및 콜레스테롤의 농도, 낮은 HDL-콜레스테롤 농도 등은 정적 상관관계를 나타낸다. 이상적인 BMI까지 체중을 줄이려고 한다면 원하는 BMI에 신장을 곱해주면 된다.

이상적인 체중(kg)＝도달하고자 하는 BMI × 신장(m)

이상적인 BMI는 여성의 경우, 21～23kg/m, 남성의 경우 22～24kg/m이며, 27.8kg/m(남) 혹은 27.3kg/m(여) 이상을 보이면 당뇨 및 심혈관 질환의 위험이 급격하게 증가하게 된다. 일반적으로 BMI가 30kg/m 이상인 경우 비만으로 간주한다. 미국 소비자 연합(American Consumers Union)에서는 건강 위험과 관련된 BMI의 해석을 다음과 같이 하고 있다(표 4-2).

표 4-2 건강 위험에 관한 BMI 해석

<19	영양실조 혹은 심각한 질병
19.0~25.0	건강한 체중범위
25.1~27.0	건강한 과체중
27.1~30.0	건강문제의 위험성 증가(특히 체중과 관련된 의학적 문제)
>30.1	비만, 건강한 체중을 20% 이상 초과한 경우

* >18.5를 보이는 경우 기아 상태로, 35.1~40.0에 이르는 사람의 경우 심각한 질환성 비만으로 분류됨.

출처: Food & Agriculture Organization.

수중 체중 측정법[hydrostatic (underwater) weighing]

가장 정확하고 확실하게 체지방량을 알아내는 방법은 시신(cadavers)을 이용해 신체조직으로부터 모든 지방을 화학적으로 추출해 분석하는 것이라 할 수 있으며 이 경우를 직접 측정법이라고 한다. 하지만, 이 방법을 이용하는 것은 현실적으로 불가능하므로 신체밀도를 이용함으로써 체내 지방량을 간접적으로 계산해 낼 수 있다. 이렇게 신체밀도를 이용해 체지방량을 알아내는 방법은 몇 가지가 있으나 그 중 가장 정확한 방법으로 알려진 것은 수중 체중 측정법이다.

이 방법은 신체의 상대적 비만도는 총 신체밀도를 알 수 있으면 측정될 수 있다는 것에 기반을 두고 있다. 즉 지방조직의 밀도가 약 0.9g/ml(신체 어느 조직의 밀도보다도 낮음)로 물(약 1g/ml)보다 낮고 지방조직을 제외한 나머지 조직(즉, 제지방조직이나 뼈·근육 등의 조직)의 평균 밀도가 1.1g/ml로 물보다 높으므로 상대적인 신체의 밀도를 알 수 있다면 비만의 정도를 알 수 있게 된다. 지방으로 인한 체중의 증가는 신체의 밀도를 낮추게 되며 반대로 근육의 증가에 의한 체중의 증가는 신체의 밀도를 높이게 된다. 신체밀도의 정상 범위는 1.010(지방 40%)~1.090g/ml(지방 4%)로 설정되어 있다. 지방조직(0.9g/ml)과 제지방조직(1.1g/ml)의 밀도에 기본을 두고 있으나 제지방조직의 밀도에는 개인차가 있으며 정상적인 성인집단 내에서 약 2.5%의 오차를 나타낸다고 알려져 있다.

신체밀도를 산출하는 방법으로는 세리(Siri)의 공식이 가장 보편적으로 이용되고 있는데, 공식은 다음과 같다.

체지방률(% body fat)=(495 / 신체밀도)−450

어린아이와 여성의 경우 체지방 무게(fat-free mass) 당 뼈의 미네랄 성분 함량이 적어 체지방에 대한 신체밀도에 있어 평균 1.100g/ml 보다 낮게 나타나며, 흑인의 경우 이러한 밀도가 일반적으로 1.100g/ml보다 높게 나타난다고 하여 이러한 경우 다음과 같이 변형된 세리의 공식을 사용하는 것이 바람직하다. 변형된 세리의 공식은 다음과 같다.

젊은 여성: 체지방률=(509 / 신체밀도)−465
아이들(만 11~12세): 체지방률=(530 / 신체밀도)−489
흑인: 체지방률=(437 / 신체밀도)−393

신체밀도(body density)는 신체의 단위 부피에 대한 무게를 나타내는 것으로 신체밀도는 체적(즉, 부피)를 체중으로 나눈 값이다. 이러한 측면에서 수중밀도측정법(hydrodensitometry)이라고도 한다.

신체밀도=무게 / 부피(즉, 체중 / 부피)

체중은 체중계를 이용하고 신체의 부피는 아르키메데스의 원리(Archimedes' principle)를 활용하여 측정할 수 있다.

표 4-3 건강 상태에 따른 성인 남녀의 체지방 구분

구 분	남 성(%)	여 성(%)
매우 좋음	6~10	10~15
좋음	11~14	16~19
적정함	15~18	20~25
과지방	19~24	26~29
비만	>25	>30

표 4-4 체지방량의 차이에 따른 남녀의 구분

구 분	체 지 방 률	
	남 자	여 자
필수지방	3.0~5.0 %	11.0~14.0 %
운동선수	5.0~13.0 %	12.0~22.0 %
건강한 사람	12.0~18.0 %	16.0~25.0 %
잠재적 위험	19.0~24.0 %	26.0~31.0 %
비만	>25.0 %	>32 %
마름	<7 %	<17 %
정상	7~15 %	17~25 %
비만	>15 %	>25 %

아르키메데스(Archimedes)의 원리

수중에 잠긴 신체는 부력이 작용하여 몸이 물의 양만큼 옮겨진다는 것이다. 즉, 신체는 물에 잠긴 신체 부피에 해당하는 물의 무게만큼의 부력(buoyant force)을 받는다. 지방은 물보다 밀도가 낮고 (0.9g/cm^3) 뼈와 근육조직은 물보다 밀도가 더 높기(1.10g/cm^3) 때문에 일정한 지방의 무게는 더 많은 물의 양을 치환할 것이고 뼈와 근육조직에 상응하는 무게보다 더 큰 부력을 보이게 될 것이다. 부력은 대기 중의 체중과 수중 체중 간의 차이에 의해 측정된다. 신체 부피는 물에 잠긴 신체부피에 해당하는 물의 무게인 부력을 물의 밀도로 나눈 다음, 폐 속의 잔기 용적을 빼줌으로써 정확하게 측정될 수 있다.

신체밀도=대기중의 체중/
{(대기중의 체중-수중 체중)/물의 밀도}-잔기량

측정 전에 최대로 호기를 하여 폐 속에 있는 공기를 최대한 제거한다. 여전히 약간의 잔기가 남아 있게 된다. 잔기량(residual volume; RV)은 총 폐활량(total lung capacity; TLC)에서 폐활량(vital capacity; VC)을 빼줌으로써 구할 수 있으나 대략적으로 성인 남녀의 잔기량은 1.2~1.0ℓ를 보인다고 한다. 벨트(몸을 고정시키기 위해 허리에 차는 것을 말함)와 의자에 대한 수중에서의 무게를 체중을 달기 전에 측정을 하여 피험자로부터의 총 수중 체중으로부터 빼주어야 한다. 측정은 5번을 반복해 100g 이하의 측정 오차를 보일 때 측정값으로 받아들인다. 최대값을 보이는 두 수치를 택해 측정값으로 사용한다.

표 4-5 성인 남녀의 폐활량과 잔기량의 구분

구　분	남　성	여　성
총 폐활량	6.0ℓ	4.2ℓ
폐활량	4.8ℓ	3.2ℓ
잔기량	1.2ℓ	1.0ℓ

수중체중측정법은 매우 정확하게 체지방량을 측정할 수 있다는 장점(표준오차 2~2.5%)이 있는 반면 측정하는 데 시간이 많이 걸리

고 장비를 갖추기 위해서는 상당한 재정이 필요하다는 단점도 있다. 수중체중을 측정하기 위해서는 10g 단위까지 측정 가능한 저울(앉을 수 있는 의자 포함)과 물탱크가 필요하다. 물탱크는 수영장으로 대용할 수 있다.

피부 두겹 측정법

체지방률 측정을 위해 가장 광범위하게 사용되고 있는 방법으로 인체의 지방은 약 50%가 피하(subcutaneous), 즉 피부의 바로 아래에 분포되어 있다는 점을 이용하는 측정법이다. 측정 부위는 근육과 근막을 제외한 표피(skin)와 피하지방(subcutaneous fat)이다. 측정 부위를 정확하게 엄지손가락과 나머지 네 손가락(혹은 검지손가락)으로 견고하게 잡아 측정하며 3회의 측정을 통해 평균치를 구하고 측정 간 오차가 2mm 이내가 되어야 한다. 측정 부위는 남자의 경우 일반적으로 가슴, 복부, 대퇴전면(anterior thigh)을, 여자의 경우는 삼두박근(triceps), 상장골(suprailliac), 대퇴전면(anterior thigh)을 이용한다. 일반적으로 모든 측정은 신체의 오른쪽을 택해 이루어진다. 측정 부위를 해부학적 관점에서 살펴보면 가슴은 남자는 유두(nipple)와 겨드랑이 주름(anterior axillary line) 사이의 중간지점을, 여자는 유두로부터 2/3 지점을 대각으로 잡으면 되고, 복부는 배꼽(umbilicus)의 오른쪽 2cm 지점을 수직으로 잡으면 된다. 삼두박근은 팔을 편 상태에서 견봉(olecranon)과 주두돌기(acromion processes) 사이의 중앙지점을 수직으로 잡고 상장골은 겨드랑이선과 장골능(iliac crest)이 이어지는 곳을 약간 비스듬하게 잡는다. 대퇴 전면은 고관절(hip joint)과 슬관절(patella) 사이에서 대퇴 중앙의 전면 부위를 수직으로 잡으면 되며 견갑하부는 견갑골 바로 아래 부분을 비스듬하게 잡는다. 장단지는 가장 굵은 장단지 부분의 중앙을 수직으로 잡는다.

측정을 위해 엄지와 나머지 네 손가락(혹은 검지손가락)으로 측정 부위의 피하지방을 견고하게 잡고 충분하게 들어 올린다. 그런 후 피지후계(skinfold caliper)를 피부를 잡고 있는 손의 위 혹은 아래 1cm(약 0.5인치)되는 부위에 위치시킨다. 캘리퍼(caliper)는 피부의 기저(base) 부분과 능(crest) 부분의 중간 부분에 위치하도록 한다. 피하지방을 견고하게 잡은 후 피지후계의 손잡이를 서서히 놓는다. 피지후계의 손잡이를 놓은 후 1~2초간 0.5mm까지 피하지방 측정치를 기록한다. 피부 두겹 측정에 의해 신체밀도를 구한 후 체지방을 계산해 낼 수 있다.

생체 전기저항을 이용한 측정법(bioelectrical impedance analysis; BIA)

이 방법은 신체에 흐르는 전류에 대한 저항의 원리에 기초를 두는 것으로 기록된 저항이 적을수록 수분함량이 더 많고, 체밀도는 큰 것을 나타낸다. 지방이 함유되어 있지 않은 조직에는 전해질의 함량이 높기 때문에 전기적 전도율이 지방조직과 비교해 훨씬 높게 나타난다는 원리를 이용한 것이다. 휴대가 가능한 작은 기계와 4개의 전극을 피부에 붙여 매우 약하게 발생하는 전류(electrical current)의 전도력을 측정한다. 이 방법은 빠른 측정이 가능하고 사용이 쉬우며, 휴대가 가능하고, 운용시 경제적인 효율성이 높으며 사용자 간의 에러가 적으며 연령과 건강의 상태와 상관없이 사용이 가능하다는 장점이 있다. 단점으로는 신체 내 수분 평형의 변화와 전해질 수준의 변화, 그리고 피부의 온도 변화에 따라 수치의 변화가 심해 정확성에서 떨어진다는 것 등이 있다.

신체 내 수분의 함유량은 제지방 체중(LBM)에 영향을 미치므로 수분 섭취량의 변화에 따라 정확성에 영향을 받게 된다. 즉, 신체 내 수분의 손실은 전기적 저항(impedance)을 감소시켜 실제적인 체지방률은 변화가 없음에도 불구하고 실제보다 적은 체지방률을 보이는 결과를 초래할 수 있다. 최근의 연구들에서 이렇게 생체전기적 저항(bioelectrical impedance)을 사용해 체지방률을 구하는 것이 피지후계(skinfold caliper)를 사용하는 방법보다 정확하지 않다고 발표되었으며 실제적으로 두 방법 간의 오차가 상당히 큰 것으로 나타나고 있다. 광범위한 타당도와 신뢰도에 대한 테스트를 통해 이 방법에 대한 과학적인 신빙성이 입증되어져야 할 것이다. **그림 4-1**은 가장 많이 사용하고 있는 인바디(INBODY) 시리즈의 출력용 데이터로서 많은 정보를 제공한다.

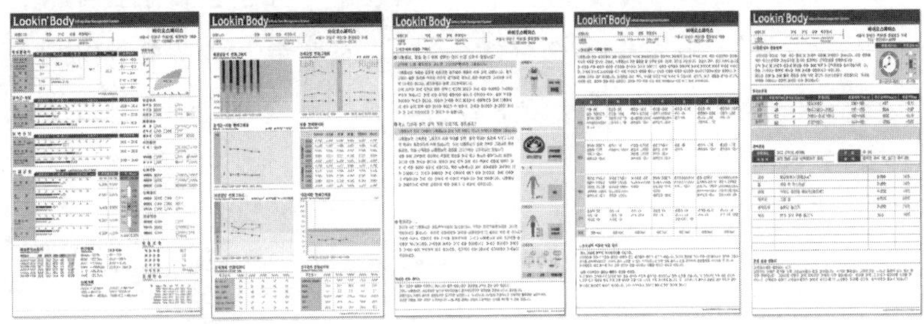

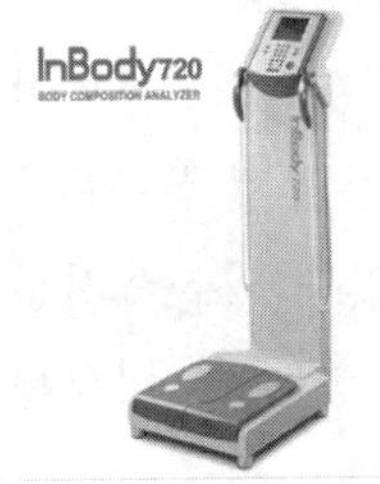

그림 4-1.
인바디 체성분 분석

덱사(DEXA)

이원에너지 X-선흡수법(dual-energy x-ray absorptiometry; DEXA)은 신체조직에 영상을 비추도록 하는 전산화 X-선 방법으로 골무기질 함량, 제지방량 및 체지방 등을 동시에 평가할 수 있다. 이는 심부의 내장지방을 평가하는 데 유용하게 사용할 수 있는 방법으로 자기공명영상(nuclear magnetic resonance imaging; MRI)과 컴퓨터 단층촬영상(computerized tomography; CT)같이 정교한 방법으로 알려져 있다. 골질량 및 밀도의 측정은 정확하지만, 체지방의 측정에는 오차가 있다고 한다.

신체제적 변화 기록법

공기 이동을 측정함으로써 체밀도를 산출해내는 방식이다. 수중체중법의 측정에서 사용하는 수분 이동(즉, 물의 치환)의 원리와 비슷하다. 공기의 양과 치환할 수 있도록 설계된 이중 챔버(chamber)로 된 체적변동 기록계에 들어가 체지방량이 측정된다. 운반이 용이하고, 조작이 쉬우며, 측정시간이 짧고, 물에 들어갈 필요가 없다는 장점이 있으며 수중 체중 측정법과도 높은 정적 상관관계를 보인다고 알려져 있다.

칼륨법

칼륨이 지방 이외의 부위에만 존재한다는 원리를 이용해 체지방을 측정할 수 있다. 체내에서 자연적으로 방사성 동위원소인 40K이 존재하고 이것이 방출하는 감마선을 측정함으로써 전체 칼륨 이온양을 산출하고 공식을 이용하여 지방량을 계산할 수 있다. 외부 방사선을 차단할 수 있는 특수한 시설이 필요하며 최소한 40분 이상을 밀폐된 작은 공간에서 검사를 받아야 하는 등 사용하기 어렵고 값이 비싼 문제가 있어 많이 사용하지 않는 편이다.

가스 확산법

인체에 무해한 가스를 집어넣은 일정한 용량의 상자 속에 피측정자를 들여보내서 사람이 들어간 만큼 상자 속의 가스 농도가 높아지므로 그 변화에 따라 그 사람의 용적을 측정한다. 이 용적과 체중에서 비중을 구하여 체지방을 산출하는 방법이다.

X선법

지방 두께를 재기 위해 사용되는 X-ray는 대각선의 세 곳에서 측정되며 지방 퍼센트 결정을 위해 수중 체중 측정과 0.85~0.9의 상관계수를 갖는 방정식을 이용하여 체지방을 측정한다.

초음파법

초음파는 피부주름 두께 측정에 의한 방법보다 오차가 적고 피하지방이 많아 캘리퍼로는 측정이 불가능한 경우에도 간편하게 측정할 수 있다. B-모드는 A-모드에 비해 신뢰도가 높고 화면을 보면서 지방층과 근육층의 경계를 구분할 수 있다는 장점이 있다.

컴퓨터 단층촬영

정확한 지방의 분포를 파악하기 위해 최근 임상에서도 널리 사용되고 있는 방법으로 제 4 요추와 제 5 요추 사이의 위치에 컴퓨터 단층촬영을 함으로써 내장지방과 피하지방의 면적의 면적을 산출할 수 있다. 컴퓨터 단층촬영은 지방 면적 측정에 있어 오차가 1% 미만으로 그 정확도가 높다. 내장형 비만을 판정하는 참고치가 아직 표준화되어 있지 않지만, 내장지방 면적을 100cm^2 이상 혹은 내장지방 면적을 피하지방 면적으로 나눈 내장지방 면적/피하지방 면적의 비가 0.4 이상일 때로 제시하고 있다. 몇 군데의 지방층을 연속으로 측정한 후 공식을 이용하여 체지방의 부피를 산출할 수도 있지만 여러 군데에서 찍을 경우 방사선에 많이 노출된다는 단점이 있다.

자기공명영상

자기공명영상에 의해 내장지방과 피하지방의 측정이 가능하다. 방사선 노출의 해가 없지만 컴퓨터 단층촬영보다 비싸 보편화되기는 어려운 실정이다.

비만 예방

소아기

아동비만은 부모의 식습관이 아이의 비만 여부를 결정한다. 그 이유는 집안의 식습관과 밀접한 관련이 있는 것으로 부모의 나쁜 식습관이 어린이에게 영향을 미치게 되기 때문이다. 어린이의 비만을 예방하기 위해서는 어려서부터 어머니의 식사 지도가 매우 중요하다.

식사는 항상 규칙적으로 영양상태를 고려하여 균형식을 섭취해야 하며, 간식을 선택할 때도 열량이 낮은 식품을 선택하는 것이 좋다. 그밖에 부모의 과잉보호와 교육열 등으로 인한 시간적·공간적 부족도 어린이 비만의 원인이 될 수 있다. 특히 가정 내 환경을 개선하는 것으로 비만을 예방하는 방법은 장시간 앉아 있는 TV 시청시간을 줄이고 운동시간을 늘려 어린이가 직접 몸을 움직일 수 있는 기회를 자주 제공해 주는 것이다.

성장기

성장기 비만은 적당한 운동과 적절한 영양 섭취로 비만을 예방할 수 있다. 성장기란 사춘기를 겪는 시기이다. 이 시기는 정신적으로 불안정한 때이며, 특히 여자의 경우 이러한 경향은 그 정도가 훨씬 심하게 나타나는 편이다. 무엇보다도 시기적으로 매우 왕성한 신체적 변화가 일어나는데, 학업 등의 이유로 생활 자체는 매우 단조롭게 진행되고 있어 체중이 증가할 가능성이 그 어느 때보다도 높은 편이다. 성장기 비만을 예방하기 위해서는 적당한 운동과 적절한 영양 섭취, 그리고 무엇보다 학업상의 스트레스를 받아서는 안 된다.

청소년기

비만 청소년들이 성인이 되면 만성질환에 걸릴 위험이 높다고 한다. 청소년들은 정신적으로 매우 불안정하고 상처받기 쉬워 단순히 비만에 의한 신체적 · 의학적 악영향보다도 사회적 · 심리적 악영향이 더 높게 나타난다. 청소년기의 비만은 청소년들에게 자아상(self-image)과 사회적 신분의 만족을 느끼는 것을 방해하고 심리적 발달을 저해하게 한다. 부정적인 자아상과 낮은 자존심 등으로 심각한 정신적 질병을 초래하기도 하며 놀이활동에 참여하기를 기피함으로써 정상적인 사회화를 이루는 데 지장을 초래하기도 한다. 어느 시점에서는 비만을 치료한다는 것이 상당히 어려우므로 치료보다는 예방이 될 수 있도록 지속적으로 노력하는 것이 대단히 중요하다.

비만의 치료

운동요법

체중감량 운동프로그램은 반드시 과다체중자 또는 비만환자의 성, 연령, 생리적 · 의학적 · 직업적 · 생활환경적 요인 등 개인적 특성을 고려하여 구성되었을 때 성공할 수 있다. 비체계적 · 비과학적인 운동은 체지방 감량보다는 오히려 운동상해를 포함한 수많은 부작용을 초래하기 때문이다.

운동 지도자와 운동 수행자가 기본적으로 인지해야 할 체지방 감량 운동의 일반적인 원리와 방법은 다음과 같다.

(1) 운동요법은 음식조절을 병행하면 효율이 높다

체지방 감량은 밤 늦게 먹는 야식이나 주식(조식, 중식, 석식)

사이에 먹는 간식과 같이 불필요한 열량 섭취를 제한하고 운동을 통한 소비열량을 늘렸을 때 성공할 수 있다.

(2) 유산소성 운동이 효과적이다

체지방 감량에 효과적인 유산소성 운동은 속보(빠르게 걷기), 조깅, 사이클링처럼 대근육 집단이 가능한 많이 동원되는 운동으로서, 동작이 리드미컬(율동적)하고 지속적이어야 하고, 즐길 수 있어야 하며, 운동시간과 운동빈도 특히 운동강도가 상대적으로 적절히 계획되어져야만 한다.

(3) 운동강도가 낮을수록 지방 소모율이 높다

운동강도가 높을수록 소비열량은 많아진다. 그러나 운동에너지는 강도가 높을수록 무산소성 에너지 대사체계에 대한 의존도가 커지면서 지방보다는 근육당질(글리코겐)의 이용률이 높고, 강도가 낮아질수록 유산소성 대사체계의 이용이 많아지면서 보다 많은 양의 지방을 에너지 연료로서 활용하게 된다.

각 개인에게 적절한 운동강도 수준은 특정 운동을 얼마나 오랫동안 지속할 수 있는가에 달려 있다. 일반적으로 운동 중 또는 운동 직후의 심박수가 최대심박수(최대심박수 = 220 − 나이)의 60~80% 수준이 적당하다. 이 정도 수준의 운동강도는 개별적으로 운동이 '약간 가볍다' 또는 '다소 힘들다' 정도 느낌을 갖는 운동강도에 해당한다.

(4) 운동시간이 길어야 지방소모가 많아진다

지방연소에 적절한 운동강도가 낮기 때문에 단위시간당 소비하는 열량이 적을 수밖에 없다. 따라서 보다 많은 양의 지방을 소모시키기 위해서는 운동시간이 가능한 한 길어야 한다.

적정 운동시간은 체중감량 목표, 운동의 종류, 운동강도 및 운동빈도에 따라 달라지는데 일반적으로 1회 운동시간은 30~90분 정도가 적당하다.

(5) 장기적인 운동프로그램이 성공의 비결이다

지방 1kg은 약 9,000kcal(지방 1g = 약 9kcal)에 해당하고, 일반성인의 1일 섭취열량은 약 1,800~2,500kcal 정도이며, 30~60분간의 유산소성 운동을 통하여 약 250~500kcal의 열량을 소비할 수 있다. 따라서 짧은 기간 동안에 현저한 체지방 감량은 기본적으로 불가능하다.

과다체중자 또는 비만환자가 생리적으로나 의학적으로 인체에 부작용을 초래하지 않고 체지방량을 꾸준히 줄여가기 위해서는 장기적인 운동계획을 세워야 한다.

일반성인이 운동과 음식조절을 병행하였을 때 실현 가능한 체지방 감량수준은 1주일에 약 0.5kg(지방 500g) 정도이다. 그러므로 체지방량 5kg을 줄이기 위해서는 10주 이상의 운동 프로그램이 요구되는데, 일반적으로 체지방 감량 목표는 1개월에 1.5~2kg으로 설정하는 것이 바람직하다.

(6) 프로그램의 초기 적응단계가 성패를 결정한다

운동 프로그램은 크게 초기(적응)단계 → 발전/향상(감량)단계 → 유지단계의 3단계로 구성 · 적용하는 것이 바람직하다.

일반적으로 과다체중자나 비만환자는 신체적 활동을 싫어하고, 체력이 약하며 운동에 적응이 되어 있지 않으므로 갑작스런 운동에 의한 상해 또는 과중한 신체적 부담에 의한 심리적 위축에 노출되어 있다. 따라서 초기 프로그램의 내용이 이들의 장기적인 운동요법 적용의 성패를 결정하게 된다. 연령, 체력수준, 운동경험 여부에 따라 개인차가 있으나 운동 프로그램의 초기단계는 약 4~8주 정도가 소요되며, 이 시기의 운동목표는 체지방 감량보다 운동에의 적응, 운동요령 습득, 운동 중에 자신의 체중을 감당할 수 있는 기본적인 체력 향상에 두어야 한다.

구체적으로 운동유형은 관절에 부담이 적은 수영 또는 고정식 사이클링이 좋으며, 운동강도는 최대심박수의 50~65% 수준을 유지하고, 1회(일) 운동시간은 15~20분부터 시작하여 서서히 30~40분까지 늘려가고, 운동빈도는 1주일에 2회에서 3회로 단계적으로 늘려나가는 것이 좋다.

(7) 다양한 운동유형이 운동의 효과를 높여준다

한 가지 형태의 운동을 계속적으로 지속할 경우 운동에 대한 지루함과 싫증을 느끼게 된다. 초기단계에는 1~2종류의 운동유형(사이클링+걷기, 수영+웨이트 트레이닝/사이클링)을, 감량(발전/향상) 단계에서는 3~4종류의 운동유형(속보+웨이트 트레이닝+사이클링+조깅 등)을 설정하고, 요일에 따라 운동강도와 운동시간에 변화를 주는 것이 바람직하다.

식이요법

비만치료의 가장 중요한 원칙은 체중을 줄이는 것이며, 체중을 줄이려면 우선 식이요법을 통해 섭취열량을 줄여야 한다. 비만은 우리 몸의 지방조직의 비율이 정상보다 많은 상태이므로 열량제한을 하면 몸에 축적되었던 지방이 분해, 에너지원으로 전환되어 결국 체중이 줄어드는 것이다.

정상인이 하루에 필요로 하는 에너지는 사람마다 또는 활동량에 따라 차이가 있다. 그러나 대략 남자는 체중 1kg당 30~35kcal, 여자는 25~30kcal로 잡고 있다. 즉, 몸무게가 70kg인 남자는 2,100~2,450kcal가 되는데 살을 빼고 싶다면 이 열량보다 적게 섭취해야 한다. 체중을 줄일 때 1주일에 1kg 이상 급격히 줄이는 것은 위험하며, 의학적으로 볼 때 1주일에 0.5kg 정도 줄이는 것이 가장 이상적이다. 1주일에 0.5kg을 빼려면 하루 평균 500kcal를 덜 섭취해야 한다. 이 정도면 정상적인 식사량의 20% 정도를 줄인 양이다.

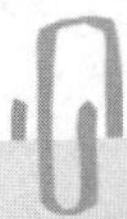

식사의 요령

비만한 사람의 식습관 또는 섭식태도를 관찰하면, 식사횟수가 적고 1회 섭취량이 많으며 식사시간이 짧은 것 등의 특징을 보인다. 식사시 다음과 같은 사항에 주의한다.

- 규칙적인 식사를 하고 총 섭취량은 줄이되, 1일 3회 이상 소량씩 나누어 먹는다.
- 가급적 여러 사람과 대화를 나누며 음식은 천천히 잘 씹어서 먹는다.
- 동일한 열량을 갖는 식품 중에서 포만감을 줄 수 있는 부피가 큰 것을 선택한다. 예를 들면 바나나 대신에 수박이나 토마토를 먹는다.
- 자극성이 강한 식품은 식욕을 촉진시키므로 간은 되도록 싱겁고 덜 맵게 하여 부식을 충분히 섭취한다.
- 기름기가 많은 튀김류나 인스턴트식품 등은 피한다.
- 간식은 최대한 줄이고 꼭 필요한 경우에는 야채나 과일 등 섬유소가 많은 것으로 한다.
- 음주량을 줄인다.
- 저녁식사 이후 취침하기 전까지는 음식을 섭취하지 않는다.
- 식품의 종류가 골고루 포함된 것을 많이 선택한다.

담당교수명 : ______________________ 수강생명 : ______________________

확인해 봅시다

1. 과지방과 과체중을 어떻게 정의할 수 있는가?

2. 체지방을 감소시키는 운동방법을 설명하시오.

3. 체지방 측정방법과 가장 쉽게 이용할 수 있는 측정법은 무엇인가?

4. 신체구성의 성분은 무엇인가?

5. 세트 포인트 이론이란?

자르는 선

6. 남성과 여성에게 어느 정도 지방축적에서 비만이 건강의 위험이 되는가?

7. 복부지방량을 측정하는 방법은?

8. 캘리퍼를 이용한 피하지방측정 부위(8 landmak)를 설명하시오.

9. 출생시부터 청소년까지 지방세포의 성장 유형은 어떠한가?

10. 비만을 해소하는 가장 좋은 방법은 무엇인가?

5

성인병과 운동

성인병, 운동으로 쉽게 극복할 수 있다.

성인병이란

현대사회는 기계화와 자동화로 인해 일상적인 생활양식에서부터 노동에 이르기까지 육체적 활동을 기계가 대신함으로써 현대인의 신체활동이 부족한 실정에 이르고 있다. 이러한 현상으로 인해 인체의 신체기능이 퇴화되고 다양한 질환을 일으키는 인자들이 가중되어 현대인들의 건강을 위협하고 있다.

일반적으로 질병을 분류하면 감염성 질병과 퇴행성 질병으로 나눌 수 있는데, 그 중 나이가 들어감에 따라 인체의 조직기능이 약화되어 발생하는 퇴행성 질병을 일컬어 현대병, 즉 성인병이라고 부르며 40세 이후에 노화와 더불어 발생하는 비전염성의 만성 퇴행성 질환 및 기능장애로서, 우리나라 사람들의 사망원인 중 약 60% 이상을 넘어서고 있는 실정이다.

스트레스와 과식, 운동부족에 의한 비만은 성인병을 일으키는 주요 원인이다. 실제로 서구 각 나라에서는 동물성 지방과 당분의 지나친 섭취가 고도 비만, 동맥경화, 그리고 심혈관계 질환의 발병률을 증가시킴으로써 사회문제화되었다. 뿐만 아니라 최근 우리나라에서도 식생활이 서구화되면서 성인병의 증가 현상을 쉽게 찾아볼 수 있다. 따라서 성인병에 대처하기 위한 수단으로서 바람직한 운동의 선택과 실시 방법에 대하여 알아두어야 할 것이다.

고혈압

고혈압의 정의

혈관벽에 미치는 혈액의 측압력을 혈압(blood pressure)이라고 하며, 동일인이라도 혈관의 위치, 크기에 따라 다르다. 특히 분노, 공포, 긴장, 걱정 등의 정서적 요인에 의해 혈압이 상승하며, 흡연은 니코틴의 작용으로 혈관벽을 수축시켜 혈압의 상승을 가져오는 큰 요인 중의 하나이다. 혈압은 건강한 사람에서도 연령, 성별, 신체적 조건, 운동, 수면, 측정시간, 체위, 계절 등 여러 변수에 따라 차이가 나므로 혈압의 측정은 안정상태에서 3~4일간 하루 3회 이상 측정치를 평균하여 판정하는 것이 적절하다. 고혈압의 명확한 선을 제시하기는 어렵지만 WHO에서 정한 혈압의 단계를 보면 다음과 같다.

고 혈 압: 160mmHg 이상 / 95mmHg 이상
저 혈 압: 100mmHg 이하 / 60mmHg 이하
정상혈압: 100~140mmHg / 60~90mmHg
경계혈압: 140~160mmHg / 90~95mmHg

혈압은 두 개의 값, 즉 심장이 수축할 때 수축기 혈압과 심장이 확장할 때 확장기 혈압을 갖게 된다. 예를 들어 혈압이 125/80mmHg인 사람의 경우 125는 수축기 혈압이며, 80은 확장기 혈압이다. 이때의 수치는 흔히 병원에서 볼 수 있는 수은주 혈압계의 수은주의 높이를 mm 단위로 표시한 것이다.

이렇게 고혈압이 문제시되는 이유는 유병률이 높고, 사망률이 높으며 확실한 치료법이 없고, 합병증이 생길 때까지 증세가 확실치 않고, 무서운 합병증을 유발하기 때문이다.

고혈압의 원인

고혈압에는 수축기 혈압만이 높은 경우와 수축기 혈압과 이완기 혈압 양쪽이 모두 높은 경우가 있다. 일반적으로 고혈압이라고 하는 것은 후자의 경우를 칭하는 사례가 많고 전자, 즉 최고혈압만이 높은 경우는 심장에서 보내는 혈액량이 많아질 때와 대동맥의 탄력성이 감소되어 있을 때, 즉 어떤 종류의 심장판막증이거나 갑상선기능항진증·대동맥경화·대동맥류(大動脈瘤) 등인 경우를 일컫는다.

이러한 고혈압의 종류에는 고혈압을 일으킨 병을 알 수 있는 것(2차성 또는 속발성)과 원인을 알 수 없는 것으로 유전적인 요소를 가진 것(1차성 또는 본태성)이 있다. 숫자상으로는 본태성 고혈압이 압도적으로 많아 고혈압의 90~95%를 차지한다. 그러나 고혈압의 연구가 진행되면서 본태성으로 생각되던 것 가운데서 원인 질환이 판명된 2차성 고혈압이 상당수 포함되어 있음이 최근 밝혀지고 있다.

본태성 고혈압

본태성 고혈압의 원인은 알려져 있지 않지만 유전적 요인, 연령, 비만, 염분에 대한 감수성이 높을수록 발병 가능성이 높아진다.

표 5-1 본태성 고혈압의 원인

유전적 소질	부모가 모두 고혈압 환자일 때는 자녀의 약 60~70% 이상은 고혈압이 발생할 수 있고, 부모 중 한쪽이 고혈압 환자일 때는 자녀의 약 30~40%가 고혈압 환자가 될 가능성이 높다.
체 질	유전적 소질, 체형, 체격, 체중 등과 관련되어 고혈압과 밀접한 관련이 있다.
식 염	음식을 짜게 먹는 것은 고혈압과 밀접한 관련이 있다. 식염 섭취로 혈액 내의 나트륨 농도가 높아지면 수분함량을 많이 보유하게 되고 그 결과 혈액의 부피가 커져 혈관은 압력을 더 크게 받는다.
술과 담배	술은 고칼로리 식품으로 과음하게 되면 비만에 의한 혈압상승이 될 수 있으며, 담배는 니코틴 성분이 부신피질을 자극하여 아드레날린 분비를 촉진하므로 혈압이 상승된다.
비 만	비만자는 정상인에 비해서 고혈압에 걸릴 확률이 약 3배가 되는데, 비만은 심장에 부담이 크기 때문에 혈압이 상승하게 되어 고혈압과 밀접한 관련이 있다.
스트레스	스트레스는 호르몬의 분비량이 상승하여 혈압을 상승시키게 되므로 고혈압과 밀접한 관계가 있다.
과 로	과로가 고혈압의 원인이 되는지는 분명하지 않지만 과로와 고혈압은 매우 높은 상관이 있어 보인다.

그 외에 혈압의 증가를 가져오는 다른 요인들로는 과음, 비활동적인 생활습관 등이 있다. 특히, 부모나 친척 중에 고혈압 환자가 있으면 고혈압이 발생될 가능성이 높아 유전적인 요인과 밀접한 관계가 있음이 시사된다. 만약에 가족 및 가까운 친척이 젊은 나이에 뇌졸중 또는 심근경색을 앓았거나 혈압이 높았다면 다른 가족들도 정기적으로 혈압을 측정해야 한다.

이차성 고혈압

이차성 고혈압은 다른 질환에 의해 유발된 것으로서 이차성 고혈압을 유발시킨 원인을 찾아 치료하면 이차성 고혈압은 치료할 수 있다. 따라서 혈압이 매우 높거나, 혈압의 동요가 심해 두통이 있거나,

항고혈압제를 써도 효과가 없다거나, 아주 어린 나이나 고령에 고혈압이 새로 생긴 경우에는 이차성 고혈압을 의심하여야 한다.

이러한 이차성 고혈압의 원인은 신장혈관성 고혈압, 내분비성 고혈압, 심혈관성 고혈압, 뇌압 상승에 의한 고혈압, 임신 중독증에 의한 고혈압 등으로 나누어지며, 신장혈관성 고혈압의 빈도가 가장 많다.

진단을 위해서는 각각에 대하여 정밀 검사가 필요하기 때문에 병원에 입원해야 하며, 원인을 밝혀내면 완치될 수 있기 때문에 적극적인 검사로 고혈압의 원인 질병을 찾아내는 것이 무엇보다 중요하다고 할 수 있다.

표 5-2 이차성 고혈압의 원인

신장질환	신부전, 신장염, 신혈관성 고혈압
내분비질환	부신, 갑상선질환, 호르몬 섭취
활관질환	대동맥 축약
임신	자간증, 임신중독증
신경질환	뇌압 상승

고혈압의 증상

고혈압이 심하거나 여러 합병증이 발생되면 합병증에 의한 증상이 나타나지만, 합병증이 없는 경한 고혈압의 경우에는 대부분 아무 증상이 없다. 여기서는 본태성 고혈압, 이차성 고혈압, 고혈압 합병증에 의한 증상으로 나누어 알아보기로 한다.

본태성 고혈압의 증상

본태성 고혈압은 앞에서 이야기한 바와 같이 아무 증상이 없다고 생각하나 오래전부터 고혈압 증상으로 알려진 증상으로는 두통, 현기증, 비출혈이 있다.

(1) 두 통

고혈압은 상당히 흔한 질환이고, 긴장성 두통도 상당히 흔한 병이므로 이 두 가지가 우연히 같은 환자에게서 발생할 가능성이 크다고 할 수 있다. 물론 고혈압 때문에 두통이 나타나는 경우도 있는데 이는 대부분 고혈압 정도가 심한 환자들로, 혈압이 적절히 치료되면 두통이 없어지기 때문에 고혈압에 의한 두통으로 확인할 수 있다. 대부분 악성 고혈압 환자에게서 관찰되는 이 두통은 주로 아침에 일어날 때 심하게 나타나 그 후 시간이 흐름에 따라 호전되며, 뒷목 부위의 두통이 특징이다.

(2) 현기증

현기증은 고혈압으로 나타나기도 하나 뇌순환 장애나 부정맥으로 나타나기도 한다. 고혈압 환자가 일시적인 현기증을 호소하는 경우가 있는데 이는 혈압강하제 사용에 의한 기립성 저혈압으로, 갑자기 일어설 때 일시적으로 혈압이 떨어져서 현기증을 느끼는 것이다.

(3) 비출혈

고혈압 환자에서 특히 더 흔히 발생한다는 증거는 없으나 고혈압 환자가 비출혈 때문에 긴장하여, 일시적 혈압이 더 상승하고, 또 고혈압 때문에 비출혈이 다른 사람에 비해 더 오래 지속되는 경우가 있다.

(4) 기 타

불면증, 피로감, 정신장애, 시력장애 등이 있다.

고혈압 합병증에 의한 증상

합병증으로 심장마비, 뇌졸중 등을 야기하고 특히 일상생활에서 흔한 합병증으로 심부전, 망막소동맥 출혈, 신부전 등이 야기된다.

(1) 뇌혈관 질환

고혈압 환자에 가장 많이 나타나는 합병증으로 뇌혈관 죽상경화증 발생과 진행을 촉진시키고 소동맥이나 세동맥 병변을 유발시켜 뇌졸중을 일으킨다. 큰 뇌혈관에 죽상경화의 촉진으로 뇌경색이 초래되기도 하고 지주막하 출혈이 발생하기도 한다. 또 뇌실질의 작은 혈관에 미세 동맥류의 형성으로 혈관이 확장되면 혈관벽 구조가 손상되어 조직의 파열, 괴사를 초래한다.

(2) 미세혈관 질환

망막검사시 선상 출혈을 관찰할 수 있다. 작은 망막혈관은 좁아지는 반면 큰 동맥은 넓어지고 뒤틀리게 된다.

(3) 고혈압성 심질환

고혈압을 장기간 방치하면 좌심실 비대 및 박출량 감소를 초래하여 좌심실 기능저하에 의해 울혈성 심부전 상태로 진행될 수 있다. 심부전 상태가 되면 정상인보다 훨씬 약한 정도의 운동으로도 호흡곤란을 유발하게 되며, 더 진행되면 안정시 또는 수면중에도 호흡곤란을 느끼게 되고 전신부종이 나타날 정도로 악화되기도 한다. 또 협심증, 심근경색증 등의 관상동맥 질환이 나타날 수 있다.

(4) 신기능 저하

신장은 고혈압에 취약한 장기로서 동맥이 심하게 좁아져 신기능이 저하되면 빈혈, 부종 등의 증상이 나타나는 신부전증이 일어나고 가장 흔한 증상으로 야뇨증과 단백뇨가 나타난다.

이차성 고혈압의 증상

이차성 고혈압은 신질환, 갈색세포증 등으로 인한 것인데, 이때 고혈압과 함께 여러 증상이 나타난다. 대표적 증상으로 갈색세포증의 경우 간헐적으로 혈압이 상승하면서 맥박이 빨라지고 당뇨병이 관찰되며, 원발성 알도스테론증의 경우에는 근육 쇠약감, 이상 감각 등이 나타날 수 있다.

고혈압의 예방

고혈압의 발병은 유전적인 요인뿐만 아니라, 정확한 원인이 밝혀지지 않았기 때문에 완벽한 예방은 어려우나, 여러 위험 인자들이 규명되고 있기에 그 위험 인자들을 피한다면 고혈압의 발병을 낮출 수 있으며, 예방의 효과를 거둘 수 있다.

그리고 예전에는 높은 정상혈압에 대해서는 괜찮다고 했지만, 최근의 연구 결과 이런 경우 고혈압으로 이행되는 경우가 많다는 것이 입증되었다. 따라서 정상 범주에 들어가더라도 수축기 혈압이 계속 130~139mmHg 사이, 이완기 혈압이 85~89mmHg의 범주에 속하는 사람들은 각별히 다음과 같은 예방법에 신경을 써야 한다.

① 정상체중을 초과하지 않도록 한다.
② 과다한 염분과 지방섭취를 줄이고 균형잡힌 식생활을 한다.
③ 흡연과 과도한 음주를 피하고 건전한 생활을 추구한다.
④ 적당한 운동과 휴식을 갖도록 한다.
⑤ 정기적으로 혈압측정을 실시한다.

고혈압의 치료

고혈압의 운동요법

운동을 통한 고혈압의 대표적인 효과는 심근과 심혈관의 탄성을 높여 혈압의 조절이 용이하다는 점을 손꼽을 수 있다. 또한 운동 후 교감신경 호르몬의 분비가 감소되고 땀에 의한 염분 배출로 인해 혈압하강의 효과를 가져온다. 또한 고혈압 환자에게 적용되는 올바른 운동방법은 저·중강도의 유산소 운동이 바람직하며 운동시간은 30분 이상 60분 이하로 실시하는 것이 권장되며, 주 3일 이상, 5~6회가 적당하다.

운동종목은 걷기, 조깅, 자전거 타기, 계단 오르내리기 등의 유산소 운동으로 하고 여름에는 오전에, 겨울에는 낮에 하는 것이 좋으며 추운 날씨에는 야외에서의 운동은 삼가고 보온을 철저히 한다. 또한 웨이트 트레이닝이나 축구, 농구 등의 경쟁심을 유발하는 무산소 운동은 피하는 것이 바람직하다.

운동시 주의사항으로는 다음과 같은 것을 들 수 있다.

① 약의 복용 유무에 상관없이 혈압이 180/110mmHg 이상이면 절대로 격렬한 운동을 하면 안 된다. 수축기 및 이완기 혈압이 약으로 조절될 수 있을 때만 격렬한 운동을 허락할 수 있다.

② 운동 프로그램에 참여할 경우 반드시 운동부하 검사를 비롯한 종합검사를 실시한 후에 참여해야 하고, 또한 고혈압에 대한 전반적인 지식이 있는 의사의 관찰하에서 점진적으로 운동을 하여야 한다.

③ 혈압이 160/105mmHg 이상이면 의사의 처방을 받은 후에만 운동에 참여할 수 있다.

④ 고혈압 약을 복용하고 운동 프로그램에 참여하면 의사의 허락하에 약의 복용량을 조금씩 줄이도록 한다.

고혈압의 식이요법

① 음식은 골고루 균형 있게 섭취하고 종합비타민을 복용한다.

② 표준 체중[(키－100)×0.9)]을 유지하도록 한다.

③ 탄수화물이나 기름기가 많은 음식보다는 단백질을 섭취한다.

⑤ 소금을 제한하고 칼슘을 적당히 섭취한다.

⑥ 소금 대신 식초나 깨소금 등을 사용한다.

⑦ 우동, 국수 등을 먹을 때는 나머지 국물은 먹지 않는다.

표 5-3 적극적으로 피해야 할 음식

소금이 많이 함유된 식품	김치, 젓갈류, 장아찌, 게, 새우, 조개, 간장, 된장, 고추장
육 류	쇠고기, 돼지고기(비계 · 내장), 간, 햄, 베이컨(중증의 고혈압일 때), 소시지, 생선묵
카페인 · 지방 함유식품	커피, 홍차, 버터, 마가린, 쇼트닝, 치즈
곡 류	팥, 강낭콩(중증의 고혈압일 때), 호두, 잣, 참깨, 백미, 정맥분
어 패 류	대구(중증의 고혈압), 삼치, 조개류, 정어리, 오징어, 문어 말린 것
기 타	백설탕, 난황, 국수, 우동 국물

표 5-4 적극적으로 섭취해야 할 음식

주 식	쌀밥 대신 보리밥, 조밥, 빵 등
칼륨 함유식품	사과, 호박, 감자, 무
단백질 함유식품	생선, 계란, 두부, 순두부, 두유, 비지, 우유, 유제품
식물 섬유식품	녹황색 채소, 야채샐러드, 해초, 과일, 감귤류, 깨무침
고혈압 예방식품	다시마, 김, 미역, 땅콩
비타민(B_1, B_2, B_6) 함유식품	콩류, 효모, 탈지유, 마늘, 부추, 파김치류는 물김치, 겉절이를 먹고, 장아찌 대신 신선한 채소를 먹는다.
혈압강하 식품	표고버섯, 가지, 귤, 인삼, 메밀
곡류 및 다류	잡곡, 현미, 율무, 생강차, 인삼차

당뇨병

당뇨병의 정의

당뇨병(diabetes mellitus)이란 당이 요에 나오는 병이다. 우리가 주식으로 하는 쌀이나 보리의 기본 구성성분인 탄수화물이 에너지원으로 쓰이려면 포도당의 형태로 혈액 내에 있다가 췌장의 β세포에서 나오는 인슐린이라는 호르몬의 도움을 받아야만 세포내로 이동할 수 있는데 인슐린이 필요한 만큼 분비되지 않거나, 분비되어도 그 작용이 순조롭지 못하여 인슐린 부족현상이 만성적으로 지속되어 포도당이 혈액 속에 머물다가 요로 배출되는 것이다.

공복시 정상인의 혈당은 60~150mg/dl 정도이나 당뇨병이 되면 170mg/dl 이상으로 올라가 고혈당 상태를 초래하여, 그 상태가 계속 진행됨으로써 여러 증상과 합병증을 유발시킨다.

당뇨병은 그 자체로 사망을 초래하지는 않으나 심각한 합병증을 일으켜 사망에 이르게 된다. 그러므로 근본적으로 완치될 수는 없으나 지속적으로 올바른 치료를 계속하면 합병증의 진행은 예방할 수 있다.

당뇨병의 원인

당뇨병은 유전, 바이러스, 비만증, 식사습관, 스트레스 및 약물 등에 의해 발병한다.

당뇨병이 왜 생기는지의 자세한 기전에 대해서는 아직까지 명쾌하게 밝혀지진 않았지만, 현재로서는 당뇨병이 생길 수 있는 유전적 요인, 즉 가족 중에 부모, 형제, 자매, 조부모 심지어는 사촌 등이 당뇨병을 가지고 있는 사람이 후천적 당뇨병을 잘 일으키는 요인이 높다.

그러나 이러한 환경을 가지고 있는 사람이라도 당뇨병의 유발 또는 악화의 원인을 제거하고 혈당조절을 잘하면 당뇨병 예방은 물론 당뇨병으로 진단받았다 하더라도 합병증을 예방하고 병의 진행을 억제시킬 수 있다.

유 전

동일 가계 내에서 당뇨병이 많이 발생하고, 혈연관계에서 당뇨병 발생빈도가 높다.

유전적 소질이 같은 일란성 쌍생아의 당뇨병 발병 합치율(60%)이 유전적 소질이 다른 이란성 쌍생아의 당뇨병 발병 합치율(13%)보다 높다.

부모가 당뇨병인 경우 태어난 아이들의 당뇨병 발현율이 높다. 부모 모두 당뇨일 경우 58%, 한쪽이 당뇨일 경우 27%, 모두 건강할 경우 0.9%의 발현율을 보인다.

비 만

성인형 당뇨의 60~90% 이상이 비만에서 기인된다. 비만의 경우 인슐린 수용체의 감소, 수용체 친화력 감소, 인슐린 감수성 저하, 세포로의 당 이동 저하, 인슐린 분비 증가, 혈증 고인슐린, 포도당 친화력 감소로 세포 내 포도당 수송이 어렵다.

신체활동 부족

비만증의 원인일 뿐 아니라 최근 연구에 따르면 운동부족은 인슐린 수용체 수를 감소시킨다고 보고되고 있다. 중년에는 특히 육체, 근육활동이 부족하므로 위험도가 높아진다.

스트레스

스트레스는 인슐린 분비를 감소시키고, 중추신경계와 밀접한 관계가 있으며, 부신수질 호르몬 분비로 당 내성을 감소시킨다.

임 신

임신기에는 포도당 내성이 저하되고 호르몬 변화로 인해 일시적인 당뇨가 올 수 있으나, 임신성 당뇨가 있었을 경우 후에 당뇨 발병률이 높아진다.

잘못된 식습관

불균형한 식이섭취, 식습관 등으로 체내 영양 균형이 깨어졌을 때 당뇨가 발생할 수 있다.

기 타

췌장염, 췌장암 등 췌장질환, 내분비선 질환, 약물복용(부신피질 호르몬제, 이뇨제, 고혈압 치료제), 세균, 바이러스 감염시 분비되는 호르몬이 인슐린 분비를 억제시키고 약화시킨다.

당뇨병의 종류

인슐린 의존형 당뇨병(insulin dependent diabetes mellitus)

인슐린을 사용하지 않으면 건강을 유지하기 어려운 경우를 인슐린 의존성 당뇨병이다. 유전적 인자, 바이러스의 감염, 자가면역 반응으로 인슐린을 생성, 분비하는 췌장의 베타세포가 파괴되어 인슐린을 분비할 수 없는 상태인 심한 당뇨병으로 어린 나이에 급성으로 생기는 소아 당뇨병이다.

환자는 마른 형이며 체중 감소, 케토시스의 진행이 빠르고 인슐린 양이 절대적으로 부족하여 인슐린 주사를 맞아야 한다. 이 경우 당질 대사 장애 외에 단백질, 지방, 비타민, 수분, 전해질 대사장애도 따라오게 된다.

인슐린 비의존형 당뇨병(non insulin dependent diabetes mellitus)

인슐린 비의존성 당뇨병은 인슐린 억제호르몬의 과잉, 스트레스,

표 5-5 당뇨병의 종류

특 징	제1형(인슐린 의존형 당뇨병)	제2형(인슐린 비의존형 당뇨병)
발생연령	일반적으로 40세 이전에 발생	일반적으로 40세 이후에 발생
체 중	과체중이 아님(마른 체격)	일반적으로 과체중
증 상	갑자기 나타남	증상이 없거나 서서히 나타남
인슐린 생산	생산되지 않음	소량분비 및 작용이 원활하지 않음
인슐린 치료	반드시 필요함	필요할 수도 있음
발병률	전체 당뇨병의 10%	전체 당뇨병의 90%

비만, 식사, 연령 등의 췌장 외적 요소에 의해서 생기는 것으로, 베타세포로부터 인슐린 분비가 저하되어 있기도 하지만, 분비보다는 작용이 잘 되지 않는 것이 더 중요한 원인이 된다. 즉 베타세포에는 이상이 없는 가장 흔한 형태의 당뇨병으로 세포 내 인슐린 수용체의 결핍과 비만을 나타낸다.

인슐린이 있어도 작용이 제대로 잘 되지 않는 상태를 저항성이라 하며, 인슐린 저항성이 강할수록 혈당은 상승하고 당뇨병이 더 심해진다. 그러나 인슐린 비의존형 당뇨병은 식이요법, 운동요법 및 경구혈당강하제로 조절이 가능하다.

당뇨병의 증상

가장 흔한 3가지 증상은 다음, 다식, 다뇨현상이다. 다음 현상은 소변으로 포도당과 함께 소실된 물을 보충하려는 보상작용이다. 갈증을 느끼는 것은 혈당이 높아 소변으로 빠져나가기 때문이며 갈증시에는 물을 충분히 섭취하여 탈수현상을 방지해야 한다. 다식현상은 섭취한 영양소가 세포 내에서 잘 이용되지 못하여 세포 내 영양결핍 상태가 되고, 대뇌의 만복감을 감지하고 조절하는 중추에서 공복감을 느끼게 되어 계속 음식이 먹고 싶어지게 된다.

눈에 띄는 신체의 변화로 체중 감소가 나타난다. 당뇨병은 비만이 있을 때 걸리기 쉽지만, 일단 병에 걸리면 초기에는 과식으로 살이 찌기도 하지만 살이 찌면 인슐린 수요량이 늘어나 병세가 악화되면서 체중 감소가 일어난다. 또한 세포 내 포도당이 부족하여 언제나 나른하고 피로를 느끼며, 병이 진전되면 신체활동이 힘들어 거의 누워 있게 되며, 계단을 오를 때 무릎이 뜨끔거리는 증상도 나타난다.

심한 당뇨병에서는 고혈당이 아주 심해지고 더 심하면 산혈증이 생기는 등 생명에 위험이 따르게 된다. 그밖에 감염증, 가려움증, 신경통, 시력장애, 성욕감퇴, 월경이상 등이 있으며, 자각증상이 거의 없는 사람도 있다.

당뇨병의 예방과 치료

당뇨병의 운동요법

(1) 운동효과

당뇨의 주요 원인인 운동부족, 복부비만, 스트레스 등은 꾸준한 운동을 함으로써 거의 해결된다. 특히 운동을 하면 인슐린 대사작용이 원활해져 혈당이 떨어지고 지방대사가 증진되어 심혈관 질환, 동맥경화, 중풍 등의 합병증이 줄어들어 운동이야말로 당뇨의 예방과 치료에 아주 중요하다.

당뇨병 환자가 운동을 하면 말초조직의 혈류량이 증가하고 근육 및 지방세포의 인슐린 감수성이 높아지며 이로 인해 혈당이 내려가게 되며, 체내에 소량의 인슐린으로도 그 기능이 크게 향상된다. 또한 지질대사 장애를 감소시키고 혈전 형성을 예방하며, 동맥경화증을 억제하여 혈압의 증가를 방지한다. 특히 인슐린 비의존성 당뇨병은 운동만으로 큰 효과를 얻을 수 있다.

(2) 운동방법

당뇨병 환자는 운동 전에 반드시 전문기관을 찾아 당뇨병으로 인한 합병증인 동맥경화, 심장병, 고혈압 등의 진행 정도를 검진받은 후에 과학적인 운동처방을 받아 운동을 실시하는 것이 불의의 사고를 예방하는 것이다.

대개 혈당이 250mg/dl까지는 운동요법으로 처방이 가능하나 그 이상일 때에는 소변검사를 실시하여, 소변에서 지질대사 산물로 인체에 치명적인 영향을 주는 케톤체의 유무를 검사한 후 케톤체가 없으면 운동을 해도 좋으나 케톤체가 나타나면 인슐린을 투여하여 혈당을 내리면서 운동을 실시해야 한다. 또 인슐린 비의존성 당뇨병은 인슐린 투여 없이 운동을 할 수 있으나 인슐린 의존성 당뇨병은 운동과 인슐린 투여를 병행해야 한다.

운동량의 구성은 유산소 운동 80%, 근력운동 15%, 유연성 운동 5% 비율로 구성하고 운동에너지의 하루량이 200~300kcal 정도 되도록 한다.

운동종목은 대근육군 운동(걷기, 달리기, 조깅, 수영, 자전거타기 등), 정적인 운동, 유연성 운동(체조), 준비 및 정리운동(스트레칭) 등으로 구성하는 게 좋다.

운동의 강도 및 시간은 조금 힘들 정도(최대 심박수의 40~80% 수준)가 적절하고 하루 30~60분(인슐린 의존성 10~30분, 인슐린 비의존성 30~60분) 정도, 주 3일 이상 꾸준히 해야 한다.

당뇨병 환자가 운동을 할 때에는 아래 사항에 유의하여 실시해야 한다.

① 식사 30분 후 혈당이 가장 높을 때 시작하는 것이 좋다.

② 경구혈당강하제나 인슐린 주사로 약물요법을 시행하고 있거나 공복시 운동은 저혈당 위험이 있다.

③ 비만형 당뇨병 환자는 식사량을 줄이면서 운동을 한다.

④ 인슐린 투여는 적어도 운동 1시간 전에 한다.

⑤ 인슐린 투여와 운동을 병행할 때에는 인슐린 투여량을 줄인다.

⑥ 장시간 운동은 저혈당을 야기할 수 있으므로 30분마다 약간의 당분을 섭취한다.

⑦ 운동 전 혈당검사 결과 100mg/dl 이하인 경우 간식을 한 후 실시한다.

⑧ 만성 합병증이 있는 경우 운동선택을 신중히 해야 한다.

즉 망막에 합병증이 있는 경우 무산소 운동과 머리 움직임이 과격한 운동은 망막박리를 야기하여 실명을 초래할 수 있고, 신장 합병증은 단백뇨를 증가시킬 수 있으며, 말초신경 및 합병증은 인대나 관절손상을 야기할 수 있으므로 주의해야 한다.

당뇨병의 식사요법

(1) 적절한 열량 섭취

당뇨병 환자 각 개인에게 필요한 하루 식사량을 1일 총열량으로 표시한다. 열량(또는 에너지)을 재는 단위를 칼로리(kcal)라고 한다. 이것은 몸무게(kg)로 표시하는 것과 같다. 당뇨병은 췌장에서 인슐린을 만들 수 없거나 충분한 양의 인슐린을 만들어도 이를 적절하게 이용하지 못하는 상태이므로 포도당을 에너지원으로 효율적으로 이용하지 못한다. 따라서 당뇨가 있는 사람은 적절한 열량을 섭취해야 한다.

(2) 균형 있는 영양소 섭취

우리가 먹은 음식물에 들어 있는 영양소들 중에서 열량을 내는 영양소는 당질, 단백질, 지방이 있다. 당뇨병 환자들의 경우 총 섭취열량의 55~60%는 당질에서, 15~20%는 단백질에서, 그리고 지방에서 20~25%를 각각 섭취해야 한다. 당질 식품 중에서 혈당을 빨리 올리는 설탕과 같은 단당류는 피하고 복합당질을 주로 섭취해야 한다.

단백질 섭취량의 1/3 이상을 동물성 식품으로 섭취해야 하고 또한 동맥경화증 등의 예방을 위하여 지방의 1/3 이상은 식물성 지방으로 섭취해야 한다. 그 외 채소류, 과일류 등에 많이 들어 있으며 몸의 생리기능을 조절해 주는 역할을 하는 무기질과 비타민을 충분히 섭취해야 한다.

(3) 규칙적인 식사

하루에 필요한 열량을 적절히 섭취하는 것도 중요하지만, 일정한 양을 일정한 시간, 즉 식사와 식사 사이의 간격을 일정하게 하는 것이 당뇨병의 식사요법에서 매우 중요하다. 어느 한 끼에 과식을 한다면 식후 혈당이 높아질 것이고, 혈당의 균형이 깨져 다시 정상적으로 혈당조절을 하기 위해서는 오랜 시간이 걸릴 수 있다. 따라서 정해진 식사량을 정해진 시간에 먹는 규칙적인 식사를 해야 한다. 식사요법을 실행하는 데 가장 중요한 것은 올바른 식사습관을 갖는 것이다. 과식이나 편식을 한다든지, 끼니를 자주 거른다든지 하는 식사습관을 갖고 있다면 올바른 식사습관으로 고쳐야 한다. 혈당조절은 일시적인 문제가 아니라 일상생활에서 계속되어야 하는 장기적인 문제이기 때문이다.

(4) 올바른 식사요법

인슐린 의존형은 식사의 정규성에, 인슐린 비의존형은 체중 감량에 신경을 써야 한다.

(5) 식사요법의 원칙

① 표준체중을 유지하되 편식을 하지 않으면서 탄수화물, 단백질, 지방을 균형 있게 섭취한다.

② 식품은 항상 무게를 달고 눈대중량을 익혀서, 식품 1교환 분량과 자신의 교환수를 익혀 자신에게 정해진 양만큼만 먹는다.

③ 음식의 간은 되도록 자극성 없이 싱겁게 하여, 소금 섭취를

줄이도록 한다.

④ 식사는 1일 3회, 식사와 간식은 정해진 시간에 규칙적으로 섭취하며, 음식은 천천히 잘 씹어 먹는다.

⑤ 매일 고섬유소 식사로서 잡곡류, 두류를 이용하고 과일도 주스보다는 생과일을 껍질째 이용한다.

⑥ 비타민, 미네랄은 부족하지 않도록 섭취한다.

⑦ 간식으로는 설탕이 많이 든 식품인 꿀, 시럽, 잼, 케이크, 파이, 청량음료 등은 피하며, 단맛을 즐기고 싶을 때는 인공감미료를 사용한다.

⑧ 콜레스테롤과 포화지방은 되도록 적게 섭취하도록 한다.

⑨ 단백질은 건강한 사람과 같은 양이 필요하며 1일 필요량의 1/3은 동물성 식품에서 섭취한다.

⑩ 알코올은 혈당조절을 방해할 뿐만 아니라 영양소가 없는 에너지 식품이므로 제한해야 하며, 담배는 순환기 장애를 일으키고 만성합병증 발생과 진행에 영향을 미치므로 금해야 한다.

⑪ 소아의 경우 1일 총에너지를 정상아와 동일하게 한다.

⑫ 성분과 칼로리가 동일한 식품은 여러 가지로 바꾸어 먹도록 한다.

⑬ 인슐린이나 내복약 특히 설포닐요소제를 사용중인 사람은 간식, 야식을 하도록 한다.

⑭ 합병증이 있을 때는 지방 함유량이 높은 식품은 피하고 식물성 기름으로 50%를 대치한다.

(6) 비교적 자유롭게 먹을 수 있는 식품

① 비타민이 함유된 오이 · 상추 · 양배추 등의 녹황색 채소와 김 · 미역 등 해조류를 섭취한다.

② 당질식품으로는 곡류, 감자류를 선택한다.

③ 밥은 쌀(7분 도미 등)과 보리 혹은 콩류를 섞어 먹는다. 메주콩,

완두콩, 강낭콩, 콩밥, 두부 등은 설사가 나지 않을 정도로 늘려서 섭취한다.

④ 아연을 함유한 참깨 등의 깨류, 굴 등은 인슐린 합성을 증가시켜 준다.

⑤ 복숭아, 사과 등 과일은 적당량을 섭취한다.

⑥ 해초, 버섯, 김, 미역, 다시마, 영지버섯, 구름버섯 등 섬유질 식품은 혈당조절과 콜레스테롤을 배설하는 효과가 있다.

⑦ 돼지고기, 생선묵, 호박을 섭취한다.

⑧ 삶은 콩즙, 두유 등은 식간에 1일 2회 마시는 것이 좋다.

⑨ 설탕 대신 겨자, 식초, 생강, 인공감미료를 사용한다.

⑩ 동물성 단백질은 육류, 치즈, 계란, 어패류, 우유를 먹는다. 우유는 하루에 반드시 1잔을 마신다.

⑪ 음료수는 홍차, 녹차, 토닉워터, 다이어트 콜라, 다이어트 사이다로 마신다.

⑫ 기름기를 걷어낸 맑은 육수, 맑은 채소국을 먹는다.

(7) 주의하여야 할 식품

사탕, 꿀, 잼, 설탕, 케이크, 젤리, 설탕 입힌 플레이크, 껌, 단 쿠키, 초콜릿, 엿, 조청, 파이류, 시럽, 양갱, 약과, 가당요구르트, 가당연유, 과일 통조림, 꿀떡, 유자차, 모과차, 초콜릿우유 등이다.

심혈관계 질환

심혈관 질환의 개요

심장은 자기 주먹만한 크기로 가슴 한가운데에서 약간 왼쪽에 위치하고 있다. 이러한 심장은 하나의 큰 근육덩어리라고 할 수 있는데, 이 심장 근육이 수축과 이완을 통해 평생 동안 쉴새없이 펌핑을 함으로써 온 몸의 혈액순환을 관장한다. 사람의 심장은 2개의 심방과 심실로 나누어져 있고, 두 가지의 혈액순환을 통해 온몸의 각 세포에 산소와 영양소를 공급하고, 이산화탄소와 노폐물을 제거해 준다. 심장 근육은 쉴 사이 없이 이러한 수축과 확장운동을 반복하여 평생동안 일을 하므로 매우 많은 영양을 필요로 한다. 이러한 영양공급은 심장 근육 자체에 혈액을 공급하는 '관상동맥'을 통해 이루어지는데, 이를 통해서 전체 혈액 공급량의 1/20을 받으며, 이 양은 보통 인체의 장기보다 10배의 영양에 해당한다.

심혈관계 질환(cardiovascular disorders)은 심장과 혈관에 영향을 주는 질병들을 포함하는 것을 의미하는 것으로, 심부전, 고혈압성 심장질환, 부정맥, 판막질환, 선천성 심장질환, 심근증 등이 중요한 심장질환이며 혈관질환에는 뇌졸중, 말초혈관 질환 등을 들 수 있고, 심장의 이상으로 생명을 잃는 비율은 전체 어른 사망자의 1/4을 차지하고 있으며 암환자의 사망률보다 2.5배나 높다.

심장질환 중에 중요한 부분을 차지하는 관상동맥 질환은 대개 동맥경화에 의해서 심장에 혈액을 공급하는 관상동맥이 막히거나, 좁아져서 발생한다. 심근경색증이나 협심증이 이에 해당한다. 관상동맥 질환은 우리나라에서 지난 30여 년 동안에 급격히 증가해 왔다. 아마도 급속한 경제발전에 따른 식습관의 변화와 주로 관련이 있을 것으로 생각된다. 그러나 아직도 미국이나 유럽에 비해서 그 발생률은 1/4 미만으로 낮은 것으로 사료된다. 미국이나 서구에서는 1962년을 기점으로 하여 점차로 관상동맥 질환에 의한 사망률이 줄어들고 있다.

관상동맥 질환이 왜 발생하는지에 대해서는 명확하게 밝혀지고 있지 않으나 관상동맥 질환과 밀접한 관련이 있는 4대 위험요인에는 고지혈증(고콜레스테롤혈증), 고혈압, 흡연, 당뇨가 있으며, 기타 관상동맥 질환의 가족력, 비만, 운동부족, 스트레스, 여성의 폐경기 이후 등이 위험요인으로 작용한다. 여러 가지 위험요인을 복합적으로 가질수록 병의 위험도도 증가한다.

심혈관 질환의 위험요인

심혈관계 질환의 발병 요인은 비만, 동맥경화 등 여러 가지를 들 수 있다. 특히 나이가 듦에 따라 몸에 이로운 고밀도 지단백 콜레스테롤(HDL-C)의 양은 줄어들고 중성지방의 수치가 높아지며, 동맥벽에 잘 달라붙는 저밀도 지단백 콜레스테롤(LDL-C)의 양이 늘어 심혈관계 질환의 직접적인 원인이 될 수 있다. 이러한 증상이 관상동맥(심장의 동맥)에 나타나게 되면 심장의 허혈증상이나 협심증, 심근경색 등의 질환으로 발전하게 된다.

고혈압, 동맥경화증, 심장병, 뇌졸중 등은 혈액의 흐름에 장애가 생겨 발생하는 심혈관계 질환으로 오늘날 성인병의 주종을 이루고 있는 사망률이 높은 질병이다.

이들 질병은 서로 밀접한 관련이 있으며, 유전적 요인뿐만 아니라 비만, 담배와 술, 운동부족, 스트레스, 식습관과 생활패턴이 중요한 발병요인이다.

심장병과 관련된 가장 큰 요인은 고혈압이나 동맥경화인데, 이 질병들은 당뇨병, 흡연, 고지혈증 등에 의해 유발되는 경우가 많으며, 심근경색, 협심증 등의 허혈성 심장질환(관상동맥 질환), 고혈압성 심장혈관질환, 뇌졸중, 심부전 등의 심혈관 질환은 유전적인 요인과 환경적인 요인들에 의해서 복합적으로 영향을 받는다. 이렇게 질병 발생 가능성을 높이는 요인들을 위험요인이라 하며, 이러한 위험요인은 바꿀 수 없는 고정요인과 스스로의 노력에 의해서 바꿀 수 있는 변동요인으로 나눌 수 있다. 이와 함께 연령, 성별, 가족력 등은 심혈관 질환의 매우 주요한 고정 위험요인이다.

연 령

연령이 증가하면서 심혈관계 질환 발병이 많아진다.

성 별

관상동맥 질환 및 고혈압의 경우 남성이 여성에 비하여 여성의 폐경기까지는 위험이 높으며, 폐경기 이후에는 여성의 위험이 남성과 비슷하게 높아진다.

가족력

가족 중 심장병, 뇌졸중 등 심혈관 질환을 앓거나 혹은 이런 병으로 남자의 경우 55세 이전, 여자의 경우 65세 이전에 돌아가신 분이 있으면 심혈관 질환 가족력이 없는 사람보다 심혈관 질환 발생에 더욱 주의해야 한다.

고지혈증

고지혈증은 관상동맥 질환의 위험을 증가시킨다. 고혈압, 흡연과 같은 다른 위험요인들이 있을 때 위험은 더 증가되며 콜레스테롤 수준은 연령, 나이, 종족, 식사 등에 따라 영향을 받는다.

고혈압

고혈압은 뇌졸중을 일으키는 가장 중요한 위험요인이다. 고혈압이 있으면 관상동맥 질환이 발생할 위험도 많이 증가한다.

흡 연

흡연자들은 비흡연자보다 심혈관 질환 발병 위험이 2배 이상 높으며, 간접흡연(주위에서 흡연하여 간접적으로 담배연기를 마시는 경우)이 장기간 계속되는 경우에도 위험은 높아진다.

당 뇨

당뇨병은 심혈관 질환 발생에 치명적인 영향을 미친다. 혈당을 조절했다고 해도 당뇨병은 심장질환과 중풍의 위험을 결정적으로 증가시킨다. 또한 당뇨병 환자의 80% 이상이 심혈관 질환으로 사망한다.

비 만

비만은 체내 지방이 지나치게 쌓인 상태를 말하며 비만한 사람은 심혈관 질환이 발생할 위험이 증가된다. 비만은 다른 어떤 위험요인을 가지고 있지 않다고 해도 심장병과 중풍을 앓게 될 가능성을 높인다. 비만하면 혈압이 상승하고, 혈중 콜레스테롤과 중성지방이 많아지고 당뇨병의 발생 위험이 증가하며 이러한 변화는 모두 심혈관 질환의 발생 위험을 높이는 작용을 한다. 체중조절은 매우 어려운 일이나 비만인 사람이 만일 5～10kg을 감량할 수 있다면 심혈관 질환의 위험을 낮추는 데 많은 도움이 될 것이다.

운동부족

운동부족은 관상동맥 질환 위험요인의 하나로 규칙적으로 중 정도 혹은 강도 높은 운동을 한다면 심장이나 혈관계와 관련된 질병을 예방할 수 있다. 중 정도의 운동이라도 규칙적으로 주 3회 이상 한다면 심혈관 질환 예방에 유익하며 운동은 혈액 중 총콜레스테롤을 낮추고 몸에 유익한 콜레스테롤(HDL-콜레스테롤)을 높이며 혈압을 낮출 뿐만 아니라 당뇨와 비만을 조절하는 데도 도움을 준다.

심혈관 질환의 종류

뇌졸중

(1) 뇌졸중의 정의

뇌졸중은 뇌에 혈액을 공급하는 동맥에 장애가 생겨 정상적인 혈액공급이 이루어지지 못해 뇌 기능이 갑작스럽게 손실되는 것으로 흔히 '중풍'이라고도 한다. 뇌의 일시적 혹은 지속적인 혈액공급 부족이나 출혈로 인하여 발생하며 뇌가 손상됨에 따라 언어장애, 운동장애 등 뇌의 손상된 부위에 의해 조절되는 신체기능에 이상이 생긴다.

뇌졸중은 크게 뇌의 혈관이 막혀서 특정 부위에 혈액순환이 안 되어 나타나는 허혈성 뇌졸중(뇌경색)과 뇌혈관이 터져 발생하는 출혈성 뇌졸중으로 분류할 수 있다. 두 부류의 뇌졸중 중 허혈성 뇌졸중이 증가하는 경향이며, 출혈성 뇌졸중은 감소하는 경향에 있다. 허혈성 뇌졸중은 동맥경화와 관련된 경우가 많으며 출혈성 뇌졸중은 고혈압과 관련된 경우가 많다.

(2) 뇌졸중의 원인

뇌졸중의 증상은 갑자기 나타나게 되지만 뇌혈관의 이상은 갑자기 발생하는 것이 아니다. 뇌동맥류 혹은 뇌동정맥 기형으로 인한 뇌출혈을 제외하고는, 혈관의 병이 진행하여 혈관이 견디지 못할 정도가 되면 터지거나 막히게 되어 증상이 나타나게 된다. 뇌졸중의 종류에 따라 그 원인에 차이가 있으나 허혈성 뇌졸중은 동맥경화증 등의 혈관변화, 혈전증, 색전증 등이, 출혈성 뇌졸중의 경우에는 고혈압, 동맥류, 혈관 기형 등이 원인이 된다.

(3) 뇌졸중의 종류

① 허혈성 뇌졸중

동맥경화증이 진행되면 뇌의 혈관벽에 콜레스테롤 등이 쌓이면서 혈관이 좁아지거나 막혀서 뇌졸중이 발생한다. 동맥경화 부위에 혈전이 생성되기도 한다. 신체 다른 부위, 특히 심장 및 그 주변 기관에서 혈전(혈관 내 혈액응고물)이 발생하여, 이 혈전이 떨어져 나와 뇌의 혈관을 막는 색전증에 의해서도 발생할 수 있다. 이는 특히 심장판막 질환이나 심실세동 등의 부정맥이 있는 환자에서 잘 발생할 수 있다. 혈전 이외에도 혈관 내의 공기, 지방, 종양세포 등이 뇌혈관을 막아 뇌졸중이 발생하는 경우도 있다.

허혈성 뇌졸중은 그 혈액순환 장애에 따라서 '완전 허혈'과 '부분 허혈'로 분류할 수 있으며, 완전 허혈 시에는 뇌 국소 부위의 혈액순환이 완전히 차단되어 뇌의 일부분이 죽는 현상, 즉 '뇌경색'이 발생하게 된다. 뇌경색 부위는 그 기능을 되살릴 수 없으며, 따라서 뇌경색에 의한 장애는 영구적으로 남게 된다. 또한 뇌졸중은 발생 후 방치하여 두는 경우 점차로 악화되는 경향이 있으며, 이러한 악화를 막는 것도 뇌졸중 치료의 목표이다.

일과성 허혈 발작은 뇌의 혈액 공급이 감소되어 일시적, 국소적으로 신경학적 증상이 나타나는 것으로 일시적이라는 점에서 뇌졸중과 다르다. 뇌졸중과 동일한 증상을 나타내나 보통 증상이 수분간 지속되다가 사라진다는 점에서 차이가 난다. 일과성 허혈 발작은 뇌의 혈류에 장애가 있어 이후에 뇌졸중이 발생할 수 있다는 것을 경고하는 것이므로 즉시 병원을 방문하여 적극적으로 치료 및 검사를 받도록 하는 것이 중요하다.

② 출혈성 뇌졸중

출혈성 뇌졸중은 뇌혈관이 터지거나 혈액이 누출되어 발생하며 혈액이 주변 뇌조직으로 흘러 들어가 뇌손상을 일으킨다. 고혈압이 잘 조절되지 않을 경우 혈관벽을 약하게 하여 출혈을 일으키며 동맥류 파열, 동정맥 기형 등이 원인이 되기도 한다.

(4) 뇌졸중의 증상

뇌졸중의 증상은 신체 한쪽 얼굴, 팔, 다리의 따끔거림, 시야장애,

언어장애 등이 있으며 수분간 지속되는 일과성 허혈 발작이 뇌졸중 전에 나타나기도 한다. 환자의 증상만으로 허혈성 뇌졸중과 출혈성 뇌졸중을 구별하기는 쉽지 않다. 뇌졸중의 증상은 다음과 같다.

- 갑자기 팔, 손, 다리에 힘이 빠지고 약해진 느낌이 든다.
- 얼굴이나 몸 한쪽에 느낌이 없다.
- 갑자기 한쪽 눈이 보이지 않는다.
- 갑자기 말을 하는 데 어려움을 느낀다(실어증 혹은 발음장애).
- 다른 사람의 말을 잘 이해하지 못한다.
- 어지럽거나 균형을 잃는다.
- 이전에 느끼지 못했던 심한 두통을 느낀다.

(5) 뇌졸중 환자의 생활수칙

① 혈압을 정기적으로 체크하고 고혈압이 있으면 이를 치료한다.

② 당뇨병이 있으면 의사의 지시에 따라 혈당을 조절한다.

③ 담배를 피운다면 즉시 끊으며 과도한 음주를 자제한다.

④ 지방, 포화지방산, 콜레스테롤이 적은 음식과 야채와 과일을 많이 섭취한다.

⑤ 적절한 운동을 규칙적으로 한다.

⑥ 신체 한쪽의 마비감, 심한 두통 등 뇌졸중의 증상이 있을 경우 즉시 병원을 방문하여 진단 및 치료를 받도록 한다.

협심증

(1) 협심증의 정의

협심증은 심장 근육이 일시적으로 충분한 혈액을 공급받지 못하여 흉부 압박감 또는 흉통을 느끼는 것으로 심장에 혈액을 공급하는 관상동맥이 부분적으로 좁아져 발생하는 관상동맥 질환의 하나로서 안정 협심증, 불안정 협심증, 이형 협심증(프린쯔메탈 협심증) 등으로 나눌 수 있다.

심장의 혈관이 막혀서 심장 근육이 죽게 되는 심근경색과는 달리 협심증의 통증은 휴식을 취하거나 협심증 약을 복용하면 수분 내에 감소된다.

(2) 협심증의 원인

협심증은 심장근육에 충분한 양의 혈액이 공급되지 못하여 발생하는 것으로 가장 흔한 원인은 동맥경화증이다. 이외에 혈관이 수축되거나 혈전으로 혈관이 좁아져 발생할 수도 있다. 신체의 산소 소비를 증가시키는 육체적 활동이 가장 흔한 유발요인이며 정신적 스트레스, 심한 추위나 더위, 과중한 식사, 흡연 등으로 유발되기도 한다.

(3) 협심증의 증상

조이는 것 같은 통증이 주증상으로 가슴 어디에서도 통증을 느낄 수 있으나 주로 흉부 중앙 뒤쪽에서 꽉 쪼여드는 압박감이나 짓누르는 듯한 통증을 느끼게 된다. 환자에 따라 표현은 각기 다르나 흉부에서 느낄 수 있는 가장 심한 고통인 것이 공통점이다. 때로는 통증이 왼쪽 팔, 왼쪽 어깨, 턱에 퍼져나가거나 팔, 어깨, 턱에 통증을 느끼기도 한다. 무거운 물체가 가슴을 누르는 것 같은 압박감을 느끼거나 호흡곤란, 조이는 느낌을 나타내기도 한다. 30분 이상 증상이 지속되는 심근경색과는 달리 30초~30분간 증상이 지속된다. 혀 밑에 니트로글리세린정을 투여함으로써 즉시 통증이 가라앉을 수 있다.

협심증은 심장에 충분한 양의 혈액이 공급되지 못하여 발생하는 것으로 관상동맥(심장에 혈액을 공급하는 동맥)을 확장시키거나 심장의 일을 줄여 산소 요구량을 감소시키는 질산염 제제(니트로글리세린), 베타 차단제, 칼슘 채널 차단제 등을 복용한다. 혈전으로 혈관이 좁아지는 것을 막기 위해 아스피린 등 항 혈소판 제제를 투여하는 것이 좋다.

(4) 협심증 환자의 생활수칙

① 담배를 피우지 말아야 한다. 흡연은 동맥경화증의 위험요인 중의 하나로 특히 심장동맥에 영향을 미쳐 협심증이 있는 사람에게 치명적인 영향을 줄 수가 있다.

② 커피나 홍차와 같이 카페인을 함유한 음료를 줄여 마시도록 한다.

③ 비만인 경우에는 체중을 조절해야 한다.

④ 심한 운동, 흥분, 과식, 무리한 사우나, 갑작스런 추위에의 노출 등은 피해야 한다.

⑤ 흉통이 처음 발생했거나 갑자기 빈도가 늘어난 경우에는 반드시 안정을 취하고 적절한 치료를 받아야 한다.

⑥ 운동을 하는 데 있어서는 시작하기 전에 반드시 준비운동을 해야 하며 하는 중에 힘들어지거나 흉통이 생기게 되면 즉시 중단하고 쉬어야 한다.

⑦ 심한 흉통이 생긴 후 2주간의 안정기 동안에는 부부관계도 하지 않는 것이 좋다.

심근경색증

(1) 심근경색증의 정의

심근경색증은 심장근육에 혈액을 공급하는 혈관이 막혀서 심장근육조직이 죽게 되는 질병을 말한다. '심근'이라는 말은 심장의 근육이라는 뜻이며 '경색(梗塞)'이라는 말은 산소부족으로 심장의 조직이 죽어 가는 것을 뜻한다. 즉, 심근경색이라는 말은 심장의 근육이 산소부족으로 죽어간다는 의미가 된다. 이러한 산소부족은 심장에 산소를 공급하는 혈관(관상동맥)이 동맥경화로 좁아지거나 혈전이 생성되어 발생하는 경우가 많으며 심근경색증이 일어나면 환자는 심한 가슴의 통증, 호흡곤란 등을 느끼게 된다.

(2) 심근경색증의 원인

동맥경화에 의해서 주로 일어난다. 위험요인으로는 고지혈증, 고혈압, 흡연, 당뇨 등이 가장 중요하고, 기타 관상동맥 질환의 가족력, 비만, 운동부족, 여성의 폐경기 이후 등이 위험요인으로 작용한다. 이들 위험요인들을 복수로 많이 가지고 있을수록 심근경색증이 발생할 위험도 증가한다. 여성은 남성에 비해 심근경색증이 약 10세 뒤늦게 발생하며, 여성은 폐경기 전에는 남성의 약 1/3 미만으로 발생하고 폐경기 이후에는 남녀의 차이가 줄어든다.

(3) 심근경색증의 위험요인

흡연, 고지혈증, 고혈압, 당뇨, 가족력, 남성(폐경기 이전에는 남성에서 더 많이 발생), 여성의 폐경기 이후, 스트레스이다.

(4) 심근경색증의 증상

주된 증상은 곧 죽을 것 같은 심한 고통이다. 때로는 발한, 오심, 호흡곤란 등을 동반한다. 수분 이내에 가라앉는 협심증의 통증과는 달리 심근경색증의 통증은 30분에서 수시간 동안 지속된다. 통증과 압박감은 팔, 등, 턱으로 퍼져나가기도 한다. 소화장애, 폐부종, 기절, 혼수 등의 증상을 나타내기도 하며 당뇨환자, 여성, 노인환자 등 일부 환자들은 흉통을 느끼지 않고 소화가 안 되거나 숨이 가빠지는 것처럼 느끼기도 한다.

(5) 심근경색증의 생활수칙

① 담배를 피운다면 끊어야 한다.

② 의사의 지시에 따라 포화지방산과 소금이 적은 음식을 섭취한다.

③ 의사의 지시에 따라 적절한 운동을 하고 신체의 상태를 고려하여 운동시간과 강도를 조절한다.

④ 비만일 경우 체중을 줄인다.

⑤ 당뇨나 고혈압이 있을 경우 이를 조절한다.

심부전

(1) 심부전의 정의

심장의 펌프작용이 저하되어 필요한 양의 혈액을 신체의 다른 기관에 내보내지 못하게 된 상태를 심부전이라 한다. 많은 심장질환들이 심장의 수축능력과 이완능력에 장애를 일으켜 심부전의 원인이 될 수 있다. 심부전은 보통 수년에 걸쳐 느리게 진행되며 심장이 점차적으로 펌프하는 능력을 잃게 된다.

심장은 좌우의 심방과 심실로 이루어져 있으며 우심실의 경우 폐로 혈액을 보내 신선한 공기를 담아오는데 이 우심실의 수축력이 떨어지면 폐로 충분한 혈액을 보내지 못하게 되면서 온몸의 정맥계의 혈액도 정체가 되어 하지부터 몸이 붓기 시작하는데 신장이 좋지 못해서 오는 부종은 얼굴이 주가 된다는 점에서 심부전으로 인한 부종과 다르다. 좌심실은 신선한 공기를 담은 피를 우리 몸 구석구석까지 보내는 역할을 하는데 이곳의 수축력이 저하되면 폐에 혈액이 많아져 호흡이 괴로워지고, 호흡할 때마다 목에서 그렁그렁 소리가 나는 등의 증상을 보인다.

(2) 심부전의 원인

여러 가지 심장질환이 심부전의 원인이 될 수 있으며 빈혈, 신장질환, 감염, 약물 등이 원인이 되기도 한다. 심장발작에 의한 심장근육의 손상, 부정맥 등이 심부전의 위험을 높이며 심장에서 피의 흐름을 조절하는 판막 이상, 심장의 감염에 의하여 발생할 수도 있다. 한 가지 원인에 의해 심부전이 나타날 수도 있으나 여러 가지 위험인자가 중복될 경우 심부전이 나타날 가능성이 높아진다.

심부전의 주요 위험인자는 다음과 같다.

- 관상동맥 질환과 심근경색증
- 심장 근육의 병변 및 판막 이상

• 고혈압
• 부정맥
• 선천성 심장 이상
• 폐색전증 등의 폐질환
• 육체적인 과로와 정신적 스트레스
• 과도한 염분섭취 및 약물 복용

(3) 심부전의 증상

심부전의 가장 흔한 증상은 다리 및 발목의 부종, 호흡곤란, 수분 축적으로 인한 체중 증가 등이다. 심장의 저하된 수축력을 보상하여 신체에 더 많은 혈액을 공급하기 위하여 심장이 커지고 근육이 두꺼워지며 더 빈번히 뛰게 된다. 심장의 이러한 변화에 의해 펌프 기능의 저하가 일시적으로(때로는 수년간) 보충되나 이러한 보충은 제한적이므로 결국 심부전 증상이 나타나게 된다.

대부분의 환자에서 좌심실 부전이 먼저 시작되나 좌심실 부전은 우심실의 일을 증가시키므로 최종적으로는 양쪽 심실의 기능이 모두 떨어지게 된다. 심부전은 보통 수개월 또는 수년에 걸쳐 진행되나 어떤 환자에서는 급격히 발생되기도 한다. 심부전의 주요 증상은 다음과 같다.

① 호흡곤란은 가장 많이 나타나는 증상으로 심하지 않으면 운동을 할 때만 숨이 차지만 진행되면 가만히 있어도 숨이 차고 밤에 숨이 차서 누워서 잠을 잘 수 없으며 앉아서 밤을 새우는 경우도 있다.

② 다리가 부어 저녁이 되면 신발이 들어가지 않는다든지 발목의 옆이 부어서 누르면 쑥 들어간다든지 하는 증상이 처음에 있으나 진행하면 다리 전체가 붓게 된다. 발, 발목, 다리에 주로 나타나며 때때로 복부 부종이 나타나기도 한다. 심부전 환자에서 체중이 증가하는 원인이 된다.

③ 심장의 펌프 기능이 떨어짐에 따라 근육과 다른 조직에 충분한 산소와 영양분이 공급되지 못하여 피곤을 잘 느끼고 쇠약해진다.

④ 기침이 계속되며 점액질이 많거나 분홍빛의 가래가 나오고 가래에 피가 섞여 나오기도 한다.

⑤ 그 외 소화장애, 식욕감퇴, 불안, 기억상실 등이 나타난다.

심혈관 질환과 운동

심혈관계 질환의 예방과 치료를 위해서는 우선 신체의 대근육군을 움직이는 동적인 운동(걷기, 자전거, 조깅, 수영 등)이 효과적이다. 특히 걷기나 가벼운 조깅은 특별한 장비 없이도 쉽게 할 수 있다는 장점이 있고, 수영은 비만이나 관절에 이상이 있는 사람에게 효과적이다. 심혈관계의 기능 개선을 위한 운동은 주당 3~5회, 하루 30분 이상의 운동이 효과적이므로 너무 지루하거나 흥미가 없는 운동종목은 삼가고 본인의 체력수준과 건강상태에 맞고, 즐거움을 줄 수 있는 운동종목을 선택하는 것이 중요하다.

신체적 활동을 제한할 필요가 있는 심한 심혈관 질환자를 제외한 대부분의 사람들은 적당한 양의 운동을 규칙적으로 하는 것이 필요하다. 규칙적인 운동은 심장을 튼튼하게 하고 혈액 내의 콜레스테롤을 감소시켜 고지혈증과 동맥경화증을 예방하거나 치료한다. 운동을 하면 몸에 유익하고 관상동맥 질환의 발생을 예방하는 인자인 HDL-콜레스테롤이 증가한다. 운동은 신진대사를 활발히 하여 비만을 치료할 수 있으며 혈당 또는 고혈압을 조절하는 데 도움이 된다. 따라서 심장병이 있는 사람, 고혈압이 있는 사람, 심혈관 질환의 위험이 높은 고지혈증, 동맥경화증이 있는 사람은 담당의사와 상의하여 자신의 신체 상태에 적합한 운동을 꾸준히 하도록 한다. 집안에서 손쉽게 실천할 수 있는 운동방법은 다음과 같다.

(1) 집안에서의 운동방법

① 집안일은 가족들과 함께 즐겁게 한다.

② 식사 전후에 가볍게 산책한다(처음 5~10분에서 30분까지 늘림).

③ 걸을 때 언덕길을 이용한다.

④ TV를 볼 때 리모컨은 가능한 한 멀리 두고 앉아서 본다.

⑤ 전화를 받을 때는 일어서서 받는다.

⑥ 강아지를 키울 경우 강아지를 데리고 산책한다.

⑦ 가족들과 함께 활동량을 높일 수 있는 여가 활동을 구상한다.

(2) 피해야 할 운동

심장에 부담을 주는 저항성 운동(탄력밴드)이나 중량운동(역기, 웨이트 기구, 무거운 아령 등)은 삼가는 대신 전신의 근육을 이용하는 운동을 한다. 너무 경쟁적인 스포츠나 단거리 달리기같이 짧은 시간에 큰 힘을 필요로 하는 운동은 심장에 부담을 주므로 피해야 한다.

(3) 운동효과

심장에서 우리 몸으로 피를 보내주는 펌프작용이 활발해지고 혈관의 탄력이 향상되어 혈액순환을 원활하게 해 준다. 그리고 체내 혈액량이 증가하여 전신에 혈액이 골고루 갈 수 있게 된다. 근육량이 늘어나 운동능력이 좋아지고 혈액순환을 좋게 해 준다. 유산소 운동으로 체내 잉여지방을 연소시켜 비만을 해소해 주고 혈액순환이 원활해져 노폐물을 몸 밖으로 배출해 준다.

고지혈증

정 의

우리나라에서도 식생활이 서구화되고 변화를 가져오고 있어서 단백질과 지질의 섭취가 증가하여 왔는데 육류의 섭취가 매우 많아져서 혈중 콜레스테롤 수치와 중성지방 수치가 증가되는 추세와 함께 이와 관련된 심혈관 질환의 발생률이 높아지고 사망률이 증가하고 있다.

고지혈증은 글자 그대로 피 속에 기름(지방)이 정상보다 많다는 것이다. 원인은 우리가 알고 있는 것처럼 고기를 많이 먹어서만 오는 것은 아니다. 고기 외에도 고칼로리 섭취에 의해서, 술이나 약에 의해서, 유전적인 영향에 의해서, 또는 어떤 질환에 의해 이차적으로 올 수도 있다.

고지혈증은 혈액 내로 흡수된 지방 즉 중성지방, 콜레스테롤, 인지질, 유리지방산 등이 단백질과 결합하여 물에 용해된 형태의 리보단백으로 되는데 이것을 혈청지질이라 하며 이 혈청지질이 정상보다 많은 경우를 고지혈증이라 한다.

지방질은 물에 녹지 않기 때문에 단백질로 둘러싸인 채로 혈중에 퍼져서 우리 몸속을 돌아다니는데 이런 지방과 단백질의 결합체를 지단백이라고 부른다.

이 지단백은 그 밀도에 따라 카일로마이크론, 초저밀도, 중간밀도, 저밀도, 고밀도 지단백으로 구분하고 각각의 분획은 여러 가지 다른 특성들을 가진다. 그리고 혈중농도를 표시할 때 대개 혈장 100ml에 들어 있는 콜레스테롤 등 지질의 양으로 표시해서 mg/dl로 표시한다.

고지혈증은 혈소판 응집기능 항진, 혈소판 응고시간의 단축, 선용계 기능의 저하 등 혈액의 응고에 변화를 일으켜 혈액점도가 상승하고 결국 혈액의 성질과 상태에 병적 변화와 혈관염에 의한 말초순환 장애를 일으킨다.

또한 고지혈증은 동맥에 죽상경화를 일으켜 혈전을 만들어 혈관을 폐쇄시켜 버린다. 이것이 뇌에서 일어나면 뇌경색, 심장의 관상동맥에서 일어나면 심근경색을 일으켜 사망의 직접적인 원인이 된다.

고지혈증은 여러 가지 질병과 관계가 있고, 특히 동맥경화증의 발병과 관계가 매우 깊어 이에 대한 연구들이 오래전부터 진행되어 왔다. 지금까지의 연구들에 의하면 고지혈증, 특히 콜레스테롤이 높은 경우에는 동맥경화증의 발생을 촉진할 뿐만 아니라 동맥경화증을 불안정한 상태로 만들어 급성 심근경색으로 빨리 진행시킨다고 알려져 있다.

중성지방과 동맥경화증과의 관계에 대해서는 어느 정도의 이견이 있으나 너무 높은 경우는 동맥경화증 외의 다른 건강상의 문제를 일으킨다. 콜레스테롤은 흰색을 띤 왁스 같은 물질로 우리 몸의 세포를 형성하는 데 사용되고, 또 호르몬을 생산하는 데 사용되므로 적정한 정도의 콜레스테롤은 생명의 유지에 필수적이다.

그리고 고지혈증은 협심증, 심근경색, 뇌졸중, 동맥경화증, 지방간, 췌장염의 주범이다. 콜레스테롤이나 중성지방의 혈중농도 중 어느 하나가 정상치보다 높은 경우에 발생한다. 혈액 중에 있는 지질성분은 콜레스테롤, 중성지방, 인지질, 유리지방산 등이다. 콜레스테롤은 세포막, 담즙산, 스테로이드계 호르몬 등의 합성에 쓰이고 중성지방은 주요한 에너지원이다.

중성지방은 지방산과 글리세롤이 에스테르 상태로 결합돼 있다. 지방산이 고체 형태의 동물성 포화지방산이냐, 액체 형태의 식물성 불포화지방산이냐, 어유나 두유에 포함된 긴사슬지방산이냐에 따라 건강에 미치는 역할이 다르다. 후자일수록 콜레스테롤과 결합하는 양이 적고 콜레스테롤을 만드는 데 덜 기여하므로 건강에 유익하다.

중성지방은 두 가지 경로로 쌓인다. 음식으로 섭취된 지방은 장세포에서 가수분해돼 다시 중성지방으로 재구성되며 지용성 비타민, 콜레스테롤, 인지질에 결합한 채 림프계를 통해 혈액으로 들어간다. 혈액에서 조직으로 들어가 저장되는데 중성지방은 무게 당 열량 발생이 높으므로 중요한 에너지원이 된다. 매우 효율적으로 사용되는 중성지방이지만 지병이나 운동부족으로 혈액에 오래 남아 있으면 동맥경화증을 일으킬 수 있다.

한편 중성지방은 간에서도 합성된다. 한국인은 지방섭취량의 점진적 증가, 당질 과잉 섭취, 과음 후 남은 열량 등으로 인해 과잉의 영양소가 간에서 중성지방으로 전환되고 있다. 과잉의 당질이 글리코겐으로 저장되는 양은 그리 많지 않으므로 남는 당질은 모두 중성지방으로 저장된다. 과음으로 남는 알코올은 중성지방을 만드는 원료로 사용되며 중성지방이 합성되는 대사경로를 활성화하는 역할을 한다. 고콜레스테롤혈증은 음식을 통해 섭취된 콜레스테롤과 간에서 합성된 콜레스테롤이 많거나 대사가 잘 되지 않아 혈중 콜레스테롤 농도가 높은 것이다.

콜레스테롤과 결합해 운반해 주는 지단백은 고밀도지단백(HDL)과 저밀도지단백(LDL)으로 나뉜다. HDL은 조직으로부터 콜레스테롤을 제거해 주는, LDL은 콜레스테롤을 혈관벽에 쌓아주는 역할을 한다. 따라서 전자는 동맥경화의 위험을 낮추고 후자는 높인다.

남성보다 여성이 HDL 농도가 높다. 지속적인 운동에 의해 HDL 농도가 높아지므로 고지혈증 치료에는 운동이 필수다. 영양학이 서양에서 들어온 것이라 그동안 고지혈증의 관심은 서양인처럼 동물성 식품을 즐겨먹어 생기는 고콜레스테롤혈증에만 치중돼 왔다. 그러나 한국인의 식사습관은 아직도 동물성 식품의 비중이 상대적으로 적어 고중성 지방혈증에도 관심을 가져야 한다는 지적이다.

우리 몸의 콜레스테롤은 간 등의 조직에서 만들어지기도 하고 또 밖으로부터 섭취된다. 계란, 육류, 버터, 우유 등의 동물성 식품에 콜레스테롤이 풍부하여 이런 것들을 많이 섭취하면 혈중 콜레스테롤이 증가하게 된다.

우리나라에서는 전통적으로 지방이 적은 음식물들, 즉 주로 채식을 많이 해서 동맥경화증에 의한 심장병의 빈도가 구미 여러 나라들에 비해 매우 낮았다. 그러나 근래에는 급격한 식생활의 서구화로 인해 과거에는 문제가 되지 않던 고지혈증이 있는 사람이 많아지고, 동맥경화성 관상동맥 질환의 빈도가 눈에 띄게 증가하여 국민건강을 심각하게 위협하고 있다.

미국 등에서는 수십 년 전부터의 연구 결과들이 속속 발표되어 고지혈증의 위험성이 일반 국민들에게도 잘 전파되어 동맥경화성 심장병에 의한 사망률이 감소하는 추세에 있다. 그러나 우리나라에서는 아직까지 절대적인 환자 수는 미국보다 훨씬 적지만, 근래에 오히려 환자가 증가하는 추세에 있다.

물론 동맥경화성 심장병이 고지혈증 하나만으로 설명될 수 있는 것은 아니지만 동맥경화성 심장병의 발생에 고지혈증이 주원인인 점을 고려하면, 미래의 어른들인 우리나라 어린이들이 지방이 많은 여러 인스턴트 식품을 좋아하는 현재의 현상들은 매우 바람직하지 못하고, 국민 계몽을 통하여 어려서부터 식생활을 잘 지도하여야 할 것이다.

체내에는 세 종류의 지질이 있는데 저비중 콜레스테롤, 고비중 콜레스테롤과 중성지방이 그것이다. 저비중 콜레스테롤은 심장병 발병과 밀접한 관계가 있으므로 '나쁜 콜레스테롤'이라 하며 고비중 콜레스테롤은 심장병 예방효과가 있어 '좋은 콜레스테롤'이라 하고 중성지방은 좋은 콜레스테롤이 낮을 경우 심장병을 유발시킬 수 있는 것으로 알려져 있다.

우리가 흔히 말하는 콜레스테롤이란 총 콜레스테롤을 말하는데 이는 세 종류의 지질 속에 포함되어 있는 콜레스테롤을 합친 값이며 총 콜레스테롤이 240mg/dl 이상이거나 저비중 콜레스테롤이 160mg/dl 이상이면 심장병에 걸릴 위험이 아주 높다.

중성지방은 200mg/dl 이하가 바람직하며 고비중 콜레스테롤은 평균수준이 45~54mg/dl이고 35mg/dl 미만이면 위험률이 두 배나 증가하므로 당뇨환자는 최소한 35mg/dl를 유지해야 한다. 당뇨병 환자의 약 58%는 지질치료가 필요할 정도로 지질농도가 높게 측정되었다. 이는 생각보다 훨씬 많은 환자가 심각한 고지혈증을 보이고 있음을 보여준다 하겠다.

고지혈증의 증상

혈액 속의 콜레스테롤이나 중성지방이 증가되어도 대부분의 사람은 아무런 증상이 없으며, 또한 일상생활에 지장이 없다. 그러나 고지혈증이 오랫동안 지속되어 혈관에 동맥경화증이 발생하면 심혈관 질환, 뇌혈관 질환 등이 생겨 증상이 나타나게 된다. 일단 고지혈증으로 심혈관 질환이 시작되면 치료를 계속해도 고통이 많게 되며, 때로는 조기에 사망하게 된다.

따라서 고지혈증에 의한 심혈관 질환을 효과적으로 예방하고 관리하기 위해서는 고지혈증을 일찍 발견하여 적절하게 치료하는 것이 필요하다. 아무 증상이 없는 사람도 적어도 정기적으로 혈중 콜레스테롤 검사를 하는 것이 좋다.

운동요법

운동종목으로는 걷기, 조깅, 자전거 타기, 등산, 에어로빅, 수영과 같은 전신 지구성 운동이 적합하며, 운동강도는 최대심박수의 60~80% 정도, 심박수의 측정이 곤란한 경우에는 약간 숨이 차는 느낌이 있을 정도, 호흡의 곤란을 느끼지 않으면서 이야기할 수 있을 정도의 강도로 운동하면 된다. 또한 최대 산소섭취량의 약 50~70% 정도의 조금 높은 강도로 하는 것이 좋다. 고지혈증은 운동량보다 운동강도 쪽이 효과 면에서 중요하다. 고혈압이 있는 사람이나 고령자는 최대 산소섭취량이 50%가 넘지 않은 운동강도로 운동을 실시한다.

운동시간은 운동의 종류 및 강도에 따라 결정되나 일반적으로 20~40분간 지속하게 되면 약 200~300칼로리 정도의 에너지를 소비할 수 있으며 운동 후에 준비운동 및 정리운동을 5~10분간씩 실시하는 것이 좋다. 또한 운동기간은 운동의 효과가 나타나려면 중성지방의 경우는 4개월 정도, 콜레스테롤의 경우는 1년 정도 지속적인 유산소성 운동을 할 때 효과적이다.

약 6~10주 이상의 꾸준한 운동이 고지혈증을 치료할 수 있는 이유는 근육 중에 있는 지질단백인 리파아제라는 중성지방을 분해하는 효소가 작용하여 중성지방의 분해를 촉진시키고 에너지의 소비를 늘리며 이때 지방을 에너지원으로 사용하기 때문이다.

또한 운동을 지속적으로 하더라도 저지방식 식이와 흡연, 커피 등의 기호품의 제한을 병행하여야 한다.

골다공증

뼈란 단단하기만 하고 활동이 없는 신체의 일부분이라고 생각하기 쉽다. 그러나 뼈는 우리 몸에서 매우 중요한 장기로 여러 가지 기능을 하고 있다. 즉 집의 기둥처럼 몸의 형태를 유지하고, 중요한 장기를 외부의 충격으로부터 보호하며, 칼슘, 인의 저장소로 이러한 물질들이 부족하거나 증가하는 현상을 방지하는 저수지의 역할을 하는 등 몸에서 없어서는 안 되는 기관이다.

따라서 뼈에서도 다른 장기와 마찬가지로 신진대사가 활발하게 일어나고 있다. 우리 몸이 성장할 때에는 뼈가 길어지고 굵어지며, 성장이 중단된 이후에도 오래된 뼈는 없어지고 새로운 뼈가 없어진 곳을 메우는 과정이 끊임없이 일생동안 일어난다. 뼈 속에 포함되어 있는 칼슘의 양이 성장기에 증가하는 것은 잘 알려져 있다. 이후 성인이 되어 키가 다 자란 후에도 뼈에 포함되어 있는 칼슘의 양이 계속 증가한다는 보고가 있고, 일반적으로 우리 몸에도 뼈가 가장 단단한 때는 30대 중반 전후로 알려져 있으며, 이때의 골밀도를 최대 골밀도라고 한다.

최대 골밀도는 남자가 여자보다 높고, 비만한 사람이 마른 사람보다 높다. 또한 인종적인 차이가 있어 흑인의 골밀도가 가장 높고 백인과 아시아 인종의 골밀도는 상대적으로 낮다. 이후에는 모든 골격에서 뼈가 생성되는 양보다 뼈가 녹아 없어지는 양이 많아지게 된다. 여성의 경우에는 남성에 비해 뼈가 약하고, 폐경 후에는 골밀도가 급격히 감소하여 남녀간의 차이가 더욱 심하게 된다. 일반적으로 남성의 경우 최대 골밀도의 20~30% 가량이 소실되고, 여성의 경우는 40~50%가 소실되어 골밀도의 소실 정도는 남자보다 여자에서 더욱 심하다.

골다공증 혹은 골다공뼈는 낮은 골량과 골 조직의 구조가 황폐해진 상태이므로 뼈가 쉽게 부서져서 고관절, 척추, 손목 등의 골절이 잘 일어나는 것이 특징이다. 골다공증(osteoporosis)은 일반적으로 폐경기 이후의 여성과 노인에서 골절의 주요인이 된다. 나이가 들면서 전체 골량의 40% 정도가 감소하게 되며, 이로 인해 폐경기 여성의 약 30%에서 골다공증으로 인한 골절이 생기게 된다. 70~80대의 최고령기에는 여성의 1/3, 남성의 1/6에서 골다공증으로 인한 대퇴부 골절이 생긴다는 조사 결과가 있다.

골다공증의 정의

골조송증이라고도 한다. 뼈의 구성성분인 칼슘이 서서히 소실되면서 뼈에 거친 경석이나 스펀지처럼 작은 구멍이 많이 나서 쉽게 부러지는 상태가 된 것을 말한다. 말 그대로 뼈 속에 구멍이 많아져서 골밀도가 저하된 상태를 의미한다.

뼈의 크기와 용적은 같아도 단위 용적 내의 뼈의 질량(골량) 자체가 매우 적어짐으로 인해 경미한 충격에도 쉽게 골절을 일으키는 질환이다. 골다공증은 남녀 모두에 흔히 발생하는 뼈의 손실로 특히 여성의 경우 젊은 여성은 뼈의 파괴에 비해 생성이 잘 되지만 폐경이 되면 에스트로겐의 감소에 따라 균형이 깨지면서 뼈조직이 점진적으로 소실된다. 가장 두드러진 사례로는 갑작스런 대퇴골, 척추, 손목관절 등의 골절이라 할 수 있다.

골다공증은 골 흡수와 생성 간의 균형 소실에 의해 발생되는데, 이러한 골흡수와 골소실은 파골세포와 골아세포(뼈를 만드는 세포)가 담당하며, 여러 인자들이 관여하는데 대표적인 인자인 성호르몬의 결핍은 파골세포의 골 흡수를 증가시키는 데 결정적인 역할을 한다. 골의 중요한 기능은 인체를 지지하는 역할이 아니라 칼슘 저장고로서의 역할이라 할 수 있다.

칼슘이 모든 세포기능의 중요한 요소이기 때문에 골에 의한 칼슘 저장기능은 매우 중요하다. 정상적인 세포기능을 나타내려면 혈중의 칼슘농도가 일정하게 유지되어야 하는데 이를 유지시켜 주는 것이 바로 골이다.

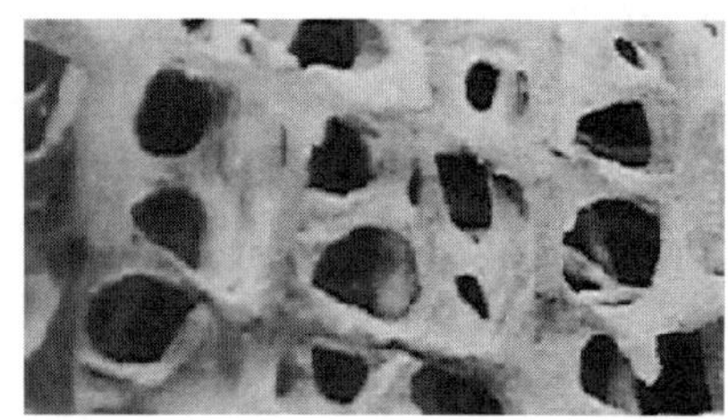

정상적인 골조직

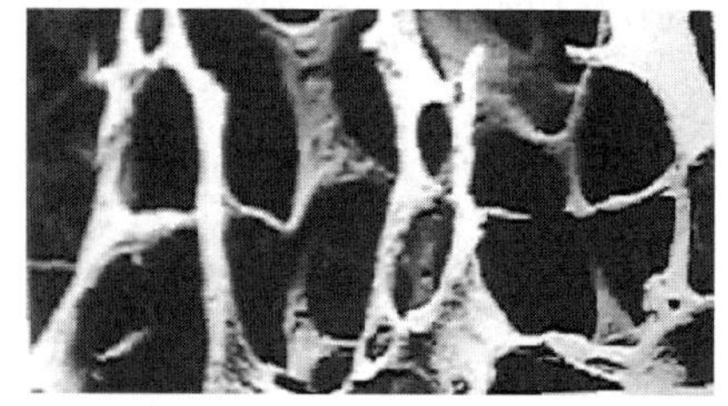

골다공증이 진행중인 골조직

그림 5-1. 정상적인 골조직과 골다공증이 진행중인 골조직

골다공증의 원인

(1) 영양적 요인

장기간 칼슘과 단백질 섭취가 부족할 때 우리의 신체는 뼈 형성을 위해 칼슘을 사용한다.

편식, 동물 단백질이 높은 식이 및 다이어트 등은 칼슘의 가장 좋은 공급원인 유제품을 피하게 하고 저체중을 초래하는데, 저체중은 골다공증의 위험요소 중 하나이다.

(2) 조기 폐경

폐경기 이후 에스트로겐 농도가 감소하기 때문이다.

(3) 운동 부족(앉아서 일하는 생활유형)

연령에 따라 활동량이 감소되기 때문이며, 모든 연령층에서 운동은 뼈질량을 증가시킨다.

활동량이 많은 직업을 가진 사람은 골밀도와 근육의 밀도가 높다. 운동은 골격을 지지하는 근육에 의해 뼈가 단단히 지지되게 하는 기능이 있다.

(4) 흡 연

혈액의 산성도를 높여 신체의 칼슘 이용 및 흡수에 직접적인 영향을 줄 수 있고 조기 폐경을 초래한다.

(5) 갑상선 기능 항진증

(6) 음주와 카페인

카페인은 칼슘 흡수를 저해하고 홍조를 심하게 하며 심장질환, 불면증을 증진시키는 경향이 있다.

(7) 비타민 결핍(특히 비타민D)

(8) 유전적 요인

어머니 또는 여형제가 골다공증이 있다면 골다공증을 유발시키는 위험인자를 가지고 있을 가능성이 높다. 마르고 작은 뼈를 가진 여성들이 더 위험하다.

(9) 저체중

폐경 후의 에스트로겐의 기본적인 원천의 하나가 지방조직이기 때문에 체지방이 적은 여성은 에스트로겐 농도가 낮다.

(10) 만성 스트레스

(11) 기타 염증성 장질환, 갑상선 질환, 만성 간질환, 신장병 등은 골다공증을 유발할 수 있다.

(12) 고 령

나이가 들수록 골다공증의 위험도가 높다. 나이가 들면 들수록 뼈의 밀도가 감소하기 때문이다.

골다공증의 증상

(1) 초기 증상

요통은 보통 증상이 없다.

(2) 후기 증상

① 갑자기 요통이 생기며 골절을 의미하는 소리가 난다.

② 척주 기형이 생긴다.

③ 키가 작아진다.

④ 작은 외상으로도 골절이 일어난다(특히 엉덩이나 팔 부위).

(3) 골다공증이 걸리기 쉬운 사람

① 여성

② 조기 폐경된 여성

③ 백인 또는 동양인

④ 부신피질 호르몬(스테로이드)이나 항경련제 상용자

⑤ 작은 체구의 마른 사람

⑥ 고령자

⑦ 가족력이 있는 사람

⑧ 저칼슘 섭취자

⑨ 운동이 부족한 사람

⑩ 음주와 흡연이 과다한 사람

⑪ 갑상선 기능항진증(그레이브씨 병) 환자

⑫ 위장병 등으로 영양 섭취가 불량한 사람

(4) 위험인자

① 난소 제거 수술을 한 경우

② 난소암 치료를 위한 방사선 치료

③ 요도 및 다른 골반 감염증이 재발한 경우

④ 영양부족(특히 칼슘과 단백질 부족)

⑤ 골격이 작은 경우

골다공증의 예방

골다공증의 예방은 젊었을 때, 특히 30세 이전에 튼튼한 뼈를 만들어 놓는 것이 가장 중요하다.

운동요법

골다공증의 예방과 치료에는 운동이 매우 중요하다. 부동자세나 무중력 상태에서는 골소실이 촉진될 수 있는데 요통치료를 위해 장기간 절대안정을 취한 사람은 골밀도가 1주 후 0.9%의 골 무기질이 감소한다고 한다. 지주골량(trabecular bone volume)의 30% 이상 소실되면 골절의 위험은 증가한다. 건강한 사람이 30~60주간 절대안정을 취하면 골질량의 1/3에 해당하는 양의 칼슘, hydroxyproline 등이 소변으로 빠져나가게 된다. 이와 같이 절대안정을 취하면 골소실이 증가되어 골다공증이 될 수 있다. 골격 내 고정용 삽입물이나 관절삽

입 대치술을 시행하게 되면 근육이나 뼈에 긴장이 소실되고 비활동성이 되어 골다공증을 초래할 수 있다. 특히 근육의 힘도 오랫동안 고정자세를 하고 나면 급격히 소실되게 된다.

노년기 운동은 식이요법을 철저히 한다는 조건하에서 골밀도 감소 속도를 약간 줄일 수 있을 정도라고 한다. 그러나 노년기 운동은 근육을 증가시키고 운동신경을 항상 유지시킬 수 있으므로 낙상을 예방해 주고 넘어져도 유리한 자세로 넘어질 수 있다는 정도만큼 유리하다. 운동은 이론적으로 골세포를 자극하여 성장을 촉진한다. 그러나 과격한 운동은 오히려 골밀도를 감소시킬 수 있다. 여성에서 과도한 운동은 생리가 없어질 수 있다. 운동의 종류는 다양해야 하고 자세를 바꾸면서 압력을 가하는 운동을 해야 한다.

1주 3~5회, 1회 30분, 최고 맥박의 70~80% 수준에서 실시하면 좋다. 체중부하와 육체적 활동은 골 성장과 골 재건에 대해 구조적 자극과 같이 작용한다. 골 질량을 유지하기 위해서 뼈에 가장 효과적인 스트레스는 근육수축이며 체중부하는 골 소실을 예방하는 데 효과적일 수 있다.

식이요법

충분한 양의 칼슘 섭취가 골다공증 예방의 주된 방법이다. 보통 1일 권장 칼슘의 양은 약 1,000mg이지만 대부분 이에 못 미치고 있다. 우리나라 여성이 하루 섭취하는 칼슘의 양은 1일 권장량의 절반 정도이고, 폐경 여성의 칼슘 섭취량도 550~600mg 정도밖에 되지 않아 매우 부족한 실정이다. 칼슘은 골 소실을 감소시키는 효과가 있는데, 칼슘이 골다공증에 도움을 주려면 소아 때부터 충분한 칼슘을 섭취하여야 한다. 폐경 전 여성은 1일 1,000mg, 폐경 후 여성에게는 1일 1,500mg의 필수 칼슘 복용을 권장하고 있다. 칼슘이 많이 들어 있는 식품으로는 우유(특히 저지방 우유), 치즈, 유산균음료, 두유, 달걀, 두부, 굴, 조개, 연어, 정어리 및 신선한 과일 등이지만 유제품에 들어 있는 칼슘이 흡수가 잘 된다. 우유 한 컵에는 약 300mg의 칼슘이 포함되어 있으므로 1일 2~3컵은 먹어야 한다. 우유를 소화시키지 못하는 사람이나 노인의 경우 혹은 음식물로 칼슘 섭취가 부족할 경우 칼슘약제 복용을 권하고 있다. 그러나 요로 결석이 있거나 고칼슘뇨증이 있는 여성은 칼슘 보충을 삼가야 한다. 또 칼슘 흡수를 증가시키기 위해서는 저지방 식품과 함께 먹고, 또한 적당한 일광욕을 해서 비타민 D가 활성화되어야 한다. 흡연과 지나친 음주는 골밀도를 저하시키므로 삼가야 한다.

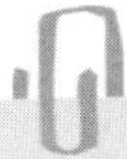

1일 칼슘 권장량

● 어린이와 젊은이
- 1~10세: 800~1,200mg/day
- 11~24세: 1,200~1,500mg/day

● 성인 여성
- 임신 및 수유 여성: 1,200~1,500mg/day
- 25~49세(폐경 전): 1,000mg/day
- 50~64세(폐경 후) 및 에스트로겐 복용시: 1,000mg/day
- 50~64세(폐경 후) 및 에스트로겐 복용하지 않을 경우: 1,500mg/day
- 65세 이상: 1,500mg/day

● 성인 남성
- 25~64세: 1,000mg/day
- 65세 이상: 1,500mg/day

담당교수명 : ______________________ 수강생명 : ______________________

확인해 봅시다

1. 성인병이란?

2. 고혈압의 종류와 원인에 대하여 서술하시오.

3. 고혈압 환자에게 운동요법이 필요한 이유에 대해 서술하시오.

4. 당뇨병의 발병원인과 당뇨병의 종류에 대해 서술하시오.

5. 당뇨병 환자에게 나타나는 일반적 증상에 대해 서술하시오.

6. 협심증의 원인, 운동이 협심증에 효과적인 이유에 대해 서술하시오.

7. 흡연이 심·혈관계 질환에 미치는 영향에 대해 서술하시오.

8. 고지혈증 환자에게 적절한 운동요법에 대하여 서술하시오.

9. 골다공증 예방을 위한 바람직한 식사요법에 대해 서술하시오.

6

영양과 운동

우리의 몸은 많은 것을 원하지 않는다.
다만, 어떻게 먹는가가 중요하다.

영양과 영양소

생명체가 생명을 유지 또는 성장시켜 나가기 위해 필요한 성분을 섭취하는 작용을 영양(nutrition)이라 한다. 세계보건기구(WHO)의 정의에 따르면 생명이 있는 유기체가 생명의 유지, 성장, 발육, 장기 조직의 정상적 기능의 영위나 에너지 생산을 위해 식품을 이용하는 과정을 말한다. 이와 함께 외계로부터 섭취하는 물질(식품)을 영양소(nutrients)라고 하는데, 이는 사람의 생명체를 유지시키며 운동을 하는 데 필요한 에너지원이 된다.

영양소는 인체의 생명 유지, 성장 및 발달을 위해 외부에서 반드시 섭취해 주어야만 하는 영양물질로서 크게 6가지로 분류되는데, 이를 6대 영양소라 하고 탄수화물, 단백질, 지방, 비타민, 무기질과 물이 이에 속한다. 6대 영양소는 그들의 기능과 역할에 따라 열량소, 조절

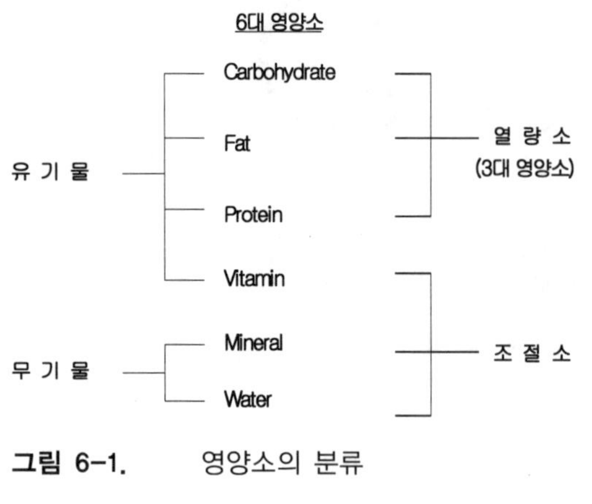

그림 6-1. 영양소의 분류

소, 구성소로 나뉜다. 열량소를 흔히 3대 영양소라고 칭하며 탄수화물, 단백질, 지방이 이에 속하며, 탄수화물과 단백질은 약 4kcal/g, 지방은 약 9kcal/g의 열량을 발생시켜 에너지를 생성하여 인체에 에너지를 제공해 주는 역할을 담당한다. 조절소로는 비타민, 무기질, 물이 이에 속하며 이들의 대표적인 기능은 체내에서 일어나는 대사의 속도를 조절하는 역할을 담당한다.

운동은 휴식시보다 최대 15~20배의 에너지를 소모하므로 운동과 영양은 매우 밀접한 관계를 가지고 있다. 즉, 운동을 하는 중에는 운동에 필요한 에너지를 필요한 만큼 공급해 줄 수 있는 열량소의 역할이 매우 중요하며 또한 순간적으로 에너지 대사가 빠르게 일어날 수 있도록 속도를 조절해 주는 조절소의 역할도 중요시된다.

영양소의 주요 기능

탄수화물

기 능

탄수화물의 기능은 크게 4가지로 분류할 수 있다.

첫째는 에너지원으로서 기능이다. 탄수화물은 1g에 4kcal를 내는 에너지원이다. 특히 탄수화물은 다른 에너지원들과는 달리 무산소적으로 에너지를 낼 수 있다는 특징이 있으며 또한 산소 효율성이 가장 커서 동일한 산소를 가지고 가장 많은 ATP를 생산할 수 있어

산소가 부족한 상황에서는 매우 중요한 에너지원이므로 단시간 고강도 운동에는 주로 탄수화물이 에너지원으로 작용한다.

둘째는 중추신경계, 즉 뇌와 신경계의 에너지원으로서 기능이다. 뇌는 뇌-혈관장벽이 있어서 혈당(혈중 포도당)을 유일한 에너지원으로 이용한다. 따라서 혈당이 저하(저혈당)되는 상태에서는 뇌 기능이 원활하지 못하므로 혈당 유지가 뇌기능을 비롯한 전신의 기능 유지를 위해서는 매우 중요하다.

셋째는 대사작용에 있어서 뇌관으로서 기능이 있다. 체내에 많은 지방이 있고 산소가 충분하더라도 탄수화물이 고갈되면 정상적인 지방분해가 일어나기 힘들게 된다. 즉, 탄수화물이 고갈되면 지방산은 아세틸조효소A(acetyl-CoA)가 된 후 크렙스(krebs) 회로로 들어가지 못하고 축합되어 케톤체가 된다. 이는 젖산처럼 산성 물질로서 체액을 산성화시킴으로써 체내 대사를 방해하여 인체가 에너지를 정상적으로 공급받지 못하게 된다. 지방도 에너지로 이용되기 어렵게 된다는 것이다. 따라서 지방대사가 정상적으로 일어나기 위해서는 최소한 하루에 60~100g의 탄수화물 섭취가 필요하다.

넷째는 단백질 절약작용으로서 기능이다. 단백질은 인체를 구성하고 대사를 조절하며 산・염기의 평형을 유지시키는 데 작용하고 많은 영양소들의 운반에도 관여하는 등 체내에서 역할이 다른 영양소가 대신할 수 없는 매우 중요한 역할을 담당하고 있다. 그런데 에너지를 낼 수 있는 에너지원으로서의 기능도 있어서 탄수화물이 고갈되어 가면 단백질이 에너지원으로 동원되게 된다. 그러나 탄수화물이 충분한 경우에는 에너지원으로 동원되는 일이 거의 없다. 따라서 단백질을 절약하고 기능을 유지하기 위해서는 탄수화물을 충분히 섭취하는 것이 필요하다.

탄수화물의 종류

탄수화물은 크게 당류와 복합당으로 나눌 수 있다.

(1) 당 류

당류는 단당류, 이당류로 나눌 수 있는데, 단당류란 포도당, 과당, 갈락토오스로서 탄수화물의 최소 구성단위를 말한다. 이들은 주로 과일, 시럽, 꿀 등에서 발견된다. 이당류는 단당류 2개가 결합된 형태로, 맥아당(포도당+포도당), 자당(포도당+과당), 유당(포도당+갈락토오스)이 있다.

모든 탄수화물들은 분해되어 포도당이나 과당, 갈락토오스 형태로 혈액으로 흡수되며 포도당이 혈액으로 흡수되면 혈당(혈중 포도당)이 증가하는 현상이 나타난다. 과당과 갈락토오스는 간에서 포도당으로 전환되어 저장되거나 혈액으로 방출된다. 따라서 당류의 섭취는 혈당의 급상승의 원인이 된다. 이는 인슐린 분비를 촉진시켜 정상 혈당을 유지시키거나 당류가 많이 함유되어 있는 식품을 습관적으로 섭취하면 인슐린 저항성이 커지며 당뇨병의 원인이 되고 비만을 초래하며 기타 많은 성인병의 이차 원인이 되므로 총 칼로리 섭취량의 10~15% 이내로 섭취를 제한하는 것을 권장하고 있다.

(2) 복합당

복합당이란 포도당이 수없이 많이 결합하여 있는 탄수화물로서 우리가 섭취하는 것으로는 전분과 섬유소가 있다.

전분은 소화를 거쳐 포도당 형태로 소장에서 흡수되어 혈당을

표 6-1 **탄수화물의 종류**

당 류	성 질	보 기
단당류	더 이상 가수분해될 수 없는 당류	포도당, 과당, 갈락토오스
이당류	두 개의 단당류가 결합되어 있는 당류	자당, 맥아당, 유당
다당류	수많은 단당류가 결합되어 있는 당류	전분, 글리코겐, 섬유소

유지하는 데 공헌하지만 소화과정이 느리게 진행되며, 포도당 가지가 분해되면서 서서히 유입되므로 당류처럼 혈당을 급상승시키지는 않는다. 따라서 탄수화물을 섭취할 때는 전분 형태의 복합당을 섭취하는 것이 바람직하며 급원은 쌀, 감자, 빵 등의 곡류 식품이 있다. 복합당 형태의 전분은 탄수화물뿐만 아니라 무기질과 비타민들을 많이 함유하고 있기 때문에 영양 균형을 유지하는 데도 바람직하다.

섬유소는 복합당의 한 형태이지만 소화효소가 없기 때문에 영양적 가치는 없는 것으로 알려져 있다. 그러나 소화기관 전체를 거치면서 모든 부위를 자극하고 다른 영양소들의 흡수에 영향을 주므로 기능적 가치가 많다고 할 수 있다.

먼저, 음식에 부피감을 주어 위에서 만복감을 느끼게 하므로 체중 감량을 위해 반드시 고려해야 할 부분으로 작용한다. 또한 음식의 찌꺼기에 부피감을 주고 대장을 자극하여 연동운동을 촉진하여 배변을 원활하게 함으로써 변비를 해소시키고 직장암이나 대장암의 발병률을 감소시킨다. 수용성 섬유소는 소장에서 콜레스테롤이나 포도당, 지방들과 결합하여 흡수를 방해함으로써 관상 심장질환이나 당뇨병 등의 예방 및 치료 효과가 있다. 급원으로는 오트밀, 과일, 콩과류, 전곡류, 도정 않은 곡류들이 있다. 너무 많은 양을 섭취하면 장이 불편하고 칼슘과 철분 흡수를 저하시킬 수 있다.

섭취 필요량

탄수화물의 섭취 권장량은 총칼로리의 60~70%인데, 부족시에는 지방의 불완전 연소에 따른 산성증으로 피로가 가중되며 체내 단백질이 분해된다. 그러나 과잉 섭취(특히 당류) 시에는 당뇨병, 고지혈증, 동맥경화, 비만 등의 위험이 매우 높아진다. 그러므로 탄수화물을 섭취할 때는 가능한 한 혈당을 급상승시키는 당류는 피하는 것이 좋다. 섭취시 혈당 상승되는 양을 기준으로 만든 글리세믹지수가

표 6-2 식품별 글리세믹지수

식 품	글리세믹지수	식 품	글리세믹지수	식 품	글리세믹지수	식 품	글리세믹지수
제빵류		복숭아	29	**곡류**		**콩 및 야채**	
흰빵	69	배	34	현미	66	까치콩	29
보리빵	42	자두	25	메밀	54	완두콩	51
과일		**당류**		콘플레이크	80	대두	15
사과	39	과당	20	오트밀	49	감자	70
바나나	62	포도당	00	보리	67	고구마	51
체리	23	꿀	87	백미	72	당근	92
포도	45	맥아당	110	스파게티	50	무	64
오렌지	40			옥수수	59		

있는데 가능한 한 글리세믹지수가 낮은 식품의 섭취가 바람직하다.

운동과 탄수화물

(1) 단시간 고강도 운동

단시간 고강도 운동은 주로 무산소적 에너지 대사를 통해 에너지를 공급받는다. 특히 젖산 시스템이 무산소 대사의 대부분을 차지하므로 에너지원으로서 탄수화물의 역할은 절대적이라 할 수 있다. 뿐만 아니라 부족하지만 공급된 산소는 가능한 한 많은 에너지를 낼 수 있는 영양소를 분해하여 효율성을 높인다. 탄수화물은 ATP 1분자를 생산하기 위해 산소를 3.45 ℓ 정도 이용하고 지방은 약 3.96 ℓ 를 이용하므로 이러한 운동에서는 탄수화물이 무산소적 대사와 효율적인 유산소 대사를 통해 거의 절대적인 에너지를 제공하게 된다. 그러나 이러한 운동으로 인한 피로나 경기력 저하의 원인이 에너지원인 탄수화물의 고갈에 있지 않고 젖산의 생성에 있으므로 탄수화물을 영양 전략으로 섭취할 필요는 없다.

(2) 장시간 운동

장시간 운동의 특징은 산소의 공급과 필요가 균형을 이루어 필요한 에너지가 거의 모두 유산소 대사에 의해 제공된다는 것이다. 따라서 인체 내에서 이용될 수 있는 에너지원은 어느 것이든 이용될 수 있는데, 보통 강도와 시간 및 운동 전 식사 형태에 따라 이용되는 에너지원에 차이가 있다.

동일한 시간에는 강도가 강할수록 탄수화물을 많이 이용하고 동일한 강도에서는 시간이 길어질수록 지방을 이용하며 운동 전에 탄수화물 섭취량이 많을수록 탄수화물 이용이 높다.

탄수화물은 체내의 저장량이 제한되어 있어서 혈당 상태로 약 20g, 간의 글리코겐으로 약 100~150g, 근육에 글리코겐으로 200~250g 정도이다. 탄수화물이 고갈되면 지방 이용에도 문제가 발생하므로 운동시에는 산소만 충분하면 가능한 한 탄수화물을 적게 쓰고 지방을 많이 쓰려고 한다. 그러나 1시간 이상 지속되는 운동은 운동 전 섭취한 탄수화물의 양과 운동강도에 따라 차이가 있지만 혈당이 저하되고 근육의 글리코겐이 고갈되는 상황이 생기게 된다. 혈당의 저하는 중추신경계의 에너지원의 결핍을 초래하여 뇌나 신경들의 피로를 발생시켜 운동을 제한하는 요인으로 작용한다. 또한 근 글리코겐의 고갈은 국부 근육의 피로와 직접 관련이 있어서 고갈 부위의 근육의 피로를 유발시켜 운동의 지속을 제한하게 된다. 따라서 에너지 공급에서만 고려한다면 장시간 운동의 경기력은 혈당 유지와 근 글리코겐 저장량에 의해 좌우될 수 있다.

혈당은 운동 중 일정하게 탄수화물 농도가 4~8% 정도인 음료를 통해 당을 공급함으로써 유지할 수 있는데 이와 같은 노력에 의해 운동 지속시간을 20~30분 정도 연장시킬 수 있다.

근 글리코겐은 운동 전 탄수화물 섭취량을 증가시켜 저장량을 증가시킬 수 있는데, 보통 저장되는 양 이상의 글리코겐 저장을 위해서는 '글리코겐 과부하'를 실시한다.

글리코겐 과부하

1시간 이상 지속되는 운동은 경기력을 좌우하는 요인이 근 글리코겐의 고갈이므로 운동 전에 글리코겐을 많이 저장할 필요가 있다. 글리코겐은 체내에 저장이 극히 제한되는 동물성 탄수화물로서 운동 전 탄수화물 섭취량과 방법에 의해 보통 저장하는 양보다 2배 정도 더 저장시킬 수 있다. 글리코겐 저장량을 평상시 저장량보다 많게 하는 것을 '글리코겐 과부하'라 한다.

여러 가지 방법이 있지만 모든 방법들의 공통점은 과부하를 위해서는 시합 전 5~7일의 시간이 필요하다는 것과 초기에 글리코겐을 고갈시켜야 한다는 것이다.

비교적 시행이 용이한 방법으로 셔먼(Sherman 등, 1981)이 제시한 것이 있다. 시합 일주일 전에 고강도의 운동을 90분 정도 실시하고 다음날부터 이틀간은 운동을 40분간 하고 이 3일 동안 탄수화물 섭취량은 총칼로리의 60% 정도로 제한한다. 이후 시합 전날까지 탄수화물은 총칼로리의 80%로 증가시키고 운동은 가볍게 20분 정도 하며 시합 전날은 가능한 한 휴식과 전술훈련 내지 몸풀기 정도 하는 것이다. 이와 같은 방법을 따르면 근 글리코겐의 양이 약 2배 정도 증가된다.

지 방

기 능

지방의 기능은 1g당 9kcal를 내는 가장 저장 효율성이 높은 에너지원이라는 것과 지용성 비타민의 흡수와 운반을 돕고 세포막의 구성 성분으로서 성장 발육과 피부건강, 세포내 물질들의 유·출입에 관여한다. 면역세포를 구성하는 성분으로 면역기능에 관여한다. 절연작용으로서 체온 유지에 기여하며 장기들 표면에서 내부 장기의 충돌 및 충격을 흡수하는 역할도 하며 음식의 맛을 좋게 하는 등의 많은 기능이 있다.

구성 및 종류

지방은 지방산과 글리세롤로 구성되어 있고 체내에 저장되어 있는 지방의 95%가 지방산 3분자에 글리세롤 1분자가 결합된 형태인 중성지방이다. 지방은 지방산의 종류에 의해 기능에 차이가 있는데 지방산은 포화지방산과 불포화지방산이 있다. 포화지방산이란 실온에서 고체상로서 동물성 지방이 포화지방산의 형태이며 비만, 관상동맥 질환 및 여러 가지 성인병과 관계가 있다. 불포화지방산은 실온에서 액체상이며 식물성 지방과 생선지방의 구성 형태이다. 포화되어 있지 않아서 세포막의 유동성을 좋게 할 뿐만 아니라 체내에서 합성되지 않는 필수지방산들은 성장 발육 및 면역기능과 뇌세포 발달에 필수적인 작용을 한다.

필요량

우리나라 성인의 지방 섭취는 총열량의 20% 내외로 권장되고 있다. 그러나 에너지 요구가 많은 성장기나 임신 및 수유기에는 지방 섭취량을 조금 높이고 만성질환의 이환율이 높은 노년기에는 지방 섭취량을 조금 낮게 책정하는 것이 바람직하다.

지방의 섭취는 무엇보다 포화지방산과 불포화지방산의 섭취비가 중요하다. 포화지방산의 섭취는 총열량의 6% 수준으로 통제하는 것이 바람직하다.

신경조직의 발달이 왕성한 영유아와 미숙아는 특히 DHA가 부족하지 않도록 배려하고 임산부와 수유부도 오메가-3 지방산의 섭취에 특별히 주의해야 한다. 등푸른 생선, 들기름과 참기름 같은 종실류 및 콩 제품 등에 DHA을 비롯한 오메가-3 지방산이 많이 들어 있다.

운동과 지방

지방은 유산소 대사과정에 의해서만 에너지원으로 이용될 수 있으므로 단시간 고강도 운동에서는 거의 에너지로 이용되지 않는다. 또한 지방은 저장되어 있던 지방조직에서 지방산과 글리세롤로 분해되어 혈액으로 방출된 후 근세포로 들어가 지방산이 대사과정에 의해 에너지로 이용되는 복잡한 과정이 필요하다. 뿐만 아니라 지방조직에서의 지방분해는 호르몬들의 작용에 의해 활성화된 효소에 의해 일어나므로 지방이 근육세포에서 이용되기 위해서는 일정한 시간이 필요하다.

그림 6-2에서 보는 바와 같이, 운동 초기 20분 정도는 혈액 내 지방산 농도가 매우 낮은 상태를 나타내게 되는데, 이는 지방조직에서 지방분해가 되지 않고 있기 때문으로 효소 활성을 시키는 에피네프린, 노르에피네프린, 코티솔, 성장호르몬 등의 분비가 이 시간 동안에는 잘 이루어지지 않고 있기 때문이다. 이때는 근육에서 지방의 이용이 거의 일어나기 어렵다. 호르몬들의 분비가 왕성해지면서 운동 시작 30분부터는 혈중 지방산이 정상 수준 이상으로 시간이 길어질수록 증가하는 것을 볼 수 있는데 이때부터 근육에서의 지방 이용이 본격적으로 증가하며 마라톤의 경우 종료 시점에는 이용하는 에너지의 90~95% 정도를 지방에서 제공되는 것을 볼 수 있다.

따라서 지방의 이용을 증가시키기 위한 운동은 최소한 20~30분 이상은 해야 효과를 볼 수 있다. 운동 후에도 호르몬의 작용이 바로 중단되지 않으므로 지방산 농도가 높은 상태로 2시간 이상 지속되는데 이때 휴식보다는 적극적인 활동을 하면 많은 지방을 연소시킬 수 있다.

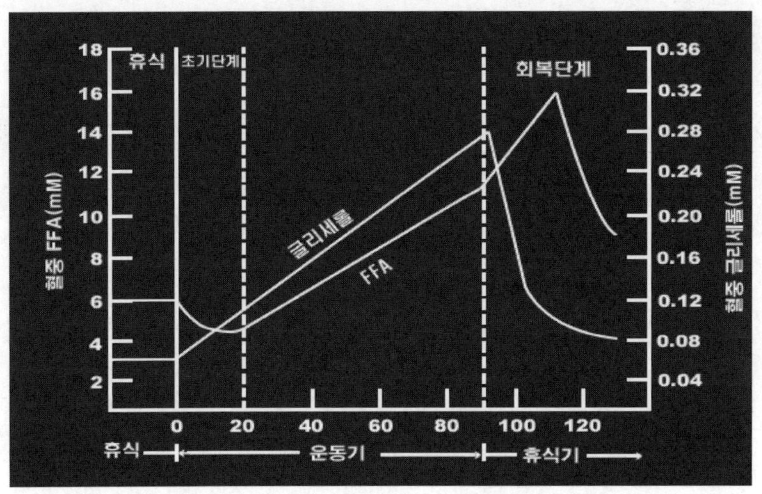

그림 6-2. 운동시간 경과에 따른 혈중 지방산과 글리세롤의 변화

단백질

종 류

단백질은 기본 구성단위가 아미노산이다. 단백질을 구성하고 있는 아미노산은 20종류가 있는데 그 중 8개는 인체 내에서 합성할 수 없기 때문에 반드시 음식을 통해 공급해야만 한다. 이와 같이 체내에서 합성할 수 없으나 우리 몸의 정상적인 성장, 발육 및 생명 유지를 위해 섭취해야만 하는 아미노산을 필수 아미노산이라 하며 체내에서 합성하기 때문에 섭취할 필요가 없는 아미노산을 비필수 아미노산이라 한다.

양질의 단백질이란 필수 아미노산들을 모두 충분한 양을 함유하고 있는 단백질을 의미하며 동물성 단백질과 콩 단백질이 양질의 단백질이다. 콩을 제외한 식물성 단백질은 필수 아미노산들 중 한 가지 이상이 부족하거나 없는 상태이다.

기 능

단백질은 에너지원 및 인체 구성 그리고 대사조절 등 인체 내에서 일어나는 모든 화학반응 및 대사반응에 관여하지 않는 곳이 없다.

단백질은 체조직의 합성에도 이용되는데 인체 질량의 약 12~15% 정도가 단백질로서 각 세포의 필수적인 구성성분이다. 또한 효소와 호르몬의 주성분으로 대사 조절에 작용하고 단백질에 의해 형성된 삼투압으로 체내 수분 균형에 영향을 주기도 해서 단백질 섭취가 부족하면 세포간질액에 수분이 모이는 부종이 생긴다. 그리고 단백질이 산이나 염기 모두에 결합할 수 있는 성질에 의해 체내의 산·염기를 어느 정도 평형하게 하며 체액이 약알카리성을 유지하는 데 공헌하고 있다. 면역 글로블린 또한 단백질로 항체 형성 및 기타 면역기능 활성화에도 영향을 주며 지질이나 무기질 등의 영양소 운반에도 기여하고 있다. 에너지원으로서 반기아 상태나 장시간 운동을 할 때와 같이 탄수화물이 부족한 상황에서는 이용되기도 하지만 이 경우에도 총에너지의 10~15% 정도만 에너지 생성에 기여한다.

필요량

우리나라 성인 1일 단백질 권장량은 1.0g/kg/day 이상으로 총 섭취열량의 12~15% 범위 내에서 단백질을 섭취하는 것이다. 지구성 훈련을 하는 경우에는 운동중 단백질을 에너지원으로 일부 이용하고 또한 근수축에 의해 파괴된 세포를 보수해야 하므로 더 많은 양의 단백질 섭취가 필요하다. 근력운동을 하는 경우 많은 사람들이 근육은 단백질에 의해 형성되는 것이기 때문에 단백질을 비롯한 아미노산들의 섭취를 대폭 증가해야 한다고 생각하고 있으나 과도한 단백질 섭취는 부작용을 일으킬 수 있으므로 적정량 섭취하는 것이 필요하다. 일반적으로 근력운동의 경우에는 성인 권장량의 약 1.2~1.5배 정도의 단백질 섭취가 필요하다.

지구성 운동이든 근력운동이든 추가로 더 필요한 단백질 섭취를 위해 고기 섭취를 늘리거나 아미노산 제제를 복용할 필요는 없다. 운동에 필요한 열량을 공급하기 위해서는 총열량 섭취가 증가되어야 하는데 이때 균형 잡힌 식사를 하면 총열량의 12~15%의 단백질을 섭취하는 것만으로도 총 단백질 섭취가 충분히 증가하기 때문이다. 단백질 섭취량이 권장량의 2배 이상을 초과하는 경우에는 단백질 과잉 섭취에 따른 문제가 발생할 우려가 있으므로 삼가야 한다.

운동 전후 단백질 섭취

운동 전 단백질 섭취는 체액을 산성화시키고 탄수화물 저장량을 감소시키며 오랜 소화흡수 작용으로 조기 피로 유발 및 위장관의 문제를 야기할 수 있다. 따라서 어떤 운동이든 운동 전 단백질 섭취는 불필요하며 운동과 관련된 체력을 위한 영양공급으로서 단백질 섭취는 훈련기에 고려되어야 한다.

운동 후 단백질 섭취는 어떤 운동을 했는지에 따라 달라진다.

고강도 단시간 운동이나 근력 운동을 한 후에는 운동 후 30분 이내에 고단백질식을 하는 것이 바람직하다. 그러나 장시간 지구성 운동이었다면 운동 후 일정시간 내에는 단백질 합성이 극히 저조하므로 이 기간 내의 단백질 섭취는 거의 의미가 없으니 최소 2시간 내지 6시간 이후에 단백질을 섭취하는 것이 바람직하다.

단백질 섭취시 유의할 점은 반드시 복합 탄수화물과 함께 섭취하는 것이다. 탄수화물은 인슐린을 분비시키는데 인슐린 작용으로 단백질 합성이 촉진되기 때문이다.

단백질 과잉 섭취에 따른 문제

단백질의 과잉 섭취가 우리 인체에 어느 정도 해로울 수 있다는 연구가 계속 발표되고 있다. 단백질 과잉 섭취는 통풍, 칼슘 배출, 탈수, 심혈관계 질환 발병 등의 문제를 발생시킬 수 있다.

통풍은 단백질이 분해될 때 생성되는 질소화합물인 요소와 요산이 과도하게 생성되면서 특히 요산이 관절 부위에 침착되어 일으키는 통증과 관절 변형을 일컫는 것이다.

단백질 섭취가 많으면 합성에 이용되고 남은 단백질이 질소 부분을 제거하고 지방이 되는데, 질소 부분이 요소 및 요산이 되어 혈중농도가 증가하면 혈액이 산성화되면서 뼈에서 칼슘이 빠져나오기 때문에 육류 섭취를 즐기는 여성은 골다공증의 위험이 더 증가하게 된다.

또한 이러한 요산이나 요소는 대부분 신장을 통해 요와 함께 배설되기 때문에 단백질을 과다하게 섭취한 경우에는 요배설의 증가로 인체가 탈수현상에 빠지게 된다. 고단백 다이어트나 식이 제한시 체중이 급격히 감소하는 것은 바로 이러한 탈수현상 때문이다.

그 이외에도 단백질의 과잉 섭취는 단백질의 급원인 육류에 함께 함유되어 있는 포화지방산과 콜레스테롤의 과잉 섭취를 유발하게 된다. 더불어 소금의 섭취가 비례하여 증가하므로 여러 가지 심혈관 질환의 발병 위험성을 증가시킬 수 있기 때문에 주의하여야 한다.

수 분

성인의 경우 체중의 60%가 물로 구성되어 있으므로 체내에서 가장 풍부한 영양소이다. 운동과 관련되어서는 가장 중요한 영양소라 해도 과언이 아니다. 다른 모든 영양소들은 절반 이상이 고갈되어도 생명에는 이상이 없지만 수분의 경우는 약 20% 정도만 고갈이 되어도 생명을 잃을 수 있는데 운동을 하면 땀에 의해 많은 양의 물이 배출되기 때문이다.

기 능

수분은 모든 화학반응의 가수분해반응에 용매로 작용하므로 수분이 적어지면 화학반응이 잘 일어나기 어렵게 된다. 모든 영양소들을 혈액을 통해 필요한 곳으로 운반시키는 작용을 하고 혈액의 양을 유지시켜 심혈관계 기능을 정상적으로 유지하는 작용도 한다. 또한 세포에서 생성된 열을 효과적으로 전도시키고 대류시켜 온몸으로 확산시키며 피부에서는 땀을 통해 열을 효과적으로 방출시키는 작용을 한다. 그리고 소화액을 구성하여 소화에 도움을 주며 요 성분으로서 노폐물을 방출시키는 작용도 한다.

운동과 수분

운동은 많은 에너지를 필요로 하기 때문에 대사활동이 15~20배 정도까지 증가할 수 있다. 대사활동의 증가와 비례하여 열 생성 또한 증가하기 때문에 운동시 열이 나고 체온이 증가하는 것을 느낄 수 있다. 체온이 증가하면 가장 효과적으로 열을 방출시킬 수 있는 발한 작용이 일어나며 체수분이 땀이 되어 함께 방출되면서 탈수가 발생한다. 탈수란 체내에 수분이 부족하면 생기는 현상으로 뇌에 갈증신호를 보내고 신장에 수분보존 신호를 보내는 것을 기본으로 하며 증상은 피로, 탈진, 구역질, 졸도 및 사망까지 나타날 수 있다.

운동중 일어나는 탈수 현상은 경기력 저하는 물론 생명까지 위협할 수 있으므로 주의하여야 한다. 수분이 체중의 2% 정도 부족하면 갈증을 느끼고, 5% 부족하면 운동수행력이 30% 감소하며, 10% 부족하면 운동이 불가능하게 된다.

생리적인 현상으로는 발한이 증가할수록 혈액량이 감소하며 점성이 증가하게 된다. 그 결과 혈류속도가 감소하게 되는데 이러한 현상은 심박출량 유지를 위해 심박수 증가라는 결과를 초래하게 되며 이때 심장 질환자라면 위험에 처할 수 있다. 심박수가 최대

상태로 증가하면 피부 혈류량을 감소시켜 심장으로 돌아오는 혈액량을 유지시키려 하는데 그로써 심박수가 일시적으로 더 이상 증가하지 않지만 발한량의 감소로 열 방출이 줄어들어 체온이 상승하므로 열사병이나 일사병의 원인이 되기도 한다.

그러므로 운동중 수분 공급은 어느 영양소의 공급보다 중요한 것이다. 음료 섭취에서 일부 언급한 바와 있지만 보충 설명하면, 체내 수분 유지를 위해서는 운동 전 30분 전에 500~600ml(선수)를 섭취한다. 일반인들의 경우에는 그것의 절반 정도면 충분하다. 수분은 음료형태로 섭취하기 쉬운데 일반인이라면 맹물도 괜찮고 한 시간 이상 운동에 고온 환경이라면 스포츠 음료를 섭취하면 무난하다.

조절영양소

조절영양소는 단백질, 무기질, 비타민이 있다. 비타민과 무기질은 그 종류가 너무 많고 섭취량이 미량이며 균형 잡힌 식사에 의해 충분히 공급받을 수 있으며 한 번 사용 후 모두 없어지는 것이 아니라 재사용이 가능하므로 운동시에는 특히 강조해서 경기력이 좋아지지는 않는다.

비타민

비타민은 지용성과 수용성이 있다. 지용성은 A, D, E, K로서 체지방에 저장되므로 체내에서 결핍증은 거의 나타나지 않고 오히려 과잉증이 있는 경우가 종종 있다. 수용성은 비타민 B복합체(B_1, B_2, 니아신, 엽산, B_6, B_{12}, 비오틴, 펜토텐산) 및 비타민 C 등이 있다. 이들 비타민들은 체내에 저장이 되지 않으므로 매일 식품을 통해 공급해야 하며 부족시에는 결핍증이 있고 비타민 제제를 과잉 복용하는 경우에 과잉증도 유발될 수 있다.

비타민은 대사작용을 조절하기 때문에 운동과 불가분의 관계에 있을 것으로 생각하는 경우가 많다. 물론 결핍이 되어 있는 경우에는 정상적인 경기력 유지가 불가능하지만 균형잡힌 식사를 했다면 비타민이 경기력에는 영향을 주지 않는다. 그러나 기능적인 부분에서는 항산화제들이 운동과 관련하여 큰 관심거리가 된다. 운동을 하면 유해산소들이 발생하는데 유해산소에 의해 체내의 산화가 증폭된다. 항산화제로 불리는 비타민 C, 베타카로틴(프로비타민 A), 비타민 E는 유해산소에서 발생한 전자를 흡수하여 산화를 차단하는 작용을 한다. 따라서 유해산소가 많이 생기는 운동에서 항산화 비타민들은 매우 중요하다고 할 수 있다. 그러므로 운동전 항산화제 섭취는 운동으로 생길 수 있는 산화에 의한 손상 예방에 효과적일 수 있다.

또한 비타민 B 복합체들은 에너지 대사 속도를 좌우하기 때문에 운동시 원활한 에너지 활용을 위해서는 운동 전 비타민 B 복합체를 섭취하는 것도 하나의 방법이 될 수 있다. 그러나 무조건 많이 먹는다고 항산화 기능이나 에너지 이용이 향상되는 것이 아니므로 적절한 섭취에 유의하고 과잉증이 유발되지 않도록 하는 주의가 필요하다.

무기질

무기질은 칼슘과 인이 총 무기질의 3/4을 차지하며 나머지 1/4은 칼륨, 황, 나트륨, 염소 및 마그네슘이 차지하고 있다. 이들은 체내에 비교적 있는 무기질이기 때문에 다량 무기질이라 한다. 이외에 체중의 0.05% 미만으로 존재하는 무기질들이 있는데 이들을 미량 무기질이라 하며 철분, 요오드, 망간, 구리, 아연, 코발트, 불소, 크롬, 셀레늄, 몰리브덴 등이 있다. 이들 무기질은 인체를 구성하고 대사작용을 조절하는 역할을 한다.

운동시 무기질은 효소의 보조역할을 하여 대사작용을 활성화하는 기능을 한다. 특히 운동과 관련하여 중요한 기능을 하는 무기질은 칼슘, 마그네슘, 나트륨, 칼륨 및 철분이 있다. 칼슘은 뼈와 치아를 구성하고 혈액을 응고시키는 작용을 할 뿐만 아니라 근 수축시 없어서는 안 되는 필수성분이며 모든 에너지 대사에서 대사반응을 촉진시키는 작용을 한다. 섭취가 적거나 배출이 많아지면 골다공증이 생기게 되는데 지나친 운동은 호르몬의 불균형을 초래하여 여성에게 조기 골다공증을 일으킬 수 있으므로 주의하여야 한다. 고단백식이나 알코올 섭취는 칼슘의 배출을 증가시키므로 골다공증이 우려되는 장시간 고강도 운동을 하는 여성의 경우에는 단백질 섭취를 줄이고 알코올 섭취를 자제하여야 한다.

마그네슘은 에너지 공급을 위한 대사반응에 조효소로서 중요한 역할을 하고 ATP의 이용에 작용을 한다. 따라서 땀으로 마그네슘이 다량 배출되어 마그네슘 결핍이 생기면 근 수축시 ATP 이용에 문제가 발생하여 쥐가 나는 현상이 생길 수 있다.

나트륨과 칼륨은 체내의 수분 균형에 중요한 역할을 하여 나트륨은 세포외액(혈액과 간질액)의 보충에, 칼륨은 세포내액의 보충에 절대적인 작용을 한다. 또한 능동 수송에 관여하여 물질의 세포내외의 유·출입을 활성화시킨다. 뿐만 아니라 신경자극의 전달에 막전위차를 일으키는 요소들로서 작용하므로 비록 미량이지만 생명현상에 필수적이다. 운동은 땀 방출과 더불어 나트륨과 칼륨의 방출이 일으키므로 땀이 많이 나는 운동의 경우 운동중에 이들을 공급해 주는 것이 필요하다. 보충이 되지 않으면 근육경련이 일어나고 열에 대한 민감성이 커지는 등의 문제가 발생한다. 특히 운동에 적응이 안 되어 있을 때, 많은 수분 손실이 있을 때, 운동 후 몇 시간 이내에 또 고강도 운동을 해야 할 때는 이들 공급이 필수적이다. 보통 운동 전, 중, 후의 음료 공급시 칼슘, 마그네슘, 나트륨, 칼륨을 넣어서 보충한다.

철분은 에너지 대사에 관여하는 조효소로서 역할도 하지만 헤모글로빈을 형성하여 산소 운반에 절대적인 기능을 수행하고 있다. 운동, 특히 달리기를 반복하여 하는 경우에는 발의 말초에서 적혈구 파괴가 많이 일어나므로 운동에 의한 빈혈이 발생할 수 있다. 또한 젊은 여성들은 한 달에 한 번씩 생리작용에 의해 철분 손실이 일어나기 때문에 철결핍성 빈혈이 있는 경우가 있다. 이처럼 철분이 결핍되는 경우에는 산소운반 능력이 감소하여 에너지를 효과적으로 생산하기도 용이하지 않고 피로, 허약 및 경기력 감소 등이 발생하므로 철분 보충이 필요하다. 철분 보충은 산화작용과 연관이 있기 때문에 저녁에 섭취하는 것이 바람직하다.

그 외의 무기질들은 균형 잡힌 식사에 의해 충분히 공급되며 운동으로 큰 영향을 받지 않는다.

무기질의 흡수와 체내 이용은 비타민이나 다른 영양물질들에 의해 영향을 받는다. 철분은 비타민 C에 의해 흡수가 촉진되며 곡류나 채소류와 같이 고섬유질 식품에 들어 있는 피트산(phytic acid)과 옥살산(oxalic acid)에 의해 흡수가 저하된다.

칼슘은 비타민 D와 젖당(유당)에 의해 흡수가 촉진되며 피트산과 옥살산에 의해 저하된다. 피트산과 옥살산은 철분, 칼슘뿐만 아니라 아연, 마그네슘 등 여러 무기질의 흡수를 감소시킨다.

무기질 간에도 흡수에 영향을 주는데, 칼슘은 마그네슘과 철분의 흡수를 방해하고 지나친 아연 섭취는 구리의 흡수를 방해하며 구리에 의해 영향을 받는 철분 역시 체내 이용률을 저하시킨다.

따라서 특정 무기질의 섭취시에는 흡수에 도움을 주는 것들과 함께 섭취하고 흡수를 방해하는 요인들은 피하는 것이 좋다.

운동 전 식사

시합 전 식사는 운동에서 필요한 에너지원을 공급하고 운동중 생길 수 있는 피로물질을 중화할 수 있는 알칼리들을 제공하고 소화흡수가 빠른 것이 바람직하다. 또한 혈당을 유지하고 배고픔을 예방하는 데 도움이 되어야 한다. 육류 위주의 식사는 주로 지방과 단백질을 함유하고 있고 소화흡수에 많은 시간이 걸리며 체액을 산성화시키는 산성식품이다. 따라서 시합 전 식사로는 극히 부적합한 것이다.

탄수화물로 구성되어 있는 식품이 소화흡수가 빠르고 혈당 유지에 도움이 되며 에너지 공급에도 유리하다. 보통 시합 전에는 탄수화물이 많이 포함되어 있는 유동식을 섭취하거나 곡류, 주스 위주로 선수가 선호하는 것을 섭취한다. 그러나 고섬유질의 식품이나 탄산음료들은 장내에서 가스를 발생시켜 복통을 유발시킬 수 있으므로 삼가야 한다.

시합 전 식사는 식사시간이 매우 중요하다. 시합 3~4시간 전에는 식사를 하여야 섭취한 음식물이 위에 남아 있어 시합중 위를 자극하지 않고 또 혈당과 혈중 인슐린이 정상상태에서 시합에 임할 수 있다. 혈중 인슐린 수치가 높으면 지방의 이용을 억제하고 탄수화물 이용을 촉진시켜 탄수화물 고갈을 가속시켜 조기에 피로가 발생할 수 있다.

운동시작 30분 전에 고탄수화물(10% 이상) 음료를 섭취하면 혈당이 높고 인슐린 수치가 높은 상태로 운동에 임하게 된다. 이런 상태로 운동을 하게 되면 지방의 동원과 이용이 억제되며 탄수화물 이용이 증가한다. 그 결과 음료를 섭취하지 않을 때보다 훨씬 빠르게 탄수화물을 고갈시키므로 조기 피로를 발생시키게 된다. 그러므로 고탄수화물 음료를 섭취할 때는 1시간 이상의 시간을 두고 섭취하여야 하며 음료를 섭취하고자 할 때는 탄수화물의 농도가 낮고

혈당 상승을 크게 유도하지 않는 유형의 음료를 섭취하는 것이 바람직하다.

운동중 음료 섭취

운동중 음료 섭취는 운동중 땀으로 손실된 수분과 혈당 유지에 필요한 탄수화물 그리고 땀과 함께 손실된 약간의 전해질을 보충하기 위한 것이다.

땀은 운동강도와 환경온도에 의해 결정된다. 환경조건이 항상 일정하지 않으므로 1시간 이상의 운동이라면 운동중 섭취하는 물의 양은 1회에 100~200ml(반 컵에서 한 컵) 정도가 좋고 10~15분마다 섭취하는 것이 좋다. 이때 음료에 들어가는 탄수화물은 포도당, 과당, 포도당 중합체 등 다양한 형태로서 혈당을 상승시키지 않고 탄수화물은 최대한 많이 공급할 수 있도록 하는 것이 좋은데 일반적으로 탄수화물 농도가 4~8% 정도의 스포츠 음료가 도움이 된다. 일반 상업음료들은 대부분 탄수화물 농도가 10% 이상으로 경기력에 해가 되는 경우가 많다. 보통 적절한 탄수화물 용액의 공급으로 운동시간을 약 15~30분 정도 연장시킬 수 있다.

음료에 들어가는 전해질은 땀으로 손실되는 것들로서 나트륨, 칼륨, 칼슘, 마그네슘, 염소가 가장 많이 권장되고 있다. 땀 내의 전해질 농도와 혈액의 전해질 농도를 보면 땀이 혈액보다 농도가 낮아서 혈액에서는 전해질 손실이 큰 문제가 아니지만 고온 환경에서의 운동처럼 많은 땀을 흘리는 경우에는 땀에 의해 손실되는 전해질의 양이 절대적 의미를 가지며 체내의 전해질 균형에 문제를 야기시킬 수 있다. 따라서 운동중에 전해질을 공급하는 것이 체액의 보충, 신경전달, 근수축, 에너지 대사기능 유지에 도움이 된다.

표 6-3 혈액과 땀의 전해질 농도

	Na^+	Cl^-	K^+	Mg^{2+}
혈액(mEq/l)	142	103	5	3
땀(mEq/l)	40~60	3~50	4~6	1.5~5

운동 후 회복을 위한 영양관리

운동 후 영양관리는 운동이 고강도 단시간 운동인 경우와 장시간 유산소 운동인 경우 달리 하여야 한다. 고강도 단시간 운동 후에는 영양소의 고갈은 거의 일어나지 않고 피로물질만 축적되어 있으므로 다른 영양소의 공급보다는 피로물질을 제거하는 것이 가장 우선되어야 한다. 무산소 운동중 생기는 피로물질은 젖산으로 젖산의 제거능력이 피로회복을 좌우하게 된다. 젖산은 알칼리에 의해 중화되므로 알칼리 제제가 들어 있는 식품이나 음료를 이용하면 회복을 촉진시킬 수 있다.

알칼리성 식품은 칼륨, 나트륨, 마그네슘 및 칼슘을 많이 함유하고 있는 식품으로 주로 과일류, 야채 및 해조류 식품이 이에 속한다. 이들 식품을 섭취한 경우에는 체내에서 분해되어 수산화칼륨, 수산화나트륨, 수산화마그네슘 및 수산화칼슘 등 수산화이온(OH^-)을 가지고 있는 물질이 되어 체액을 알칼리성으로 만든다.

따라서 과일류, 야채 및 해조류를 섭취하면 각종 비타민이나 무기질을 충분히 섭취할 수 있을 뿐 아니라 산을 중화시켜 피로를 쉽게 회복시킬 수 있다.

장시간 유산소 운동 후 회복은 탄수화물의 재보충이 가장 큰 관건이다. 체내에 저장되어 있는 탄수화물은 혈중 포도당(혈당) 20g과 간의 글리코겐 100~150g, 근육의 글리코겐 200~250g뿐이다. 이

중 혈당은 운동중 섭취하는 음료로 보충할 수 있지만 간과 근육의 글리코겐은 반드시 운동 후에만 재보충할 수 있다. 근육의 글리코겐은 국부 근육의 피로와 직접 관련이 있으므로 다음 시합이나 훈련을 위해서는 빠른 글리코겐 합성과 재저장이 경기 후 영양관리의 초점이라 할 수 있다. 글리코겐 재저장은 글리코겐이 완전히 고갈된 후 특별한 노력이 없이는 여러 날이 소요되는데 고탄수화물을 섭취하면 48시간이 소요된다.

글리코겐 합성은 운동 후 2시간 이내에 시간당 7~8%로 가장 빠르며 이후는 시간당 5~6%이므로 운동 후 2시간 이내에 빠른 탄수화물 공급이 중요하다. 운동 후 바로 바나나나 초콜릿 바, 음료 등을 공급하고 2시간 이후에는 복합당의 형태로 공급을 해도 단순당의 형태와 차이가 없으며 24시간 이후에는 복합당의 형태가 오히려 글리코겐 합성률이 높으므로 운동 직후 2시간만 제외하고는 복합당으로 섭취하는 것이 바람직하다.

담당교수명 : ____________________ 수강생명 : ____________________

확인해 봅시다

1. 영양과 영양소에 대한 개념을 정의하시오

2. 6대 영양소 중에서 에너지 생성과 직접적인 관련이 있는 영양소를 나열하시오.

3. 탄수화물의 기능에 대하여 서술하시오.

4. 글리코겐 로딩이란?

5. 유산소 운동시 동원되는 주요 영양소는?

6. 단백질의 과잉 섭취에 따른 문제점에 대해 서술하시오.

7. 운동시 수분 섭취의 필요성과 수분 섭취 부족에 따른 문제점에 대해 서술하시오.

8. 비타민의 여러 종류 중에서 항산화제로서 역할을 하는 비타민은?

9. 운동시 무기질의 역할에 대해 서술하시오.

10. 운동 후 영양관리에 대해 서술하시오.

7 여성과 운동

활력 있는 여성이 매력적이다.

여성의 특성

신체적 특성

여성과 남성의 신체는, 환경과 경험 그리고 생물학적 특성의 두 가지 측면에서 차이가 있다. 그리고 여성의 생물학적 특성을 정확히 알 수 있어야만 여성에게 주어지는 환경과 경험적인 삶에 의한 영향력과 제한점을 보다 잘 이해할 수 있다. 즉, 환경과 경험이 여성에게 미치는 영향을 어떻게 하면 최소화 또는 최대화할 수 있을 것인가를 이해하는 데 도움이 될 것이다.

여성과 남성의 신체적 특성을 여러 형태로 비교하여 보면 다음과 같다.

(1) 여 성

① 완전히 성숙하게 되면 남성에 비해 평균 신장은 12.5cm 평균체중은 13~18kg 가볍다.

② 체지방 비율은 25% 정도이다.

③ 둔부의 넓이가 비례적으로 커지는 신체 특성이 있다.

④ 체지방은 둔부와 대퇴 부위에 많다.

⑤ 내배엽형(지방형)인 경향을 나타낸다.

⑥ 평균 체지방률은 22~26%이다.

⑦ 제지방 체중의 절대값이 적으며 절대 지방량이 큰 특징을 나타낸다.

(2) 남 성

① 체지방 비율은 남성이 15% 정도이다.

② 다른 부위에 비해 어깨넓이가 커지는 신체 형태가 있다.

③ 체지방은 다른 부위에 비해 복부에 피하 지방량이 많다.

④ 신체 부위의 폭은 거의 모든 부위가 여성에 비해 약 10% 정도 넓다.

⑤ 중배엽형(근육형)이나 외배엽성(세장형)의 둔부를 제외한 체격 형태이다.

⑥ 평균 체지방률은 12~16% 정도이다.

이와 같은 남녀간의 차이가 생물학적 또는 유전적인 원인으로 발생되는지는 확인된 바 없지만, 환경적 또는 문화적 요인도 중요하다고 본다. 즉, 여성이 체육활동에 적극적으로 참여할 경우 체지방률이 남성 수준에 이른다는 연구가 있으며 상대적 지방량은 이상적인 값보다는 상당히 높을 수도 있다. 특히, 여성은 성숙해지면서 활동량이 줄기 때문에 지방량이 많아진다.

생리적 특징

여성의 생리적 특성이 일반적으로 생리적인 성숙도나 습관적인 활동형태의 차이 때문에 체력적인 측면에서 남성에 비하여 두드러지게 나타나는 경우가 있다. 여성이 남성보다 체격이 작기 때문에 심장의 크기가 작아서, 10~60세 여성들의 심방은 남성에 비해 평균 85.9% 정도이다. 따라서 1회 박출량이 적어지고, 주어진 최대 심박출량시의 심박수는 분당 5~6회 정도 많다. 최대 심박출량은 남녀간에 약 30% 정도의 차이가 있는데, 최대 심박수에서는 남녀간에 차이가 거의 없기 때문에 결국 심장 용량의 차이가 영향을 미쳐 여성의 1회 박출량이 적다.

여성의 체격은 남성에 비해 작기 때문에 총폐용량(vital capacity, VC)과 잔기량(residual volume; RV)이 적다. 일반적으로 같은 연령의 남성에 비해 여성은 최대 호흡용량이 10% 정도 낮으며, 최대하 분당 호흡량(V)에서는 1회 호흡용적(total volume; TV)이 작고 흡수가 빠르다.

최대 산소섭취량에 영향을 미치는 중요한 요인으로는 산소운반 능력, 심박출량, 동정맥 산소차 등의 3가지이다. 혈액의 산소운반 능력에 영향을 미치는 가장 기본적인 요인은 적혈구에 포함되어 있는 헤모글로빈인데, 이는 여성이 남성에 비해 10~15% 적다. 최대하운동 중 동일한 산소 소비량에 요구되는 심박출량은 남성에 비해 여성이 많으며, 낮은 동정맥 산소차를 나타낸다. 따라서 여성이 남성에 비하여 최대 산소섭취량이 낮다. 그러나 체중에 영향을 크게 받는 최대 산소섭취량을 단위 체중 당 값으로 환산하면 남녀간의 차이는 20~30% 정도 줄어든다.

여성이 운동을 할 때에 최대 산소섭취량에 관련된 요인 중의 하나는 비만이다. 과다한 지방량은 쓸모없는 체중으로서 그만큼 불필요한 체중을 옮긴다고 생각하면 된다. 실제로 여성이 남성에 비해 약 10% 정도의 체지방이 많기 때문에 남녀간의 최대 산소섭취량은 지방의 차이라고 볼 수도 있다. 따라서 체중 대신에 지방량과 관련하여 최대 섭취량을 산출하게 되면 남녀간의 최대 산소섭취량의 차이는 평균 약 15% 정도 감소한다.

이와 같이 남녀간에 생리적 차이를 일으키는 가장 근본적인 원인은 체격과 체지방이다. 부가적으로 산소운반 능력의 차이를 일으키는 변인은 헤모글로빈과 적혈구량의 차이라고 할 수 있고, 최대운동 중에 활동조직에 전달하는 혈액량의 차이는 심박출량의 차이라 할 수 있다.

여성이 남성에 비하여 활동적이지 못하고 스포츠 등에 참여하지 않기 때문에 근력은 체력요소 가운데 남녀차가 가장 큰 이유 중 하나이다. 근력은 10~11세에는 거의 유사하며, 여자는 11세에서 17세에 근력이 증가하여 30세까지 증가하지만, 남자는 15~16세에 급격히 증가하여 약 25세까지 계속 증가하게 된다. 평균적으로 여성의 상체 근력은 남성의 56%, 몸통 근력은 64% , 하체 근력은 72% 정도로 남녀간의 절대근력의 차이를 나타낸다.

그러나 제지방 체중에 의한 남녀간의 차이는 상당히 감소하게 된다. 근육량은 테스토스테론 호르몬의 영향 때문에 남성이 여성보다 많지만, 지근과 속근 섬유에서는 성별 차이가 없다.

체력관리의 필요성

여성은 아름다워지려는 욕구가 강하며 이것이 행복에도 영향을 미친다. 이는 모든 여성들이 추구하는 진리이다. 여기에서 말하는 아름다움은 건강한 신체와 건전한 마음까지 포함하는 매우 함축적인 말인데, 이것은 건강이 밑바탕이 될 때 이루어진다. 그러나 남녀차별의 오랜 전통적 가치관 속에서 여성 건강에 대한 중요성은 경시되어 왔으며, 실제로 여성은 임신과 같은 힘든 과정 속에서도 무리한 가사노동을 하여 왔던 것은 사실이다.

또한 사회 분위기 상 여성들의 적극적 신체활동이 금기시되어 왔으며 남성들은 직장에서 정기적인 건강진단을 받지만, 여성들에게는 그런 기회가 매우 제한되어 있었기 때문에 여러 가지 상황에 기인하여 여성들은 건강관리 체계에서 상당히 소외되어 왔다.

최근에 와서는 여성들의 사회활동에 대한 참여율이 급증하고 있으며 여성의 건강과 운동에 대한 인식도 상당히 개선되어가고 있다. 그러나 여성은 남편에게는 아내, 아이들에게는 어머니, 시어른에게는 며느리의 역할만을 제대로 수행해야 한다고 인식되고 있어 자신의 건강문제는 가족의 건강문제에 밀려 뒷전으로 처지는 경우가 많다. 여성건강에 대한 인식을 개선하는 것과 스스로가 바른 건강습관을 갖도록 노력하는 자세가 여성의 건강과 관련하여 가장 시급한 과제이다.

적당한 운동과 영양관리, 충분한 휴식과 수면, 그리고 스트레스의 적절한 해소 등은 성인 여성이 건강을 유지·증진하기 위하여 필요하다. 운동은 우리나라 여성들에게 현실적으로 가장 필요하다. 운동의 효과는 적당한 체중을 유지시켜 주고 심폐기능을 향상시켜 주며, 체력을 증진시킴으로써 활기찬 생활을 영위할 수 있게 해 주며, 또한 정신적 스트레스를 완화시킨다. 땀을 흘리며 운동하는 여성의 모습은 가족들에게 운동하는 습관을 지니도록 하는 등 좋은 영향을 미칠 수 있다는 점에서도 파급효과가 크다.

여성의 건강관리는 개인적인 면뿐만 아니라, 가족 전체의 건강을 추구하는 점에서 매우 중요하며, 건강한 여성의 모습은 바로 한 집안의 건강 수준을 가늠하는 척도가 된다고 할 수 있다.

월경 운동

월경 전기의 운동

운동을 시작한 시기, 운동의 질과 양 등에 따라 개인적인 특성은 다양하게 나타난다. 초경 이전에 강도 높은 트레이닝을 받은 여성은 월경불순을 유발할 가능성이 매우 높고, 초경 시기도 지연되는 것으로 보고되어 왔다. 초경 이전에 심한 운동을 하는 소녀들은 월경 시작 연령이 일반적인 좌업생활을 한 소녀들보다 3년 정도 늦고, 월경 시작 이후에도 주기가 불규칙하며, 이는 강도 높은 신체활동에 의해서 체지방의 비율이 현저하게 낮아진 때문이라고 보고 있다.

체지방이 현저하게 낮아진 경우에는 안드로겐을 여성 호르몬인 에스트로겐으로 전환시키는 능력이 감소되어 에스트로겐 분비량이 줄어들게 된다. 여성에게 에스트로겐의 감소는 무월경을 포함한 월경불순을 유발하는 원인이 된다. 그러나 월경이 시작되기 전 규칙적이고 적당히 운동을 한 경우에는 월경불순을 가져오지 않고 이상적인 운동효과를 거둘 수 있다. 초경 이전의 운동은 뼈에 적당한 스트레스를 부과하여 뼈의 밀도와 질량을 증가시키고, 칼슘 저장량을 증가시켜 더욱 강한 뼈를 만들며 갱년기에 골다공증이 발생할 가능성을 감소시킨다.

월경기의 운동

월경기에 실시하는 운동은 월경이 신체활동에 미치는 영향과 신체활동이 월경주기에 미치는 영향 등 두 가지 의문을 제기하였다. 신체활동에 대한 월경의 영향은 개인차에 따라 다르게 나타나며, 일부 여성들은 월경기간에 운동수행 능력이 감소되었고, 어떤 여성은 전혀 영향을 받지 않았으며, 자신의 최고 기록을 달성하기도 한다.

운동이 월경주기에 미치는 영향은 운동의 질과 양에 따라 복잡한 현상을 수반한다. 일반적으로 여성이 월경주기에 특정 운동을 삼가야 한다는 것은 근거가 없다고 나타났다.

운동선수의 경우 격렬한 트레이닝을 실시함으로써 월경불순 현상을 유발한 사례와 결과가 있어 이에 대하여 주목하고 있다. 1970년대 이래로 격렬한 활동이 요구되는 각종 스포츠에 여성의 참여도가 증가하면서 많은 여성들이 격렬한 트레이닝에 의하여 자신들의 월경주기가 변화하는 경험을 하고 있다. 이와 같이 격렬한 트레이닝에 의한 월경주기의 장애현상을 운동성 월경불순(athletic menstrual cycle irregularity AMI)이라 하는데, 여기에는 과소월경(불규칙하게 잦은 출혈이 나타나는 월경)에서부터 무월경(월경 중지), 그리고 월경기간은 정상이지만 배란이 안 되거나 황체기가 너무 짧고 부적절한 것까지 다양하다.

이 같은 문제의 심각성을 알아보기 위해 설문조사 연구를 실시한 결과, 각종 스포츠와 관계된 이들 질환의 발생빈도는 2~51%로 광범위하게 나타났다. 이와는 대조적으로 일반 가임여성들에게 월경불순의 발생빈도는 2~5%였다. 그러나 설문조사에 의한 월경불순 발생빈도의 결정은 조사 대상자가 자신의 월경주기를 잘 알지 못하는 데에 문제가 있다. 더구나 전체 월경주기에 걸쳐 호르몬 양을 조사하는 혈액검사를 하지 않고서는 자신이 무배란인지 또는 황체기가 짧은지를 알지 못한다.

실제로 월경주기 동안의 혈중 호르몬 농도를 검사한 연구에 따르면, 정상주기를 갖는 것처럼 보이는 운동선수들 중에서도 황체기가 짧은(프로게스테론의 양이 적으며 황체기가 10일 이하) 경우가 흔히 있다.

일례로 심한 운동을 하게 한 후 월경불순 현상이 발생하는 상황을 알아보기 위해 배란과 난소 기능이 정상인 28명의 일반 여대생을 대상으로 실험하였다. 실험대상자들은 8주간의 운동 프로그램에 참가하였는데, 초기 3주 동안에는 하루에 4마일을 달리는 운동을 하였고, 나머지 5주 동안은 하루 10마일씩 달리도록 하였다. 하루에 평균 3시간 30분씩 비교적 높은 강도의 운동을 한 셈이다. 그 결과, 단지 4명의 여성만이 훈련기간 중 정상적인 월경주기를 유지했고, 나머지 대상자 들은 다양한 월경불순 현상이 나타났다.

훈련 결과로 생긴 월경주기상의 문제점으로는 비정상적인 출혈, 월경주기의 지연, 비정상적 난소기능, 그리고 LH surge의 손실(배란 직전에 황체호르몬이 급격히 증가하는 현상) 등이 나타났다. 그러나 훈련 정지 후 6개월 내에 모든 여성이 정상주기를 되찾았다. 이 연구는 심한 운동에 따른 운동성 월경불순의 발생빈도가 설문조사로 알아본 경우보다 훨씬 많을 수 있다는 결과를 암시하는 한편, 운동성 월경불순은 훈련을 중단하면 곧 정상 주기를 되찾는다는 사실을 알려주는 것이다.

일반적으로 격렬한 운동을 장시간 동안 해오던 여성들도 운동을 중지하면 대부분의 경우, 월경주기가 다시 정상으로 되돌아온다. 그러나 운동성 무월경일지라도 그 현상이 너무 오래도록 지속되면 골다공증을 유발시킬 가능성이 증가한다. 골다공증은 여성의 폐경기 이후에 자주 나타나는 질환이지만, 운동성 무월경 상태에서도 에스트로겐 수준이 감소하여 뼈의 손실이 발생된다는 보고가 있다.

월경 전 증후군(premenstrual syndrome; PMS)은 개인에 따라 증상의 정도가 다양하지만 복부팽창, 팔다리의 부어오름, 답답한 가슴, 두통, 오통, 변비, 식욕증진, 달고 짠 음식 욕구, 불면증, 구토, 역겨움 등의 신체적 증상과 함께 불안, 동요 갈망, 우울, 슬픔, 무감각 및 의기소침 등의 심리적 증상을 나타낸다.

이러한 증상은 규칙적인 경우도 있고 불규칙적인 경우도 있는데, 일반적으로 배란기와 월경기 혹은 황체기와 전 월경 사이에 나타나서 월경기간 이후에 사라진다. 월경 전 증후군은 정상적인 성인 여성의 70~90%가 한 번 이상 경험하는 것으로 질병이 아닌 정상적인 생리현상이다. 월경 전 증후군의 원인은 명확히 밝혀져 있지 않으나, 배란기 동안의 호르몬과 뇌의 화학물질의 변화에 기인하는 것으로 알려져 있다.

뇌에 있는 시상하부는 복잡한 상호작용을 통해 에스트로겐과 프로게스테론과 같은 성호르몬과 엔도르핀과 세로토닌의 분비에 영향을 미친다. 이러한 호르몬이 부적합하게 분비되면 생리 심리적 변화를 일으켜 증후군을 발생시킨다. 호르몬 변화의 일부는 과도한 스트레스와 저혈당증과도 관계가 있는 것으로 보고되고 있다.

월경 전 증후군에 대한 처치 프로그램은 증상과 심각성에 따라 결정된다. 불안과 같은 미미한 심리적 증상은 다양한 스트레스 조절 프로그램을 통하여 해소되며, 유산소성 운동의 도움이 크다. 한 연구에서는 하루에 30~40분씩 주당 4회 조깅을 실시한 후에 월경 전 증후군이 감소하였다고 보고한 바 있다.

한편, 일부 여성들은 월경기의 통증성 경련으로 인한 월경곤란 등을 주기적으로 경험하는데, 운동이 그 상태를 악화시키지는 않지만 경우에 따라서는 운동 강도를 감소시켜야 할 때가 있다. 반대로, 체력이 뛰어난 여성들은 이러한 문제를 경험하는 횟수가 적다는 것을 시사하므로 체력증진의 필요성을 느끼게 한다. 특히, 배측 하부(허리)와 골반 부위에 대한 유연성 운동은 월경곤란증을 완화시키는데 도움이 된다.

폐경 후기의 운동

35~55세 정도가 되면 월경이 중지되는 현상을 폐경이라 말한다. 선천적 특성으로부터 결정되는 성질이 강하므로 폐경이 오는 것이다. 폐경기에는 에스트로겐 분비량이 급격히 감소하고, 기타 호르몬의 변화가 발생하여 감정 변화, 의기소침, 성급함, 피로 등을 자주 발생시킨다. 이러한 증상에 관한 운동의 직접적인 영향을 연구한 경우는 매우 드물지만, 운동이 체력과 여러 가지 신체환경을 개선시킨다는 점을 고려할 때 폐경기 증상을 감소시키는 데 유용하다고 보아야 할 것이다.

폐경기 이후의 에스트로겐 수준의 감소는 관상동맥 질환과 골다공증을 가져와 심각한 건강문제를 유발시키지만, 운동은 이러한 질환의 예방에 도움을 준다. 특히, 유산소성 운동은 고혈압, 혈중지질 수준 및 비만과 같은 관상동맥 질환의 위험요소를 감소시키는 작용을 하기 때문에 폐경기 여성에 적합한 운동이다.

폐경기 이후에 발생되는 골밀도 손실률을 크게 감소시키는 것은 젊었을 때의 중량 부하운동을 하였기 때문이다. 히프 관절에 유용한 운동은 걷기와 조깅이며, 척추에 유용한 운동은 역도와 같은 상체 운동이다. 그러나 폐경기를 지난 초보자의 예방 프로그램을 적용할 때는 골절 위험성이 높기 때문에 에스트로겐 처치 및 적합한 칼슘 섭취를 병행하면서 운동부하가 이루어져야 한다.

빈 혈

혈액 속의 적혈구수가 감소하거나 적혈구 내의 헤모글로빈 양이 정상 이하로 저하된 상태를 빈혈이라 말한다. 둘 중의 어떤 경우에도 혈액의 산소운반 능력이 감소하여 안색이 창백해지고, 숨결이 짧아지며, 식욕이 떨어지고, 몸이 약해져 신체의 활력이 없어진다. 골수에서 적혈구가 생성될 때에는 여러 가지 영양분이 필요한데, 철분, 동, 코발트, 비타민 등은 필수적이다. 이러한 영양소가 부족할 경우에는 적혈구 생성이 감소되어 빈혈이 초래된다.

빈혈의 종류

빈혈의 종류에는 철 결핍으로 인한 빈혈, 출혈로 인한 빈혈, 악성빈혈 등이 있으며, 철분이 적은 음식을 섭취하거나, 설사 혹은 위액의 산성도 부족으로 음식물의 흡수가 잘 안 되는 경우에도 이 같은 빈혈이 올 수 있다. 월경이나 출혈 등으로 혈액의 손실이 일어났을 때에도 빈혈이 생길 수 있다. 특히, 출혈로 인한 빈혈은 다량의 혈액을 일시적으로 손실함으로써 빈혈증이 초래되는 경우이다. 월경으로 인한 철분의 손실은 1일 평균 0.6mg에 달하나, 개인에 따라 심한 차이를 보인다.

여성의 약 20% 정도는 1일 1mg 이상의 철분을 손실하고 있지만, 그 이상을 손실하고 있는 사람도 있다. 그러나 혈액을 조성하는 데 필요한 다른 영양소를 함께 먹으면 빈혈은 빠른 시일 내에 회복될 수 있다. 악성빈혈은 헤모글로빈을 형성하는 데 필요한 영양소가 부족하여 발생하는 영양학적 빈혈이 아니라, 적혈구의 형성과 성숙에 문제가 생긴 경우이다. 이것은 적혈구 내의 헤모글로빈 양은 정상이나, 적혈구수가 적고 크기와 모양이 다른 것이 특징이다. 또 하나의 특징은 악성빈혈이 있는 사람은 위액 분비량이 낮고, 그 산성도가 낮다.

운동성 빈혈

과도한 신체훈련으로 인해 운동선수, 특히 여자선수들에게 자주 발생하는 빈혈 현상을 운동성 빈혈이라 한다. 운동성 빈혈의 원인은 과도한 지구성 훈련에 따른 생리학적인 현상, 운동 중 발에 가해지는 충격에 의한 혈관 내의 적혈구 파괴, 철분 흡수량의 감소와 철분 손실량의 증가에 의한 철 결핍 등에 있다.

이와 같은 원인 중 철 결핍 현상에 의한 빈혈은 불충분한 철분 흡수, 소화기관을 통한 철분 흡수량의 감소, 방광의 미세한 외상에 의한 혈뇨로 적혈구 손실, 발한을 통한 철분 손실 등과 관련이 있다. 그 밖에 과도한 훈련으로 인한 적혈구 파괴 및 헤모글로빈 손실에서 비롯되는 경우도 있다. 그러므로 격렬한 운동을 하는 여자 선수들은 철분섭취는 물론 비타민 섭취에도 특히 유념해야 한다.

갱년기의 영양

여성에게 있어서 갱년기라 함은 매월 경험하던 월경이라는 생리적 현상이 중지되는 시기의 전후기 2년 가량의 기간을 말한다. 여성은 초경을 경험하는 시기부터 거의 40년 동안 주기적인 여성호르몬의 분비현상으로 적절한 생체리듬에 준한 생활을 영위하지만, 폐경을 맞는 여성은 여성호르몬 분비의 중지로 인하여 생체리듬의 혼란을 경험하게 된다.

갱년기를 맞는 시기는 개인의 생리적·정신적 상태에 따라 많은 차이가 있지만, 대체로 40~60세 사이에서 경험한다고 한다. 오랫동안 정기적으로 분비하였던 여성 호르몬의 중지가 생체리듬의 혼란을 초래하며, 이로 인하여 많은 건강상의 불편을 호소하게 된다. 이러한 신체적·정신적 불편함은 폐경이라는 생리현상에 대한 신체적 재적응 현상이 이루어질 때까지 나타난다고 한다.

갱년기에 임한 대부분의 여성들은 임상적·심리적 불편으로 일상생활의 어려움에 대한 호소를 많이 한다. 이들이 주로 경험하는 갱년기 증후는 신경과민, 불면증, 식욕부진, 피로감, 요통, 두통 그리고 갑자기 얼굴이 달아오르는 증상 등이다. 특히, 임상적으로 두드러지게 나타나는 증후는 골다공증과 혈중 콜레스테롤의 증가로 인한 심장, 혈액 및 순환기계 질환이다. 폐경 후 여성에게 흔히 발생하는 질병으로 골다공증을 들고 있는데, 이는 여성호르몬과 많은 관련이 있다고 한다.

골다공증과 칼슘

골다공증이라는 증세가 폐경 이후의 여성에게 많이 발생하는데, 이것은 골격의 주성분을 이루고 있는 칼슘섭취 상태와도 깊은 관련이 있다. 골다공증이라는 질병은 뼈에 있는 무기성분(주로 칼슘)과 유기성분(주로 콜라겐)이 서로 보조를 맞추어 단위 최적량으로 감소되는 질병이므로 유기 성분(단백질)의 변화도 고려되어야 할 요인이다.

일반적으로 하루에 체중 1kg당 10mg의 칼슘을 섭취하면 칼슘의 출납실험에서 평형을 이루므로 하루에 600mg 정도의 섭취가 적절하다고 권장하고 있다. 그러나 골다공증의 경우, 보다 많은 양의 칼슘을 섭취하지 않으면, 칼슘평형이 유지될 수 없다고 하는 것으로 보아 칼슘의 섭취를 증가시켜야 한다. 칼슘이 많이 들어 있는 식품은 우유 및 유제품, 뼈째 먹을 수 있는 작은 생선, 푸른색 채소 등이다.

골다공증이 발생한 후에 칼슘섭취를 증가시켜도 뼈에 침체하는 칼슘의 양은 적고, 오히려 경화한 동맥의 벽에 칼슘이 침착될 우려가 있기에 칼슘섭취의 증가는 별 의미가 없다고 하는 설도 있다. "소 잃고 외양간을 고친다."는 속담과 같이 골다공증에 걸린 후에 칼슘섭취에 유념하는 것보다 젊었을 때부터 칼슘을 충분히 섭취함으로써 골밀도를 조밀하게 하여 견고한 골 조직을 형성하여 두는 것이 폐경 이후의 뼈에서 칼슘의 유출을 보다 적게 할 수 있는 유일한 길이다.

골다공증과 운동

골다공증(osteoporosis)이란, 말 그대로 뼈에 구멍이 많아지는 병, 즉 뼈 밀도의 감소로 과격한 운동이나 심한 충격 없이도 쉽게 골절이 발생되는 질환을 말한다. 골다공증은 조기 경보의 증상이 없는 무증후성 질병이다.

골다공증이 있는 사람은 일상생활에서 조금만 강하게 움직여도 뼈가 부러지며, 골절이 발생되면 통증이 심하여 움직이지 못하고, 2차적으로 폐렴·패혈증 등의 합병증으로 사망에까지 이르는 심각한 후유증을 일으킨다. 골다공증에 의한 골절은 유병률과 사망률이 높을 뿐 아니라, 장기간 치료에 따른 의료비 부담도 막대하다.

여성들이 골다공증에 걸릴 위험이 남성보다 6~7배가 높다. 실제로 65세 이하 여성의 20%가 골다공증에 의한 골절을 경험하여, 65세 이후에는 40%가 경험한다. 대체로 척추나 엉덩이 또는 손목뼈의 골절로 나타난다.

운동은 건강을 유지하는 중요한 요소이며, 골밀도를 유지 및 증가시키는 데도 매우 중요하다. 이전부터 동물실험에서 물리적 부하가 골밀도를 결정하는 가장 중요한 요인이 된다는 것으로 알려져 왔다. 최근에는 사람들에게서도 무게를 느끼지 않는 무중력 상태에 오래 있거나 고정된 상태로 움직이지 않고 오래 있으면 골밀도가 감소한다는 것이 알려지고 있다. 또한 육체적 활동력(physical activity) 또는 일할 능력은 골밀도와 정비례하며, 사두 박근량과 골밀도도 정비례하는 것으로 증명되어 있다.

호주에서는 유전적 조건이 똑같은 일란성 쌍둥이 20쌍을 나누어 한 집단은 30~60분간 일주일에 세 번 이상 빠른 걸음을 걷는 운동을 시켰고(60~80% 맥박수 증가), 다른 집단은 정상생활만 하게 한 후 일 년 후 골밀도를 측정하여 두 집단을 비교하였다. 운동을 한

집단은 안 한 집단에 비해 최대 산소섭취량이 증가되었고, 이에 비례하여 요추 골밀도도 증가되었다는 연구 결과가 발표되었다.

체중조절과 운동

건강을 위해서뿐만 아니라, 아름다운 몸매를 유지하기 위해서 체중조절은 여성에게 중요 관심사이다. 건강에 가장 좋은 체중을 표준체중이라 하고, 표준체중보다 10% 이상 초과하면 과체중, 20% 이상 초과하면 비만증이라 한다. 표준 체중을 구하는 방법 가운데 가장 간단하고 보편적으로 사용되는 공식은 남자의 경우 (신장－100) × 0.9, 여자의 경우는 (신장－100) × 0.85이다. 비만은 고혈압, 당뇨병, 뇌졸중, 심장병, 관절염 등의 원인이 된다.

섭취하는 에너지량이 소비되는 에너지량보다 많을 때 체중이 늘게 되므로 체중조절은 섭취에너지를 줄이거나(식이요법), 소비에너지를 늘임으로써(운동요법) 가능하다. 체중 감량은 1주에 0.5～1kg 정도씩 줄여가는 것이 적당한데, 이를 위해서는 음식물에서 250～500kcal 정도 섭취에너지를 줄이고, 운동이나 신체활동으로 250～500kcal 정도 소비에너지를 늘려야 한다. 만일, 운동을 하지 않고 절식으로만 체중을 줄이게 되면, 근육의 감소와 약화를 가져와 체력의 저하를 초래하여 오히려 건강을 해치는 결과를 가져올 수 있다. 최근에는 체중조절을 위한 다양한 약품, 건강식품, 기구 들이 많이 보급되고 있으나, 대부분의 경우 지속적인 효과가 없으며 안정성도 보장할 수 없다. 지나친 비만 환자의 경우에는 수영이나 걷기, 하이킹과 같이 비교적 충격이 적은 운동이 좋으며 운동강도를 낮게 하여 장시간 계속하는 것이 좋다.

요통과 운동

우리나라 여성의 대부분은 중년기에 들어서면 요통으로 고생하는데, 요통은 주로 선천성 기형, 나쁜 자세, 잘못된 운동기술이나 운동습관에 기인한다. 요추염좌와 긴장은 허리를 갑자기 비틀거나 심하게 굴신하는 동작시 요부근육과 인대를 손상시키기 때문에 발생된다. 때문에 근육경련 상태에 빠져들게 되어 운동을 피하게 되고, 이차적으로 신경증상도 생기게 되는 것이다. 이는 나이가 들어감에 따라 더 자주 발생하는데, 이차적으로 신경증상도 생기게 되는 것이다. 근육약화가 주된 원인이며, 요추 주위 근육을 강화시키지 않으면 경미한 동작으로도 요통이 발생하기도 하며, 만성적인 요통으로 장기간 고통을 감수하게 된다.

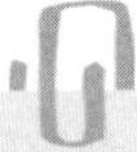

일상생활에서의 요통 예방법

- 차량의 트렁크에서 물건을 꺼낼 때 무릎을 굽혀서 꺼낸다.
- 양말이나 바지를 입을 때에는 의자에 앉아서 한다.
- 의자에 앉을 경우는 등을 붙이고 발을 약간 편 상태가 좋다.
- 잠을 잘 때에는 옆으로 눕거나 반듯이 누워서 다리에 베개나 담요 등을 고이고 잔다.
- 책상에 업무를 할 경우는 양발을 번갈아 한 쪽씩 높이 하여 앉고 팔꿈치는 책상에서 허리를 곧게 펴서 걸어야 한다.
- 보행시는 배를 앞으로 내밀지 말고 자연스럽게 복부에 약간 힘을 준 상태에서 허리를 곧게 펴서 걸어야 한다.
- 가벼운 요통을 앓고 있는 분들의 경우는 심리적으로 허리에 대해 불안감을 느끼지 말고 운동과 생활을 조심하면 좋아지므로 지나친 염려를 하지 않는 것이 바람직하다.

허리의 상해를 막기 위해서는 몸통 근육을 강화해야 한다. 요부의 근육은 요추를 보조하고 보호해 주며, 복부근육은 허리를 앞에서 받쳐 주고 자세를 바로잡아 주는 역할을 하므로 요부의 스트레칭 운동으로 요부 근육의 유연성을 기르고 복근운동으로 복부근육의 근력을 기르는 것이 요통 예방에서 중요하다.

여성의 운동

신체발달의 남녀차

신체의 발달은 11~14세경이 되면 남자와 여자의 차이가 보다 뚜렷해진다. 즉, 남자는 골격과 근육이 두드러지게 발달하여 어깨가 넓어지고 수염이 나며, 목소리가 굵어져 남자다운 신체와 특징을 가지게 된다. 여자는 골반과 유방이 발달하고, 피하지방이 증가하여 신체가 유연해지는 등 전체적으로 여성다워지며, 월경이 시작된다.

이와 같은 신체의 모양과 활동에 일정한 변화(제2차 성장)가 일어나는 것은, 사춘기가 되면 뇌하수체에서 성선 자극 호르몬의 분비가 왕성해지기 때문이다. 즉, 남자들은 정소에서 정자와 남성호르몬이, 여자는 난소에서 난자와 여성 호르몬의 분비가 시작된다.

여성의 체력과 운동능력

신체의 형태, 생리적 기능 및 체력에서 20세의 남자가 100으로 하였을 경우 같은 연령의 여자의 상대값을 표 7-1에 표시하였다. 표에서 보는 바와 같이 각 분야에서 체력적인 차이가 조금씩 있다.

① 형태는 여성이 남성의 90%의 크기를 보이며 다리 길이와 체중

표 7-1 **신체의 형태와 생리적 기능 및 체력의 남녀의 비**

	항 목	남녀비		항 목	남녀비
형태	신장	92.8	체력·운동능력	사이드 스텝 테스트	87.2
	체중	84.9		입위체전굴	107.6
	흉위	93.3		상체일으키기	98.8
	상지장	92.0		최대 산소섭취량	73.0
	하지장	82.7		최대 산소부채	56.3
	상완위	87.0			
	피하지방 두께	129.4			
	로레지수	106.8			
체력·운동능력	악력	63.3	생리기능	폐활량	69.8
	배근력	58.1		최대한 기량	68.7
	각근력	52.4		최대 심박수	98.9
	굴완력	61.7		안정시심박수	110.0
	수직뛰기	65.4		최대 심박량	73.1
	제자리멀리뛰기	76.2		혈압(최고)	94.4
	멀리뛰기	69.7		혈압(최저)	95.9
	공던지기	61.0		적혈구수	89.7
	윗몸일으키기	64.5		시력	91.3

* 20세의 남자를 100으로 하였을 때 같은 나이의 여자를 %로 표시하였다.

차이가 특히 크다. 피하지방 두께는 남성보다 크다는 것이 특징이다.

② 체력에서는 남성보다는 대체적으로 낮지만 그 차이는 체력의 요소에 따라 다르다. 근력, 순발력, 근지구력, 유산소 능력, 무산소 능력 등은 남성의 60~70% 정도 된다. 민첩성, 평형성 등은 성 차이가 적고 유연성에서는 여성이 우수하다.

③ 호흡순환 기능에서는 남자의 70~90% 범위 내에 들어가는 것이 많으며 최대 심박수, 백혈구수는 성차이가 거의 없다.

이처럼 신체적 차이에도 불구하고 평균수명은 여성 쪽이 길다. 여성의 운동 처방에 고려할 점은 다음과 같다. 즉, 여성은 강한 근력을 요구하는 운동을 강제적으로 하는 것을 피하고 대체적으로 운동강도, 운동시간은 남성의 60~80% 정도의 기준으로 하는 것이 좋다.

여성과 운동

여성과 운동종목

전에는 장거리 경주와 축구 등 심한 운동은 여성에게는 적당치 않다고 생각해 왔지만 최근에는 여성들도 이러한 운동을 활발히 하고 있다. 여성은 월경과 임신의 그 두 가지 점에서 남성과 다르며 이러한 점에 대해서는 항상 염두에 두고 운동에 임해야 한다.

여성은 스포츠 활동에 있어서 운동의 강도와 지구력은 다소 빈약하지만 섬세한 감정, 세밀한 숙련, 우아한 감각, 풍부한 표현 등은 우수하므로 과격한 운동이나 극도의 지구성을 요구하는 운동, 강인성을 요구하는 운동 등은 부적합하며 교치성, 율동성, 기민성 등을 포함한 종목이 적당하다고 볼 수 있다.

운동의 효과

운동의 효과에는 지방량을 줄여주며, 뼈의 밀도를 증가시키고, 심장박동수를 줄여 주는데 이것은 남성과 여성 모두에게 동일하다. 신체의 차이를 고려해도 운동을 통해 체력 향상의 효과를 얻는 것은 여성이나 남성에 있어 같다고 할 수 있다.

여성은 남성 호르몬을 남성의 1/10만큼의 양을 가지고 있기 때문에 근력의 차이는 여자가 남자의 60~70% 정도이며, 운동능력은 남자의 80%에 해당한다. 여성이 비록 남성에 비해 운동수행 능력이 떨어지지만 운동의 효과는 비슷하다. 그러므로 튼튼한 몸을 기르기 위해서는 성별에 차이를 특별히 두지 말고 운동을 골고루 하는 것이 필요하다.

임신과 운동

지금까지는 임신부의 운동은 태아에게 진동과 충격을 주어 태아의 발육장애와 유산이 생길 수 있으므로 운동을 하는 것은 삼가는 것으로 생각해왔다. 사실 임신하는 어느 시기까지는 위험하지만 무거운 태아를 몸에 품고 움직일 때는 불편하지 않은 운동을 하는 것이 좋다고 본다. 여성에게 체중의 증가를 조절을 할 수 있게 하며, 근육의 상태를 증진시키며, 마음가짐을 좋게 하고, 요통을 줄이며 변비를 감소시킨다.

임신 중 운동을 하면 골반과 하반신에 혈액순환을 촉진하고 울혈을 개선하는 데 도움을 주며 출산에 필요한 체력유지와 분만을 원활하게 하는 근력을 키워주므로 어느 정도의 적극적인 운동을 하는 것이 중요하다. 그밖에 운동은 또한 체력을 증진시키는 데 도움이 되며 스트레스 관리와 수면을 늘리고 또 출산 후 임신 이전의 체형을 빠르게 회복하는 데 도움을 준다.

운동할 때 주의할 점

운동은 안정성에 특별한 배려가 필요하며 운동종목과 그 강도에 주의하지 않으면 안 된다. 임신중독증, 임신에 따르는 합병증, 유산, 조산, 사산의 경험이 있거나 또한 출혈, 파수, 양수과다 등의 증상이 있을 때는 의사의 허가가 없는 한 운동을 피한다.

임신 5개월 이내 및 8개월 이상일 때는 경기성이 있는 운동, 심한 운동 및 스포츠, 몸의 중심이 위 아래로 움직임이 강한 운동, 배에 압박을 주는 운동, 오랫동안 해야만 하는 운동 등은 피한다.

임산부의 운동계획

대체적으로 임산부에게 적합한 운동 프로그램으로는 일주일에 3~4일 정도, 한 번에 20~30분 정도의 걷기가 좋다. 이 시기에 심한 운동을 하면 척추분열 위험을 증가시키거나 기형아 출산의 위험이 있을 수 있으므로 지나친 운동은 삼가는 것이 좋다. 또한 임산부는 체중이 점진적으로 증가함에 따라 관절과 인대, 근육에 긴장을 주므로 이 시기에 다리와 가슴을 편안하게 유지함이 중요하다.

임신 5~6개월에는 체중이 늘어남과 함께 관절의 유연성 때문에 걷기, 수영, 실내용 자전거타기 같은 충격이 작거나 없는 운동으로 전환해야 한다. 출산이 가까워질수록 쉽게 피로해지므로 운동이 더욱 힘들게 느껴지게 된다면 운동강도를 내리는 것은 당연한 것이다. 이와 같이 임신기간 동안에는 여성은 안전을 유지하기 위해 자신의 신체를 잘 관찰하고 운동량을 조절하는 것이 중요하다.

담당교수명 : ______________________ 수강생명 : ______________________

확인해 봅시다

1. 여성과 남성 간의 신체적 특성의 형태를 비교하여 서술하시오.

2. 여성의 생리적 특징에 대하여 서술하시오.

3. 여성의 체력관리의 필요성은?

4. 월경 전, 중, 폐경 후기 운동에 대하여 서술하시오.

5. 빈혈의 종류를 나열하고 서술하시오.

6. 골다공증의 증상시 칼슘섭취와 운동에 대하여 서술하시오.

7. 비만여성의 체중조절과 요통을 환자들의 운동에 대하여 서술하시오.

8. 여성의 운동 종목과 효과에 대하여 서술하시오.

9. 임신기의 운동에 대하여 서술하시오.

8

노인과 운동

운동을 알면 노화를 늦춘다.
당신의 신체 나이는?

노인의 특성

신체적 특성

노년기가 되면 체력의 저하로 운동기능이 둔화되고, 심폐 기능과 면역 능력이 저하되어 쉽게 병에 걸리고 주위 환경에 대한 적응력이 저하된다. 노인은 일반적으로 혈압이 높아서 운동시 혈압이 상승하기 쉽다. 안정시에 심박수는 나이에 따라 변화가 없지만 최대 운동 심박수는 점점 감소해간다. 그러나 운동시에 심박수의 절대치는 연령과 평소 운동 실시 여부에 따라 달리 해석할 수 있다. 그리고 최대 산소섭취량은 나이와 함께 일정하게 감소하지만 신체활동의 유무에 따라 증가될 수도 있다. 노인에게 발견되는 대부분의 만성질환은 관상동맥 질환으로서 노화와 밀접하다고 할 수 있는 심장혈관계에 큰 위협을 주고 있다. 폐활량은 70세 노인의 경우 40~50%로 감소한다. 그러나 잔기용적은 30~50% 증가한다. 호흡기능은 훈련능력까지 방해하지 않는다. 따라서, 노화현상으로 인한 폐기능의 감소에도 운동능력은 크게 떨어지지 않고 최대 산소섭취량을 증가시킨다. 중추와 말초신경의 변화가 발생하여 반응시간은 점점 늦어지고 신경전도 속도도 10~15%의 감소를 나타낸다. 시각과 청각도 퇴화한다. 그러나 규칙적인 운동은 이로 인한 불안감을 감소시킨다.

근력은 사용하지 않으면 감퇴되는데 노인이라도 규칙적인 훈련은 근비대를 가져와 근력을 강화시키고 뼈의 밀도, 유연성 등을 증가시킬 수 있다. 70세 노인은 30세 때보다 약 30~50%의 신장기능 감소현상이 나타난다. 결국 노화에 따라 몸의 수분도 감소되는데 노인 훈련시에 수분감소가 심하면 탈수현상을 일으키므로 주의해야 한다. 그리고 노인이라 할지라도 규칙적인 신체활동을 할 경우 산소섭취 능력의 증가, 근육 양의 증가 및 체지방의 감소를 가져올 수 있다.

심리적 특성

노년기에 이르면 일선에서 은퇴하여 여가시간이 늘어난다. 그러나 과거에 자신의 취미를 가질 여유나 오락을 즐기는 방법을 잘 모른 채 은퇴를 맞이하여 여가시간을 의미 있게 보내지 못하는 경우가 많다. 그리고 노년층을 위한 오락 프로그램이나 시설이 부족한 실정이기도 하다. 노년기에는 정신적인 노화현상이 두드러지는데 최근의 일에 대한 기억력이 떨어지고 쉽게 불안해한다. 노년기의 심리는 개인에 따라 차이가 있긴 한데 대체로 판단이 주관적이며 불만, 열등감, 고립감을 일으키기 쉽다. 또한 사회의 변화에 대해 잘 적응하지 못하고 과거에 집착하는 경향을 보인다.

노인의 성격은 대체로 그 특징이 건강상 또는 경제상의 불안감, 생활상의 부적응으로부터 오는 불안과 초조, 정신적 흥미의 편협으로부터 오는 내폐성, 신체적 쾌락에 대한 흥미의 증대, 성생활의 감퇴, 성충동의 강약 조건이 변화하는 것에 따른 적응의 곤란, 홀로된 데 대한 고독감, 의심, 질투심, 보수성, 과거의 생각에 대한 집착, 불확실성, 인생의 낙오감 등이다. 이와 같은 현상은 생물학적 변화에 의한 것이며, 다른 하나는 비생물학적 인자에 의한 것으로 환경 및 생활사 등에서 온다고 볼 수 있다.

일반적으로 노인의 심리 또는 욕구는 도시와 농촌의 차이가 있을 수 있고, 또 노인 개개인의 입장에 따라 그 희망하는 바가 다를 수 있다. 그러나 대체로 노인들의 심리적 욕구를 종합해 보면 다음과 같다.

첫째, 안정된 노후를 희망하고 있다. 왜냐하면, 노인들은 수입이 없어 자식들로부터 도움을 받고 있으므로 항상 심리상태가 불안정하기 때문이다.

둘째, 노인들은 심리적으로 자신의 존재가치를 인정받고 싶어 한다. 나이가 들면 가족이나 사회에서 자신을 상대해 주지 않은 듯한 느낌이 들어 항상 고독감을 느끼게 되기 때문에 존재가치를 인정받고 싶어 하는 것이다.

셋째, 노인들은 신체활동을 요구한다. "늙어서 아무 것도 할 수 없다."라고 말하지만, 속마음은 무언가 일을 하고 싶은 욕망이 가득 차 있을 것이다.

넷째, 많은 사람들을 사귀고 싶어한다. 왜냐하면, 나이를 먹을수록 대화 상대가 없어짐을 느끼기 때문이다.

다섯째, 노인은 장수할 것을 원하는 것이 일반적인 경향이다. 이제 죽어도 여한이 없다고 하지만, 더욱 건강하고 오래 살려고 하는 것이 노인의 본심이다.

이와 같은 노인의 심리적 욕구 해소를 위하여 취미에 따른 신체활동, 여가선용 등의 문제가 하나씩 해결되어야 할 것이다.

사회적 특성

충효가 생활규범의 최고 가치로 인정되고, 또 노인의 지위가 확고하여 그 역할이 사회의 주요한 부분을 차지하고 있을 때에는 문화 그 자체가 사회를 지배하는 노인에 의하여 주도적으로 형성·유지되어 젊은 세대들에 의하여 이어져 갔다.

그러나 오늘날과 같은 산업화 사회에서는 노인의 지식이나 경험, 기술, 그리고 그들의 사고방식이나 사상은 일단 뒤로 물러나게 되며, 사회에서 별로 쓸모없는 것이 되어버리고 만다. 따라서 사회적 문화란 자연히 젊고 유능한 세대들에 의하여 주도될 수밖에 없다. 그러나 분명한 것은 노인들은 사회적으로 노인문화를 가지고 있어야 하며, 이것은 노인들의 생활방식이고 사회적으로 노인들의 세계에서만 통하는 독특한 취미, 태도, 사고 등의 일체감인 것들이다. 결국 사회에서의 노인문화란, 노인들이 갖는 요구나 기대, 사회가 노인들에게 요구하는 기대 등 복합적 소산이라고 말할 수 있을 것이다. 노인의 사회적 역할은 여기에서 나오는 것이며, 이는 또 노인들의 사회적 역할을 규정하는 바탕이 되기도 한다.

노인의 신체활동의 필요성

노령화가 되어감에 따라 최대 유산소성 운동량, 지구력, 골격근의 양과 근력의 감소, 유연성과 민첩성, 속도 및 균형성이 크게 저하된다고 알려져 있다. 그러나 이러한 변화는 반드시 노화과정에서 초래되는 것이 아니라, 나이가 젊더라도 운동을 거의 하지 않은 사람들에게 똑같이 일어나기 때문에, 일차적 노화현상으로 나타나는 현상과는 달리 근육의 불용성 위축으로 초래되므로 적절한 운동으로 예방이 가능할 확률이 높다.

골격근과 유산소성 파워

노화과정에 따라 골격근의 섬유수와 크기가 감소된다. 이러한 골격근의 감소는 결과적으로 운동단위의 감소를 가져오며, 특히 신경섬유가 굵고 전달속도가 빠른 운동신경에 지배되는 속근성 근섬유의 감소가 크다.

근육의 정적 및 동적 근력 감소는 대개 45세 이후부터 시작되어 65세 이후 가속화되어 약 25%가 된다. 노화와 관련된 근육의 효소활동에서 에너지대사와 관련된 대부분의 산소를 직접 이용하는 효소계 활동은 연령에 따라 큰 변화가 없으나 혐기성효소 활성은 연령에 따라 감소되는 경향이다.

그러나 연령 증가에 따른 최대 산소섭취량의 감소는 근육량의 감소와 병행되어 일어나며, 이러한 최대 산소섭취량 감소는 매 10년마다 일차적 노화과정에 따라 약 5%씩 감소되거나, 운동부족에 의한 불용성 위축이 함께 일어나면 매 10년마다 약 11%씩 감소된다. 따라서 종래에는 노인들에서의 지구성 운동이 최대 산소섭취량 개선에 크게 유효한 효과가 없다고 주장되어 왔으나 최근에는 60세부터 80세를 대상으로 한 연구에서, 지구성 운동이 최대 산소섭취량을 젊은이들에 못지않게 증진시킬 수 있음이 밝혀져 노인에서의 신체활동의 중요성이 크게 부각되었다.

유연성과 균형

노인의 경우는 활동을 하지 않고 주로 앉아서 소일하는 경우가 대부분이다. 결과적으로 신체의 유연성이 저하되고 운동범위가 좁아져 생활에 많은 지장을 받는다. 또한 일어서거나 움직일 때의 균형감각 역시 노인의 경우 크게 저하되어, 낙상이나 부상의 위험이 증대된다. 노인층에서 이러한 균형감각의 손상은 대퇴골을 비롯해 여러 가지 골절의 주요인이 되고 있다. 실제로 노인들을 대상으로 한 실험에서 스트레칭 운동으로 유연성을 높이고, 저강도의 유연한 지구력 운동으로 균형능력이 유의하게 향상되고 있음이 알려졌다.

적절한 신체활동은 심폐기관, 골격근, 인대, 신경계 등에 영향을 주어 노인들로 하여금 독립적 생활을 영위하고 여러 가지 부상으로부터 보호되게 하여 주며, 지구성 운동의 결과로 여러 가지 퇴행성 만성질환에 대한 예방효과를 가진다. 여기서 적절한 신체활동이란 지구력, 근력, 유연성과 협응성이 있는 활동이어야 하며, 규칙적으로 반복되는 프로그램에 의하여 추진되어야 한다.

질병 예방효과

노화과정에 병행되어 일어나는 여러 가지 만성 퇴행성 질환이 신체활동 부족에 의한 근육의 불용성 위축과 유관하다는 사실이 최근 주목받고 있다. 따라서 신체활동을 통한 이러한 질병예방 노력이 적극적으로 권장되고 있다. 특히 노령화 및 신체활동 부족으로 대표되는 복부비만 증후군이 선진문명국뿐만 아니라 우리나라에서도 차차 문제가 되어, 심폐계 질환, 당뇨병과 같은 문명병의 중요한 요인으로 거론되고 있다. 그러나 이러한 복부비만 증후군은 규칙적인 운동이나 적절한 식이절제를 통해 억제되고 예방될 수 있다.

그러나 식이절제는 실제적으로 경제적 여유가 높아지면 개인들이 지키기 힘들기 때문에, 오히려 즐기면서 추구할 수 있는 운동요법이 보다 효율성이 높을 것으로 본다.

노년기의 신체활동 내용

노인들이 가장 많이 관심을 보이는 것은 무엇보다도 건강에 대한 문제이며, 노인의 신체활동은 여가선용뿐만 아니라, 바로 이러한 건강 유지라는 측면에서 중시되어야 할 것이다. 따라서 노년기의 체력관리와 건강을 위하여 적절한 신체활동과 레크리에이션의 중요성이 부각되고 있다. 특히, 핵가족화되면서부터 노인층이 심각한 소외 집단화되고 있는 추세에 따라 적절한 노인 신체활동의 장려는 국민복지적 차원에서 매우 중요한 정책과제이다.

노인은 집중력이 약하고 체력적으로 노쇠기에 접어들었기 때문에 적극적인 신체활동에 자주 참가하기는 어렵다. 그러나 노년기의 운동부족 현상은 노화현상을 더욱 촉진하고, 더욱이 각종 질병에 저항하는 능력을 저하시켜 질병에 감염되면 이로부터 회복하는 데 상당한 시간과 어려움이 수반된다. 따라서 노년기의 신체활동은 무리하지 않는 범위 안에서 지속성을 유지해야 하며, 규칙적으로 참여하는 것이 바람직하다.

노인 신체활동 활성화를 위해서는 이용 가능한 시설의 확보와 지도자의 양성이 중요한 과제임에 틀림없으나, 이들의 체력과 흥미를 고려한 다양한 프로그램의 개발 및 보급이 무엇보다도 선행되어야 할 것이다. 이와 같은 맥락하에서 노인의 신체활동 프로그램은 다음과 같은 사항을 고려하여 개발되어야 할 것이다.

첫째, 노인의 체력 여건상 에너지의 소비가 많은 종목은 피하고 가급적 단체활동을 위주로 하는 내용으로 구성하도록 한다. 이러한 활동을 통해 노인은 집단 속에서 행동하는 즐거움을 맛볼 수 있고, 소외감을 해소시킬 수 있기 때문이다. 그 한 예로서 배드민턴, 탁구 등과 같은 종목을 집단활동으로서 장려하고 이와 유사한 게임을 개발할 필요성이 있다.

둘째, 시간과 장소에 구애받지 않고 유희성과 흥미가 높아 규칙적 운동으로 이용할 수 있으며, 신체기관의 기능을 정상적으로 유지시켜 노화방지에 도움이 되는 종목들을 적극 권장해야 할 것이다. 일례를 들면, 미니골프, 고리던지기, 게이트볼 등과 같은 종목이 이러한 목적에 적합하다 하겠다.

셋째, 야외에서 자연과 호흡하며 즐길 수 있는 종목을 개발하여야 한다. 노인은 대부분의 시간을 실내의 좁은 공간에서 보내는 경우가 많으므로 가급적 야외로 나가 보행하는 기회를 가질 수 있는 프로그램의 구성이 바람직하다. 예로는 최근 높은 참여율을 보이고 있는 등산이나 하이킹을 들 수 있고, 오리엔티어링 등과 같은 종목은 이러한 목적 달성을 위한 좋은 수단이 될 것이며, 순환계를 자극하는 양호한 활동이 될 것이다.

이와 같은 노인의 신체활동 프로그램은 건강증진과 더불어 소기의 목적 달성을 위하여 다음과 같은 노년기 운동처방 방법에 맞게 실시되어야 한다.

노화와 신체활동

노년기에 접어들면 노화 현상에 의하여 심폐기능, 근력, 근지구력, 유연성 등 건강 관련 체력이 저하되고 순발력, 평형성, 협응성, 반응시간 등 운동기능 관련 체력이 둔화될 뿐만 아니라, 면역기능이 떨어져 쉽게 병에 걸리고 환경에 대한 적응력도 감소된다. 이와 같은 체력의 저하현상은 자연스러운 현상으로 볼 수 있으나, 노력에 의하여 노화의 진행속도를 늦추고 건강을 증진 유지시킬 수 있다.

신체활동이 노화에 미치는 영향은 다음과 같다.

첫째, 심혈관계뿐만 아니라 근 골격계 등의 여러 가지 기능을 증진시켜 일상생활을 영위하는 데 필요한 활동에 도움을 주고 활동적인 기대수명을 연장시킬 수 있다.

둘째, 노화과정에 따른 주름진 피부, 흰 머리털, 근력의 저하 등 노인들에게 볼 수 있는 변화의 진행을 가능한 늦추고 생리학적 나이를 젊게 한다.

셋째, 노인들에게 운동은 복지 차원에서 중요하다. 자립할 수 있고 활력 있는 생활을 할 수 있도록 신체기능을 높여 성인병을 예방하고 병간호를 줄인다면 의료보험 차원에서도 바람직하다.

운동형태, 빈도, 강도

운동형태는 노인들의 공통된 질환인 관절 질환을 고려하여 적당히 수정된 운동형태가 개발되어야 한다. 그리고 자전거타기, 수영, 마루 운동 같은 최소한 혹은 전혀 무게가 실리지 않은 운동에 중점을 두어야 한다. 그리고 개개인의 활동 변화를 추구하는 개별적인 운동형태가 중요하다.

운동빈도는 노인에게는 주당 3~5일 정도 자주 활동을 해 주는 것이 중요하다. 생리학적으로 특히 유연성과 지구성 능력을 유지시켜 주는 것이 유용한데, 이는 곧 횟수를 더 많이 하는 것이 일상적 신체활동을 원활하게 해준다는 의미라고 할 수 있다.

운동강도란 운동의 힘든 정도를 말하는 것으로 운동의 효과를 얻기 위해서는 신체에 적절한 자극을 줄 수 있는 강도로 운동을 해야만 한다.

자신이 최대로 운동할 수 있는 능력 즉, 운동시 자신의 심박수가 가장 높이 올라갔을 때의 운동능력을 최대 운동능력이라 하는데, 대체로 체력의 증진을 위해서는 자신의 최대 운동능력의 60~80% 정도의 강도로 운동을 해야 하며, 운동을 처음 시작하거나 체력 수준이 낮은 노인의 경우에는 40~60% 정도가 적당하다. 80% 수준 이상의 강도로 운동을 하게 되면 상해의 위험이 높아지므로 주의해야 한다.

운동시간, 기간, 단계

운동시간에서 노인은 매회 지구성 활동을 30~40분 정도 실시하는 것이 적당하다. 1회 당 1시간 정도 기간을 달성시키는 것이 노인들에게 가장 효과적이다. 운동강도는 개별적인 의학적 · 생리학적 한계를 파악하여 적절한 설정이 매우 중요하다. 관상동맥증 경력이 있거나 그 위험성이 있는 노인들에게는 최근의 심전도 평가 결과에 따라서 운동처방을 한다.

운동기간에서 운동 수준을 증가시키기 위해서는 단계적인 접근 방법이 가장 적절하다. 운동을 시작하게 되면 중 정도의 운동에서 강한 운동 수준까지 진행시키는 것이 필요한데 여기에는 통상 4~6주간이 요구된다. 그 후 4~6주간은 종종 적정 수준을 유지하기에 필요한 기간이 된다.

운동단계에서 운동 수준은 단계적인 접근 방법에 의해 적절히 증가시킨다. 운동을 시작하게 되면 경 정도의 운동에서 강한 운동 수준으로 진행시키며 통상 4~6주간이 요구된다. 다시 4~6주간이 적정수준을 유지하기에 필요한 기간이 된다.

고령자와 운동

노년기가 되면 체력의 저하로 운동기능이 저하되고, 심폐기능과 면역능력이 저하되어 쉽게 병에 걸리고 주위환경에 대한 적응력이 저하된다. 이와 같은 신체기능의 노화현상은 완전하게 방지할 수 없지만, 체력을 향상시키려는 노력에 의해 확실하게 늦출 수가 있으며, 건강한 노년기 생활을 영위할 수 있다.

고령자의 신체적 특징은 다음과 같이 요약할 수 있다.

- 신체활동이 저하된다.
- 질병이 많다.
- 기능적 유연성이 낮다.
- 운동효과가 낮다.
- 최대 심박수가 적다.
- 체력이 저하된다.
- 조직이 약하다.
- 개인차가 크다.
- 혈압이 높아지기 쉽다.

고령자에 대한 운동처방의 유의점

고령자의 운동처방도 원칙적으로 같지만 고령자의 신체적 특징이 있으므로 아래와 같은 여러 가지 문제점을 특별히 배려할 필요가 있다.

① 고령자는 겉보기에는 건강한 것처럼 보이지만 숨어 있는 질환이나 기능이 저하되는 것이 많으므로 의학검사를 엄격하게 할 필요가 있다. 특히 호흡기계, 순환기계, 신장, 간 등은 스크린 테스트를 반드시 해야 하며 의심이 날 때에는 정밀검사도 같이 해야 한다.

② 체력이 떨어지고 조직이 약해져서 기능적 유연성이 낮기 때문에 무리하지 않는 운동으로 몸에 맞는 운동을 선택해야 한다. 특히 안정성에 특별한 배려를 할 필요가 있으며 운동이 안정한계를 넘지

않도록 항상 조절하고 어떤 효과를 기대하는 범위 안에서 될수록 가벼운 운동을 처방하는 것이 좋다.

③ 개인차가 크기 때문에 일방적인 공식적인 처방에 따르면 위험이 있다. 반드시 개인의 검사성적에 따라 개별적으로 운동을 처방하여야 한다.

④ 무리하게 오랫동안 운동을 하면 컨디션에 맞는 즐거움을 느낄 수 없으므로 항상 자기 몸에 맞도록 운동을 진행하는 것이 좋다.

⑤ 자기에게 맞는 자기 수준의 운동을 빨리 습득하고 즐겁게 운동하는 것이 가장 중요하다. 고령자가 운동을 하는 습관을 오래 지속할 때 성공하는 사람은 자기 수준을 습득해서 이것을 지키는 사람이다.

⑥ 운동시에 혈압이 상승하기가 쉬우므로 혈압상승이 안 되는 가벼운 종목을 선택할 필요가 있다. 그러므로 근력훈련, 무산소 운동, 강한 운동은 피하는 것이 좋다.

⑦ 민첩성을 필요로 하는 운동은 삼가는 것이 좋다. 빠른 속도로 계단을 올라가는 운동이나 탁구, 정구, 구기 등은 충분한 컨디션이 맞지 않은 사람은 시작하는 것이 위험하다.

⑧ 몸보다 마음가짐이 중요하다. 젊었을 때는 신체적인 자극을 주어도 건강을 유지하는 데 특별한 조심을 하지 않아도 되지만, 고령이 되면 신체적 지극뿐 아니라 마음의 기쁨과 스트레스 해소 등의 정신적 요인이 건강유지에 중요한 의미를 갖는다.

고령자의 운동

운동효과

규칙적인 신체운동은 에너지 균형을 도와주고, 체구성 성분을 개선시키며, 심폐기능을 좋게 하고, 혈청지질 수준에도 좋은 영향을 준다. 운동중에는 인체에 일시적인 변화가 온다. 그러나 규칙적이고 지속적으로 운동을 하면 신체는 오랫동안 지속되는 변화를 나타낸다. 운동에 의한 인체의 변화는 운동에 대한 인체의 적응에 의해 발생하는 것으로써, 구체적으로 체력의 증진, 노인성 질환의 예방 및 노화방지, 사회 정서적 만족을 들 수 있다.

고령자에게 적합한 운동

고령자에게 노화를 방지하기 위해서는 먼저 건전한 생활습관을 가져야 한다. 항상 규칙적인 생활을 하고, 충분한 휴식을 취하며, 과욕을 버리고 즐거운 마음과 남을 사랑하는 마음을 갖는 것이 중요하다. 다음으로 운동을 통해 노화를 늦추어야 한다. 운동이 건강증진에 도움이 된다는 것은 다 알고 있으나, 어떻게 하는 것이 가장 좋은지를 모르고 있다. 운동을 맹목적으로 하게 되면 건강을 오히려 해치거나 심지어 불의의 사고를 당하는 수가 많다. 운동은 숨이 찰 정도로 하루에 30~60분 정도로 일주일에 3~5일을 하는 것이 바람직하다.

고령자에게 적합한 운동은 다음과 같은 종목을 들 수 있다.

- 보행
- 게이트볼
- 유연체조
- 스트레칭
- 요가
- 태권도
- 골프
- 수영

담당교수명 : ______________________ 수강생명 : ______________________

확인해 봅시다

1. 노인의 신체적 특성이란?

2. 노인의 심리적 특성이란?

3. 노인의 사회적 특성이란?

4. 노인의 신체활동의 필요성에 대하여 서술하시오.

5. 노화란?

자르는 선

6. 노인의 운동형태, 빈도, 강도에 대하여 서술하시오.

7. 노인의 운동시간, 기간, 단계에 대하여 서술하시오.

8. 고령자의 운동처방시 유의사항에 대하여 설명하시오.

9. 고령자의 운동효과에 대하여 설명하시오.

10. 고령자에게 적합한 운동은 무엇인가?

9

환경이 신체활동에 미치는 영향

환경에 따라 인체는 다르게 반응한다.

인간의 내적·외적 환경이 자신의 신체활동에 어떤 영향을 미치는가를 알아보는 것은 불리한 환경에 당면한 문제들을 해결할 수 있는 실마리를 제공하기에 매우 흥미 있는 논제라고 할 수 있다. 인간의 신체 활동에 관계된 환경의 측면은 복잡 미묘하고 다양하다. 여러 환경에 직면한 생리학적 문제들은 신체의 모든 조직에 영향을 미치고 있다.

이 장에서는 갖가지 환경에서 불가피하게 운동을 할 때나 혹은 효과적인 트레이닝을 하고자 할 때, 각각 처한 환경자극이 인체에 어떠한 생리적 변화를 미치는지에 대해 이해하고 특수한 환경자극에서 잘 적응할 수 있는 반응 등을 모색해 보자고 한다.

체온조절

인체는 체내의 열을 발산하거나, 열 소모를 억제하고 재생산하는 체온조절을 통하여, 인체의 여러 세포의 생존과 기능의 활성화를 위한 최적의 온도인 37℃ 정도의 상태를 이루려고 한다. 신체의 중심온도가 4℃ 이상 변화하게 되면 생리적·정신적으로 조직 내의 효소활성도가 떨어지게 되고 대사활동이 줄어들어 심폐기능이 억제된다. 인체의 중심온도가 −12℃ 정도 변화되면 심부전증으로 사망하게 되며 43℃ 이상이 되면 신경세포가 이상반응을 일으키며 손상을 입거나 사망하게 된다.

인체는 온도 수용기(thermoreceptor), 체온조절중(thermoregulator center) 및 효과기(effctorgan) 등의 체온조절기가 열 생산과 열 손실을 적절히 조절한다. 말초 온도 수용기(피로온도 감지)와 심부온도 수용기(심부체온 변화 감지)에서 감지한 체온 변화 정보가 구심성 뉴런을 통하여 시상하부의 체온조절 중추에 전달된다.

예를 들어 체온이 내려가면 근육의 떨림(shivening)이 일어나게 되는데, 이는 피부의 운동 수용기로부터 체온 변화 정보를 구심성 뉴런을 통하여 자극이 시상하부의 체온 조절 중추에 전달되고, 그로 인해 시상하부는 피부혈관을 수축시키고 땀이 분비를 감소시켜 열손실을 줄이게 된다. 반대로 외부의 열이나 운동에 의해 체온이 상승하게 되면 심부온도 특히 시상하부를 지나가는 혈액온도에 대한 정보가 체온조절 중추에 전달되고, 체온 중추는 기준온도와 비교하여 피부의 혈관을 넓히고, 땀샘을 자극하여 체온을 적절한 만큼 낮춘다.

고온 환경과 운동

고온에서의 생리적 반응

무더운 환경에서 열에 대한 생리적 조절계는 심혈관계와 발한이다. 고온 환경에서의 운동은 체내의 열 생산이 증대되어 심부로부터 체표면으로 열을 운반하고 땀선에 의해 피부 표면의 냉각에 필요한 적정 양의 땀을 생산하여 분비하게 된다.

무덥고 습기 찬 환경에서는 활동을 지속적으로 수행하기 위해 근육의 혈류 요구량이 증대되며 체온의 발산을 위한 피부 혈류량도 많아진다. 이렇게 근육과 피부에 혈액이 몰리고 정맥 내의 혈액저류(venous pooling)에서 심장으로 들어오는 정맥환류량(venous return)이 감소하게 된다. 정맥환류량이 감소하면 바로 심장의 1회 박출량(stroke volume)이 감소한다. 이런 상태가 되면 인체는 보상기전에 의해 심박수를 끌어올리게 되는데 이때 심장에 무리가 갈 수 있다.

한편, 많은 땀이 배출되면 혈액이 농축(hemoconcentratoin)되어 신체의 순환과 체온조절에 역기능으로 작용하게 된다.

고온 환경에서의 운동

고온 환경에서의 운동중 체중의 3%가 땀으로 배출되면, 혈장량은 6~7% 정도 손실되며, 심박출량과 혈압이 급격히 하락하는 경우가 있는데 이 경우는 혈액량의 감소에 의해 탈수현상이 나타난다. 탈수는 혈액 삼투질 농도 증가, 체온 상승, 심박수 증가와 1회 박출량 감소, 근 혈류량 감소, 젖산 축적량 감소, 최대 산소섭취량 감소의 과정에서 나타난다. 따라서 고온 운동시에는 욕구수준 이상의 수분을 공급해 주는 것이 좋고, 운동에 의해서 체중의 2% 이상이 빠지면 바로 목표 심박수를 수정해 주어야 한다.

고온 환경에서 트레이닝을 천천히 하면 열 순화가 생기면서 내성력이 향상된다. 처음 4일 정도는 빠르게 개선되고 10일 정도면 정상적으로 개선이 된다. 순화과정을 거치면서 인체는 다시 운동중의 발현능력이 향상되고, 심박수 및 체온이 떨어진다. 고온 환경에서 잘 훈련된 사람은 땀 분비와 발한반응의 증대 시점이 빠르다. 이렇게 적응함으로써 고온에서의 생리적 스트레스를 보다 적게 받는다. 또한 숙련된 훈련자는 정맥순환을 잘 유지하여 1회 박출량은 많이 떨어지지 않고 분당 맥박수는 많이 증가되지 않으며 심박출량은 더욱 균형적으로 잘 조절될 것이다.

고온 환경에서의 장시간 운동은 심혈관 기능과 체온조절 기능에 장애를 줄 수 있다. 인체에 영향을 미치는 고온 스트레스는 온도와 상대습도의 상호작용에 의해 정해진다. 온도가 높더라도 습도가 낮은 환경이면 증발을 통해 체열 발산이 비교적 원활해져 열 질환을 막을 수 있다. 그러나 온도가 높고 습도도 높은 환경에서는 증발에 의한 체열발산이 줄어들 뿐만 아니라 복사, 전도, 대류에 의한 체열발산도 저해된다. 이때는 장시간의 운동을 피하는 것이 좋다.

저온 환경과 운동

저온 환경에서의 생리적 반응

저온 환경에 대한 인체의 생리적 반응과 체온의 한계에 대하여는 개인차가 인정되나 한랭에 노출되어 몸이 냉각되는 초기에는 전신이 떨리거나 전율이 일어난다. 이것은 구간근이 불수의적으로 활동하여 체내에 발생하는 열을 높이기 때문이다. 그러나 더 한랭이 작용하여 몸이 냉각되면 체온이 저하되기 시작한다. 체내의 조직이나 세포 내에서의 화학반응이 감퇴되고 신진대사도 저하된다. 그리고 몸의 중요기관의 작용이 실조되며 특히 중추신경계의 작용이 현저한 변화를 하게 된다.

구체적으로 말하면, 저온 환경에서는 체내의 심부에서 체표면으로의 열 전환이 감소되어 말초혈액 순환의 장애를 일으키면서 혈관이 수축되는 반면 내장기관에서는 혈관이 확장하게 된다. 그 다음으로는 골격근이 반응을 일으키는데 골격근은 긴장을 하게 되고 떨림이 있으면서 대사에 의한 열 생산이 촉진되어 3~4배 가량 올라간다. 중 정도의 운동에 의해 열 생산은 어렵지 않게 10배 가량 상승한다. 그렇기 때문에 저온환경에서는 운동만으로도 적응이 가능할 수 있다.

저온 환경에서의 환경

신체 냉각시 혈관수축은 혈액순환의 정도를 떨어뜨리고 국소적인 산소부족이 일어난다. 처음에는 심박수, 폐에서의 가스교환, 평균혈압 등의 상승이 일어나고 심부체온이 떨어지면 심박수, 가스교환, 혈압은 내려가게 된다. 또한 뇌하수체전엽 호르몬 카테콜아민(catecolamine) 방출이 촉진되어 신체 열을 보호함으로써 떨림이 동반되지 않는다. 반면에 신체운동 이외에 열 생산을 증대시키는 반사적 반응에는 근의 긴장과 떨림이 있다. 외부의 저온 자극에 의해 근육과 심부체온이 감소된 상태에서 운동을 수행할 때 심박수가 감소하기 때문에 결국 최대 심박출량이 감소하게 된다. 그리고 혈액온도가 내려감은 산소해리곡선(oxygen dissociation curve)을 왼쪽으로 이동시키며 이는 조직적으로 산소 유입이 감소되는 것을 의미한다. 그러면 결국 최대 산소섭취량은 떨어진다. 또한 근육의 온도 저하는 순발력을 떨어뜨리는 양상을 보이는데 이것은 근육 내 온도 하강으로 인해 근세포 내의 수분의 점도가 증가하여 액틴과 마이오신의 움직임을 방해하는 작용을 하며, 근세포 내 ATP 합성을 위한 화학반응의 장애나 최대 근 수축에 이르기까지의 수축시간이 더뎌지기 때문으로 볼 수 있다.

격한 운동에서 열 생산은 20배까지 증가한다. 이것은 지속적인 운동으로도 쉽게 체온 유지가 가능하다. 그러나 복사에 의한 피부온도 하락으로 신체 말단조직이 얼어버릴 수 있다. 그러므로 머리, 손, 발 등의 보온을 잘 해야 한다. 동상에 걸린 부위가 생기면 45℃ 물에 담가두는 것이 영구손상을 막는 한 방법이다. 그리고 젖은 옷은 마른 옷에 비해 20배 정도 빠르게 열을 손실한다. 방수와 방풍이 잘 되는 의복을 착용하는 것이 바람직하다.

저온 환경에서의 운동

사람은 항온동물이기 때문에 체온이 36~38℃ 정도로 유지되어야 세포의 생명활동은 물론 인체기능이 정상으로 유지될 수 있다. 추운 날이라도 운동중에는 체내의 열이 많이 발생하기 때문에 정상체온을 유지하는 데는 별 어려움이 없다. 따라서 추운 날에도 적당한 운동을 규칙적으로 해 줌으로써 건강과 체력을 향상시키는 데 소홀함이 없어야 한다.

추운 날에는 근육이나 관절의 유연성이 저하되고 에너지 대사에 관여하는 효소의 활성도가 떨어지기 때문에 운동능력이 저하될 수 있을 뿐만 아니라 상해의 위험성이 있으므로 체온 상승과 신체의 준비도를 높이기 위해 준비운동을 충분히 해 주어야 한다.

추위에 따라 체온보존을 위한 충분한 복장을 준비한 후 운동해야 하는데 체온의 손실은 머리 부분과 목 부위에서 가장 심하게 일어날 수 있으므로 털모자와 목도리 등을 갖추도록 하여야 한다. 특히, 맨살에 입는 옷은 땀의 흡수가 좋은 면제품이 권장되며 바깥에 입는 옷은 바람과 열의 차단이 잘 되는 옷이 권장되고 있다.

고혈압 환자의 경우 갑자기 찬 공기에 노출되면 혈관이 급격하게 수축하고 혈압이 상승하여 뇌출혈의 위험이 높아지기 때문에 유의해야 하며, 역기와 같은 강한 힘을 발휘하는 운동은 삼가는 것이 좋다.

노약자의 경우 이른 새벽의 운동을 피하고 오후 시간에 운동을 하도록 하는 것이 좋으며 너무 춥거나 길이 미끄러울 때는 피하는 것이 좋다.

운동중에 더위를 느껴서 외투를 벗었을 경우에는 운동이 끝나자마자 외투를 입어서 체온의 감소를 방지해야 하며, 추운 날 운동중에 가능한 땀을 많이 흘리지 않도록 운동중에 복장을 적절히 조절할 필요도 있다.

고지에서의 운동

고지 환경

고지 환경이란 해발 2,000m 이상의 고지를 지칭하는 것으로 대기압이 고도의 상승에 따라 기압이 직선적으로 감소하는 저압환경을 말한다. 저압상태에서는 기압의 감소와 함께 단위 부피당 분압이 줄어든다. 예를 들어 해발 2,500m의 고지에서는 평지에 비해 산소분압이 약 70%까지 감소하여 실제 평지에서의 약 15%의 저농도 산소를 흡입하는 것과 마찬가지이다. 저산소 환경인 고지는 다른 한편으로 저온환경이기도 하다.

고지대에서의 운동

개인의 신체 조건에 따라 차이가 나지만 일반적으로 1,500m 이상에서 고지대의 효과가 나타나 운동 능력이 떨어진다고 한다. 즉 최대 산소섭취량이 감소되기 시작한다. 1,500m 이상의 고도에서는 300m 높아질 때마다 최대 산소섭취량이 약 3%씩 감소한다. 7,500m 이상에서는 60% 이상 감소되는 것으로 나타난다. 앤에어로빅(무산소성 운동)인 단거리 경주나 역도 등은 크게 지장을 받지 않지만 지구력을 요하는 경기는 크게 영향을 받게 된다. 높은 고도에 오를수록 더 긴 적응 기간이 필요하며 2,500m에는 4주 정도의 적응기간이 필요하다.

고지대에서 신체 변화 원인 및 적응법

높은 지대로 올라갈수록 공기가 희박해지고 기압이 낮아지기 때문에 공기의 저항은 감소하지만 산소를 섭취하는 데는 그만큼 어려움을 겪게 된다. 따라서 산소를 많이 필요로 하는 장시간의 운동은 더 힘들게 느껴지나, 수초 간 강한 힘을 발휘하여야 하는 운동은 방해를 받지 않거나 오히려 유리한 경우도 있다.

산소는 생명유지는 물론 장시간의 운동에 요구되는 에너지를 생산하기 위해 필수적인 물질이다. 고지대에 높이 올라갈수록 공기가 희박해지고 산소의 밀도도 그만큼 감소되므로 몸 속으로 산소를 섭취하기가 어려워진다. 따라서 약한 운동을 해도 필요한 산소를 섭취하기 위해 호흡을 더 크게, 많이 해야 하므로 저지대에서 보다 숨이 빨리 차고 더 힘들게 느껴진다. 그러나 시간이 지날수록 산소섭취에 중요한 역할을 하는 적혈구가 증가되어 산소 섭취가 쉬워지고 힘도 덜 들게 되는 방향으로 적응된다. 이처럼 고지대에 적응하는

데 걸리는 시간은 고도에 따라 차이가 있지만 약 1~3주 정도가 지나면 적응된다.

고지대에 도착하여 단시간 내에 운동능력을 회복하고자 할 경우에는 단계적으로 운동을 실시해야 한다. 초기에는 고지 적응을 위한 가벼운 운동 시작하여 1~2주간에 걸쳐 조금씩 운동강도를 높여줌으로써 고지대에 대한 적응이 이루어지고 운동도 점점 가볍게 느껴진다. 저지대에서 고도 차이가 큰 고지대로 갑자기 옮겨갈 경우 어지러움, 구토, 두통, 피로감, 호흡곤란 등의 급성 고산병 징후가 나타난다. 이러한 고산병은 24~28시간 사이에 가장 심하며 6~8일이 되면 사라지는 것이 보통이지만, 사람에 따라서는 회복되지 않는 경우도 있다.

고산병의 종류

- 급성 산악병(AMS): 3,000m 이상 오르는 사람의 75% 이상이 이 병의 증상을 느낀다고 한다. 두통이나 현기증 그리고 무력감이 주요 증상이다. 도착 후 2~3일 만에 나타날 수 있으며 적응이 되면 2~3일 후에 자연히 사라지게 된다. 심한 증상을 보이는 사람은 하산시켜야 한다.
- 고지대 폐부종(HACE): 뇌가 부어오르는 병이다. 환자는 두통을 호소하며 몸의 균형을 유지하지 못한다. 병이 진행되면 의식을 잃게 되고 환각증상을 나타내거나 혼수상태에 빠지게 된다. 고산지대에서 1주일 이상 지난 후 나타날 수 있다. 생명을 다투는 응급 상황이므로 이 병에 걸렸다고 생각하면 즉시 후송하며 전문가에게 치료를 받도록 해야 한다.

고지 환경과 생리적 반응

고지대의 공기에 포함된 산소의 비율은 해수면의 비율과 같은 20.93%이지만 전체 공기압력이 낮아 고도가 높아질수록 산소의 압력은 그에 반비례하여 낮아진다. 이에 따라 고지대에서 운동중 산소 분압이 낮아 인체 내부의 세포에 충분한 양의 산소를 전해주지 못한다. 그래서 동일한 강도의 운동시 고지대에서는 산소섭취량이 감소하여 운동수행이 더욱 힘들다. 고지대에서 안정시와 운동 중 가장 즉각적인 반응은 분당 환기량의 증가이다. 분당 환기량은 호흡수와 1회 호흡량에 따라 결정되는데 고지대에서는 공기의 밀도가 낮아 평지에서 흡입했던 양만큼의 산소분자를 섭취하기 위해 더 많은 호흡을 해야 한다. 이처럼 호흡이 증가되므로 평지에서의 필요 이상의 호흡, 즉 과환기가 일어나 pH가 7.4 이상으로 상승하게 된다.

고지에서의 운동시 심박출량은 현재까지 학자에 따라 증감되는 양상이 서로 다르게 나타나고 적응 양상으로 1회 박출량 및 최대심박수가 감소되는 경향이 있다. 혈액 성분으로는 적혈구 수 및 헤모글로빈이 증가한다.

고지 순응

일반적으로 고지의 순응과 관련한 생리학적 변화는 약 1~2주 안에도 나타나는 단시간의 생리적 운동 수행 반응이 있고, 또 하나는 고지 순응의 과정에서 장시간의 운동 수행에 의한 생리학적 반응이 있다.

단시간의 변화

고지 순응과정에서 단시간에 가장 뚜렷하게 반응하는 적응현상으로는 적혈구 수의 증가에 의한 헤모글로빈의 농도가 증가하는 것을 들 수 있는데 이는 두 가지 반응으로 구분하게 된다. 하나는 적혈구 내에 존재하며 헤모글로빈으로부터 산소의 해리의 촉매작용을 하는 효소인 2,3-DPG의 활성도가 증가되어, 고지대에서는 혈장의 감소에 의한 혈액농축 현상이 초기에 일어나는데 이 효소에 의해서 1~2주 정도면 다시 평지 수준으로 회복된다. 또 하나는 혈중 산소 분압의 감소에 의한 체내 저산소 상태로, 신장으로부터 에리트로포이에틴이라 호르몬의 분비를 자극하여 적색골수에서 적혈구 생성을 촉진한다. 골수는 철(Fe) 흡수력을 증가시켜 고지에서 48시간 이후에 헤모글로빈을 생성하게 된다.

장기간의 변화

고지에 노출되면 저산소 상태에서 산소의 공급과 이용의 감소를 보상시키기 위한 반응이 일어나는데 이는 조직 내 모세혈관 밀도의 증가, 미오글로빈 농도의 증가, 미토콘드리아 밀도의 증가 및 세포내 산화요소들의 활성도 증가 등을 볼 수 있다. 고지 순환 과정이 길어질수록 운동 수행 능력은 개선되지만 평지 수준까지 도달하지는 못하게 된다.

수중에서의 운동

수중환경의 특성

대기상황 하에 비해 수중에서의 운동수행은 물의 압력으로 인해 또 다른 물리적 · 생리적 환경 변화를 접하게 된다. 수압은 수직방향으로 작용하는 물의 무게와 바깥에서 주위를 에워싸고 있는 공기의 무게에 의해 변화하게 된다. 해수면에서 기압은 1기압이지만 수면에서 10m씩 내려갈 때마다 1기압 증가하게 된다. 수중에서 2기압은 해표면에서 주위의 무게로 1기압이 작용하고 나머지 1기압은 물이 수직으로 작용하는 무게에 해당된다.

수중에서의 생리적 변화

수중에서는 깊이에 따라 작용하는 수압의 영향으로 인체에도 압력을 받게 된다. 물은 압축할 수 없기 때문에 대부분 수분으로 구성되어 있는 인체는 기본적으로 수압의 영향을 받지 않겠지만 공기로 차이는 공간(폐, 귀, 호흡기 등)이 있어 물의 깊이에 따라 그 부위는 수압의 영향을 크게 받게 된다.

수중에서의 스포츠와 위험요소

수중에서의 행해지는 가장 흔한 스포츠는 스노클링과 스쿠버 다이빙 등이 있다. 스노클링은 수면에서 물갈퀴와 마스크를 사용하고 스노클이란 J모양의 튜브로 숨을 쉬면서 하는 수영의 한 형태로 스킨 다이빙이라고도 한다. 특별한 수중 장비 없이 수면 위에서의 한 번의 호흡으로 다음 호흡시까지 물속에서의 수영을 연장하는 형태의 운동이다. 수중에서 혈중 탄산가스 농도가 증가하면 호흡운동을 촉진하게 되어 다시 수면 위로 올라오게 되며 이것은 수영자 자신의 숨을 참는 능력에 따라 잠수시간이 결정된다.

스쿠버 다이빙은 수중 호흡장치(압축공기 탱크와 연결 호스, 마우스피스 혹은 마스크로 되어 있는 조정기로 구성)를 가슴이나 등에 메고 물속에서 오랫동안 잠수할 수 있다.

수중호흡 시스템은 다이버의 흉부에 가해지는 물의 압력을 극복하기 위해 흡기가스의 압력이 흡기시 흉부의 정수압력과 같도록 조절되어야 한다. 즉, 스쿠버 다이빙시 내부압력과 외부압력이 동일해야 하는데 이것은 3기압의 호흡가스는 약 2,280mm/Hg(760mmg×3) 고압상태로 전달되어야 한다. 만약, 신체 내부와 외부의 압력이 조절되지 못하였을 때는 다음과 같이 위험한 상태에 이르게 된다.

(1) 공기색전

공기색전이란 혈관 내에서 혈류의 흐름을 차단하는 것으로 색전이라고도 한다. 10m(33피트)의 수심에서 산소탱크로부터 공기를 들여 마신 후 숨을 참고 해수면으로 올라온다면 폐포 안의 공기가 2배로 팽창되어(폐용적이 절반으로 감소되므로) 폐포가 파괴되는 현상이 일어날 것이다. 이러한 현상은 폐 조직 및 모세혈관 등을 손상시키게 되는데 손상시 발생된 공기방울이 혈관 내로 유입되어 심장이나 뇌로 들어가는 혈류를 차단하게 되고 생명에 위험한 상태를 초래하게 된다.

(2) 벤드증상

우리가 흔히 알고 있는 감압증 형태가 벤드증상이다. 이것은 주위의 기압과 체내의 기압 간의 차이로 발생하는 증후군으로 호흡시 참여하지 않은 질소가 조직 내로 유입되어 발생한다. 즉, 수심이 깊을수록 수압이 증가하는데 압력의 증가에 따라 액체 중 용해되는 질소량이 많아지게 된다. 이 질소는 기포를 형성하고 혈액순환을 저해하여 조직을 손상시킨다. 따라서 수중에서 수면으로 나올 때의 속도는 60ft/min(18.3m/min)을 초과해서는 안 된다.

(3) 질소마취

질소마취는 3기압 이상의 압력에서 흡입한 공기 중 질소가 중추신경계에 작용하여 환각과 집중력 감퇴와 같은 알코올중독 현상이 나타나는 것을 말한다. 따라서 고압이 작용하는 수심에서의 스쿠버 다이빙시 헬륨과 산소의 혼합기체를 사용하면 질소마취 및 산소중독을 방지할 수 있다.

(4) 산소중독

산소중독은 100%의 산소를 사용할 때 폐포의 산소분압이 증가하여 근육경련, 호흡장애, 의식불명 등의 비정상적인 현상이 나타나는 것을 말한다. 이러한 현상은 대기중에 비해 수심이 깊을수록 용해되는 산소량이 커지므로 적혈구에 의한 산소운반보다는 용해된 형태의 산소를 우선적으로 사용하게 된다. 그 결과 정맥혈의 헤모글로빈의 산소 포화도의 증가에 의해 이산화탄소의 운반장애에 이어 체내의 이산화탄소 축적 현상이 발생한다.

(5) 항공성 중이염

항공성 중이염은 급격한 기압의 변화시(스쿠버 다이빙, 비행) 발생될 수 있는 고막 외상이나 중이 부분의 조직 손상으로 인한 중이염을 말한다. 유스타키오관이 귓속의 압력과 외부압력을 동일하게 조절하는데 우리가 비행시나 스쿠버 다이빙시 느낄 수 있는 귓속이 멍해지는 것은 유스타키오관에 따른 현상인 것이다.

담당교수명 : ______________________ 수강생명 : ______________________

확인해 봅시다

1. 인간과 환경에 대하여 서술하시오.

2. 체온조절이란?

3. 고온환경에서의 생리적 반응과 운동에 대하여 서술하시오.

4. 저온환경에서의 생리적 반응과 환경에 대하여 서술하시오.

5. 고지에서의 생리적 반응과 환경에 대하여 서술하시오.

자르는 선

6. 고지순응이란?

7. 수중환경의 특성을 논하시오.

8. 수중에서의 생리적 변화는?

9. 수중스포츠의 종류를 나열하시오.

10. 수중스포츠의 위험요소를 나열하고 정의하시오.

10

상해예방과 응급처치

상식이 우리의 생명을 지킨다.

운동상해

운동상해

운동상해란 연습이나 경기 중에 입게 되는 신체의 부상을 말하는 것으로, 외부로부터의 충격에 의해 발생되는 외상과 무리한 운동을 장기간 반복함으로써 발생되는 상해로 구분된다. 운동상해는 신체의 기능을 약하게 할 뿐만 아니라 상해 발생시 운동에 대한 흥미를 잃게 하므로 운동상해의 원인을 바로 알고 예방하여야 한다.

운동상해는 운동종목에 따라서 상해 부위와 종류가 다르고 선수와 선수 사이의 신체적 접촉이 많을수록, 또한 운동이 경쟁적이고 신체 활동량이 많을수록 그 위험도가 높다.

운동상해의 원인

준비운동 부족

준비운동은 일반적으로 근육온도 상승, 모세혈관의 확장, 심폐기능의 증가 등 생리학적 기능을 증가시켜 운동기능 증가뿐만 아니라 전문기술의 발휘에 필요한 신경소통 작용과 모든 근육의 긴장도 및 시간적 경과가 원활하게 되어 근수축의 과부족이 일어나지 않게 하는 역할을 한다. 그래서 준비운동이 부족하면 저항력에 대처하지 못하는 장력 발휘, 완벽한 기술을 표현하지 못하는 행동 등으로 운동손상을 입게 된다.

기술 및 훈련 부족

모든 스포츠 종목은 스포츠 종목에 맞는 특색 있는 전문적 기술을 필요로 하며 이러한 기술을 습득하려면 장기간의 훈련 및 많은 노력이 필요하게 된다. 그러나 훈련이 부족하거나 또는 기술이 미숙할 때 운동손상이 발생될 수 있다.

과도한 훈련과 과로

훈련을 지나치게 하면 신체는 근육계, 신경계, 순환계 등 모든 조직과 기관에 정신적・육체적 피로가 온다. 이러한 피로는 즉각적으로 수의운동 및 반사운동 기능을 저하시켜 변화가 많은 운동전개 상황에서의 적절한 신체적응을 할 수 없게 되어 외상을 입게 된다.

주의집중 결여

심리적으로 불안하거나 심적 부담이 있을 때, 다른 생각에 빠져 운동현장에서의 집중력이 떨어지게 되어 외력에 대처하지 못하는 상황이 나타나 운동손상을 입게 된다.

환경의 결함

훈련장 상황, 스포츠 용구의 불완전한 설계, 환경적 요인 등 평상시의 동작과는 다른 환경적 요인으로 작용하여 운동손상을 불러일으킬 수 있다.

훈련방법의 결함

일반적으로 과훈련에 의한 통증은 신체내의 경고를 무시하고 훈련하는 경우에 발생되는 운동손상으로 다음과 같이 분류된다.

1기: 강도 높은 훈련 중에만 통증이 생긴다(단기치료 가능 기간).
2기: 훈련중과 훈련 후에도 통증이 지속적이다.
3기: 휴식 중에도 통증이 있는 상태로 장기간의 치료를 요하게 된다.

그 밖에 운동량 혹은 강도를 너무 빨리 증가시키거나 새로운 훈련법을 갑자기 적용시킬 때 등 지도자가 너무 조급하게 훈련성과를 기대할 때 발생되기 쉽다.

근력의 불균형적 발달

트레이닝시 주동근과 길항근의 훈련량 차이, 의식성 있는 집중훈련의 차이 등으로 근력발달에 있어서 주동근과 길항근의 근력 불균형이 형성되는데, 듣는 쪽과 안 듣는 쪽의 근력 불균형이 나타나는데 이것이 운동손상을 일으키는 원인으로 작용하게 되는 것이다.

운동상해의 진단

운동 중에 상해가 일어나면 운동상해의 진단은 다음과 같은 방법에 의해 행동을 취하여야 한다. 물론 발생한 운동상해가 심하다면 빨리 임상의사가 있는 병원으로 후송한다는 사실을 항상 염두에 두고 진단을 실시하여야 한다.

① 상해가 일어나면 주위에 있는 동료 혹은 환자 자신이 상처가 일어난 부위에 적당한 조치를 해야 한다.

② 상처 부위에 출혈이나 부종, 타박상 등의 상태가 있는지를 진단한다.

③ 상처 부위를 조사하여 연조직이나 뼈에 파열이나 결함이 있는지를 진단한다.

④ 상처 난 부위가 통증 없이 정상적으로 움직일 수 있는지를 진단한다.

운동상해의 유형

근육통

운동을 한 후 대개 8시간에서 24시간 사이에 발생하는 근육통은, 모든 사람이 한 번 정도 경험한 적이 있을 것이다. 오랫동안 운동을 하지 않았던 사람이 갑자기 많은 양의 운동을 했을 때 근육에 경직이나 통증이 오는 경우가 있다.

근육이 단단해지면서 그 부위가 붓고 아프며 수분 동안 계속될 때도 있으나 어떤 때는 수주일 계속될 때도 있으며 운동기능에 장애를 가져온다. 가벼운 통증일 경우에는 운동을 중지하지 않고 규칙적으로 계속하는 편이 오히려 좋아지는데 이는 축적된 노폐물이나 체액을 제거시키기 때문이다. 따라서 통증에 따라 운동량을 일시적으로 줄이던가 아니면 근육통이 심할 때는 마사지, 찜질 같은 방법으로 혈액순환을 촉진시켜 주면서 안정하는 것이 좋다.

염 좌

염좌는 운동시 가장 보편적인 손상 중의 하나로서 흔히 '삐었다'라고 한다. 이것은 관절에 무리한 힘이 주어져서 심하게 비틀리게 되어 관절 주위의 인대가 상하는 것을 말하며, 주위의 혈관이 파열되어 내출혈로 인한 부종이 발생할 수도 있으며, 통증으로 관절을 움직일 수 없게 된다.

염좌는 손상 정도에 따라 1도, 2도, 3도로 구분한다. 1도 염좌는 인대가 늘어난 것이고, 2도 염좌는 부분적으로 파열된 것, 3도 염좌는 완전히 파열된 상태를 말한다. 주로 축구, 농구, 등산 등의 스포츠를 할 때 발생된다. 염좌가 발생되면 그 즉시 골절 유무를 알아보고, 손상 부위를 고정시키며, 안정(rest), 얼음찜질(ice), 압박(compression), 거양(elevation)의 원칙에 따라 안정을 취하고, 얼음찜질을 하고, 압박붕대로 감아주고 상해 부위를 높여 주도록 한다. 만약 골절이 의심되면 손상 부위에 무게를 주지 않고 부목을 댄 다음 빨리 병원으로 이송하여 정확한 진단을 받아야 한다.

탈 구

탈구는 뼈마디에서 뼈가 서로 어긋난 것을 말하며 관절의 손상이 염좌보다 심하다. 탈구는 넘어지거나 높은 곳에서 떨어질 때나 운동을 잘못하다가 생기는 경우가 많다. 흔히 팔꿈치, 어깨, 다리의 뼈마디에서 잘 생긴다. 탈구된 골절을 그대로 두면 종창, 혈종, 근육의 위축이 일어나 회복이 힘들어지며 동시에 신경 및 혈관을 압박하게 되어 상해가 커지고 마비가 올 수 있으므로 조기 치료가 중요하다.

일반적으로 레슬링, 축구, 태권도 등 격투기 종류의 스포츠에서 주로 발생된다. 미숙한 일반인이 관절을 맞추는 시도를 잘못하게 되면 회복할 수 없는 치명적 손상을 입을 수 있으므로 부목을 이용하여 환부를 고정시키는 구급처치를 한 후에 병원으로 이송해야 한다.

구급처치가 늦어지면 국소의 혈관이나 신경의 장애를 유발할 수 있으므로 속히 처치해야 한다. 탈구의 정도에 따라 병원에서 탈구를 치료한 후 관절 주위의 인대조직이 치유될 때까지 부목이나 석고 붕대로 충분한 시일 동안 고정한다. 완전히 치유되기 전에 움직이면 관절막이 더욱 손상되고 습관성 탈구의 원인이 될 수 있으므로 단순 탈구일지라도 4주 이상 관절운동을 중지하는 고정법을 써야 한다.

타박상

넘어지거나, 차이거나, 외부의 충격을 받아 근육이 붓고 통증이 생기는 것으로 피부 속의 세포조직이 파괴되어 속으로 출혈이 되면서 검푸르게 멍이 든 것이다. 약하게 타박을 당했을 때에는 핏줄이 터져 피하조직이 퍼렇게 되거나 부어오르는 정도이며 심하게 타박을 당했을 때는 창상과 골절, 내출혈 등 여러 가지 증상들이 함께 나타난다.

처치는 타박상 부위의 부종 제거를 위해 8~10시간 동안 냉찜질을 해주며 상처 부위는 심장보다 높인다. 또 탄력 붕대를 감아주어 출혈과 부종을 막고, 출혈이 멈추고 부기가 내리면 더운 찜질을 실시하여 흡수를 촉진시킨다.

근 파열

근육이 끊어진다는 것은 견딜 수 없는 압박이 그 부위에 가해졌을 때 일어난다. 근 파열의 원인으로는 근육의 피로가 누적되거나 불충분한 워밍업, 유연성의 부족, 근력이 불균형할 때, 그리고 운동을 심하게 하거나 무리하게 했을 때 등의 원인이 겹쳐 부상을 당하기 쉬운 조건이 되어 있을 때 발생한다. 운동의 종목과 자세에 따라 근 파열이 일어나는 부위가 다르다. 끊어진 근육의 응급처치는 얼음찜질이다. 먼저 차가운 물수건이나 얼음주머니로 다친 부위를 냉찜질하고 부기와 통증이 가라앉으면 혈액순환을 촉진시키는 온찜질을 한다.

근 경직

근 경직이란 근육이 급격히 강하게 수축함으로써 근육의 흥분성이 이상 상태에 있을 때 나타나는 현상으로 근 피로현상의 일종이며 근 경련이라고도 한다. 등산, 수영, 승마, 달리기 등에서 비복근을 지나치게 사용했을 때와 운동을 안 하던 사람이 갑자기 운동을 시작했을 경우, 설사 · 구토 등으로 혈액 중의 수분이 결핍되었을 경우에 발생한다고 한다. 비복근(종아리)에서 많이 생기고 흔히 "쥐가 남"으로 표현한다. 보통은 마사지나 스트레칭으로 회복할 수 있다. 주원인은 과로, 충분한 몸풀기 부족, 기온변화와 적당한 준비운동의 부족, 발한으로 염분 및 칼륨의 손실 등이다. 근 경직은 발생원인을 제거해야 막을 수 있고, 운동 후 적절한 정리운동 등으로 근육의 경련을 막을 수 있다.

운동 후에 이러한 상태를 신속히 해소하지 않고 그대로 두면 장기간 동안의 만성적인 통증으로 고생하는 수가 있으므로 주의해야 한다. 발에 쥐가 난 경우에는 발의 앞꿈치로 서도록 하고 경련이 사라지면 발을 주무른다. 장딴지에 쥐가 났을 때는 무릎을 펴고 발을 등 쪽으로 꺾어 주고 근육을 주무른다. 쥐가 허벅지 뒤쪽에 생겼을 경우에는 무릎을 쭉 펴게 하고, 앞인 경우는 무릎을 굽히게 해서 완화시킨다. 또한 체온을 보호해서 혈액순환이 잘 되도록 한다.

골 절

뼈조직에 무리한 충격을 주어 뼈가 부러지거나 금이 간 것으로 뼈의 모양이 변하고 부어올라 통증이 생기는 것이다. 골절은 구부러진 정도에 따라서 완전 골절, 불완전 골절로 나뉜다. 완전 골절이란 백묵을 2개로 부러뜨린 것과 같은 상태이며 불완전 골절이란 골조직이 일부에서는 단열되지 않고 있는 것으로 예를 들면 금이 간 정도의 골절을 말한다. 뼈가 부러지면 부러진 팔다리의 모양이 달라지면서 움직일 때마다 몹시 아프다. 그리고 부러진 곳에서 뼈가 움직일 때 소리가 날 수도 있다(알륵음). 골절의 증상이 심각하면 통증으로 인해 쇼크에 빠질 수도 있다. 골절되면 될수록 움직이지 말고 부러져서 형태가 달라진 것을 제 형태대로 바로잡고 나무 같은 것을 대고 고정시켜야 한다. 상처가 있거나 출혈이 심하면 지혈을 하고 상처 주위를 소독한 후 깨끗한 천으로 감아준다.

응급처치 후 곧바로 병원에서 치료를 받도록 해야 한다. 뼈가 붙을 때까지 일정 기간 동안 고정시킨다. 고정기간은 예를 들면, 대퇴골 14주일, 늑골 3주일, 쇄골 5주일 등인데, 골절 부위에 따라 그 시기는 다르다.

동 상

동절기 스포츠에 특히 주의해야 할 동상은 낮은 기온에서 장시간 피부를 노출시킬 경우 발생하는 상해이다. 동상기에는 발진과 종창의 증상이 생기며 점차 부종과 물집이 생기고 심하면 염증이 생긴다. 동상이 발생하면 발생 부위를 37℃ 정도의 온수에 담가 서서히 온도를 높여주고 더운 음료수를 마시게 한다. 이때 상해 부위를 심하게 비비거나 운동을 시켜서는 안 되며, 어느 정도 녹은 다음 자발적으로 움직이게 하여 혈액순환을 촉진시키도록 해야 한다. 동상의 예방은 충분한 방풍, 방한복의 착용과 영양 섭취가 필요하며 피로하지 않도록 해야 한다.

운동상해의 초기 치료법

근육이 끊어졌을 때, 인대가 늘어났을 때, 관절의 부상, 골절 등 그 어느 것이든 운동 중에 일어난 부상의 응급처치는 거의 모든 경우 같은 것이다. 다음의 4가지의 응급처치법은 설사 의사에게

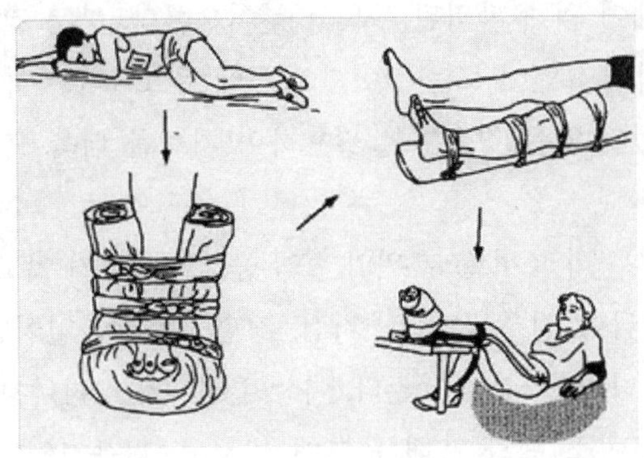

그림 10-1.
초기 응급처치법

치료를 받으려고 생각하고 있는 경우라 해도 상관이 없다. 이것은 RICE라고 약칭되어져 있다.

안 정(rest)

상해를 입은 뒤에도 운동이나 활동을 계속하고 있으면 상해는 더욱 심해지므로 안정을 하지 않으면 안 된다. 부상을 당한 부위의 사용은 멈추는 것이 바람직하다.

얼 음(ice)

얼음으로 상처 입은 부위를 식히면, 혈관이 수축하기 때문에 출혈을 줄인다. 그 부위에 혈액이 쌓이면 쌓일수록 회복은 늦게 된다. 상해 입은 부위에 수건을 대고 그 위에 (얼음주머니) 또는 얼음조각 등을 얹는다. 피부를 상처 낼 우려가 있기 때문에 얼음을 직접 피부에 닿지 않도록 한다. 압박하는 경우는 상해 입은 부위 주위에, 신축성이 있는 붕대로 정확히 얼음 위에서부터 싸 들어간다.

압 박(compression)

압박은 붓는 것을 억제한다. 붓는 것을 방치해 두면, 회복은 늦어진다. 상해를 당하면, 혈액이나 임파선 등이 주위의 조직에서 흘러 들어가 상해에 의해 파괴된 부위가 부어오른다. 붇는 것은 세균을 죽이는 항체를 요인해 오는 것이기 때문에 유효하기는 하나, 피부가 파열되어 있지 않은 경우는 불필요하며 치료를 더욱 오래 걸리게 할 뿐이다.

붕대를 너무 꽉 조여 그 부위의 혈액 공급이 멈추지 않도록 주의한다. 혈액 공급이 멈춘 징후로, 저림, 경련, 통증이 일어난다. 이들 징후가 나타나면 곧 붕대를 푼다. 이상의 징후가 나타나지 않는다면 30분간은 아이스 팩과 포대를 그대로 두고, 다음 15분간 포대를 풀러 피부를 따뜻하게 하여 혈행을 좋게 한다. 그 뒤 다시 감는다. 이 조치를 3시간 반복해 실시한다.

환부의 고거(elevation)

상해 부위를 심장의 위치보다 높게 해 두면 중력의 작용으로 과잉 출혈이나 붓는 것을 줄일 수가 있다.

운동상해의 예방

스포츠 현장에서는 항상 상해의 위험이 따른다. 이러한 운동상해를 예방하기 위해서 첫 번째로 그 원인을 제거하는 것인데, 사고가 왜 일어나는지, 일어나지 않게 하려면 어떻게 해야 좋은지 등의 원인을 찾아 제거해야 한다. 이를 위해서는 그에 대한 충분한 지식을 필요로 하고, 이것은 운동자뿐만 아니라 지도자, 시설의 관리자 등이 함께 노력해야 할 부분이다. 운동상해를 예방하는 방법은 이미 알려져 있는 위험 요인을 제거하는 것과 예측 가능한 몇몇 복합적인 상해 위험 요인을 파악해 상해를 감소시킬 수 있도록 하는 것이다.

① 사전의학 검진(pre participation examination)은 운동상해 유발 요인을 발견하고 그것을 교정해 운동상해를 감소시키고 예방한다.

② 철저한 준비운동과 정리운동으로 운동 전후에 일어날 수 있는 상해를 예방한다.

③ 운동 종목에 관계없이 운동상해 예방의 최우선은 적절한 체력 수준을 갖추는 것이다.

④ 심폐 지구력, 유연성, 스피드, 근력, 근지구력, 순발력, 민첩성, 협응성, 고유 감각기능 등의 모든 체력 요인을 균형 있게 발달시킨다.

⑤ 장비 및 시설 면에서는 운동시설의 철저한 관리와 점검으로 운동상해를 예방하거나 최소화한다.

⑥ 상해를 입은 후 완전한 회복되지 않은 상태에서 다시 운동에 참여하거나 팀으로 복귀하여 재부상이 많아진다. 재부상 발생을 최소화하기 위해 철저한 회복 훈련과 충분한 기간이 필요하다.

응급처치

응급처치란

응급처치란 질병이나 사고로 갑작스럽게 환자가 생겼을 때 병원으로 옮기거나 의사가 오기 전까지 적절하고 즉각적인 처치를 말한다. 그러나 잘못된 응급처치는 오히려 환자의 상태를 악화시킬 수 있으므로 올바른 응급처치 방법을 익히는 것이 매우 중요하며 응급처치의 기본적 행동은 다음과 같다.

부상자나 환자의 관찰

① 부상자나 환자가 발생했을 경우 환자의 상태를 빠른 시간 안에 관찰하도록 한다.

② 의식이 없을 때는 질식하지 않도록 옆으로 눕히고 기도를 통한

호흡이 이루어지도록 조치한다.

③ 출혈이 심할 때는 압박 붕대나 지혈기구를 이용하여 과다한 출혈을 막는다.

④ 기도, 소화 및 내장기관에 악영향을 미치는 독성 식품을 먹었을 때는 빨리 음식을 토하게 한다.

⑤ 호흡이 멈췄을 때는 인공호흡을 실시한다.

⑥ 탈구나 골절인 경우에는 움직이지 못하게 하며, 상처 부위를 고정시킨다.

⑦ 화상을 입었을 경우 흐르는 찬물에 환부의 열을 식힌다.

의식이 없는 사람의 처치

① 공기가 통하는 길(숨통)이 막혀 있는 경우가 많으므로 숨통 확보에 유의하고 수평으로 반듯이 눕게 한다.

② 안색이 창백할 때는 발쪽을, 붉을 때는 머리쪽을 높인다.

③ 머리를 부딪혔을 때는 수평으로 반듯이 눕히거나 머리를 약간 높인다.

④ 안정과 보온에 유의한다(젖은 옷가지는 갈아입히고 전신을 모포 등으로 덮어준다).

의식이 있는 사람의 처치

① 구조자는 침착하게 환자를 격려하며 안심시킨다.

② 환자로 하여금 가장 편한 자세를 취하게 한다.

③ 안정과 보온에 유의한다.

④ 환자에게 상처나 혈액, 구토물을 보이지 않게 한다.

⑤ 원칙적으로 마실 것을 주지 않고 줄 필요가 있을 경우, 컵의 1/3 정도를 스푼 등으로 떠서 주고 상태와 간격을 두어 또 1/3 가량을 준다. 예외적으로 일사병, 열사병, 심한 설사 등에 의한 탈수상태

때는 대량으로 수분을 취하게 할 필요는 있다.

⑥ 머리를 부딪혔을 때는 반듯하게 바로 눕히거나 머리 부분을 약간 높여 준다.

⑦ 안색이 창백할 때는 발을 높게, 붉을 때는 머리 부분을 높인다.

심폐 소생술

심폐 소생술의 순서

(1) 의식 확인

쓰러져 있는 사람을 발견하면 가볍게 어깨를 두드리며 "여보세요. 괜찮으세요?"라고 말하는 등 의식 여부를 확인한다. 환자를 지나치게 자극하면 목뼈가 다칠 수 있어 주의해야 한다.

(2) 구조요청

의식이 없으면 주위 사람들에게 알리거나 119로 즉시 신고하여 장소, 전화번호, 환자 발생 상황 등을 알려주어야 한다.

(3) 기도유지

의식을 잃은 환자는 혀가 뒤로 말리는 바람에 기도가 막힐 수도 있으므로 환자의 머리를 뒤로 제치고 턱을 들어주어 기도를 유지한다(두부후굴 하악거상법). 그러나 사고에 의한 경우에는 경추손상(목뼈가 부러짐)이 있을 가능성이 있으므로 턱만 살며시 들어준다(하악견인법). 소아일 경우에도 턱만 살며시 들어준다(하악거상법).

(4) 호흡 및 심박동 확인

기도를 유지한 상태에서 눈으로 가슴의 움직임을 관찰하고, 귀로는 호흡음을 들으며, 뺨의 촉감을 이용하여 호흡 유무를 3~5초 이내에 확인한다. 3~5초 동안 관찰한 후에도 호흡이 없거나 공기의 흐름이 느껴지지 않으면, 우선 환자를 바르게 누인 후에 입 안의 이물질을 제거한다. 또한 손가락을 경동맥 부위에 가볍게 올려놓아 심장이 박동하는지를 느껴보며, 시선은 왼쪽 가슴을 보며 심장 박동의 여부를 확인한다.

그 다음에는 2회의 인공호흡을 시행해서 이물질에 의한 기도폐쇄가 있는지 확인한다.

(5) 회복자세

호흡이 있으면 환자를 왼편으로 눕힌 다음 한 팔을 머리 아래에 넣고 환자의 다리를 굽혀주어 기도 안으로 토한 것과 침이 흘러 들어가지 않게 한다.

(6) 구조호흡

환자가 숨을 쉬지 않으면 구조호흡을 시행해 주어야 한다. 가장 많이 쓰는 방법은 구강 대 구강 호흡법으로 다음과 같이 시행한다.

① 이마를 누르면서 턱을 들어 기도를 유지한 다음 환자의 입을 벌린다.

② 환자의 코를 막고 자신의 입을 환자의 입에 밀착시킨다.

③ 공기를 서서히(성인은 1.5~2초, 소아는 1~1.5초) 불어넣는다.

④ 잡았던 코를 놓고 입을 떼어 불어넣은 공기가 밖으로 배출될 수 있도록 한다.

⑤ 입으로 구조호흡을 할 수 없을 때는 입을 막고 코로 인공호흡을 할 수 있다.

구조호흡을 위한 준비

(1) 심정지 확인

심정지를 확인하기 위해서는 목의 양측에 있는 동맥(경동맥)을 손으로 만져서 맥박의 유무를 확인하는데, 10초 이내에 확인해야 한다.

맥박은 성인의 경우 목에 있는 경동맥이, 소아의 경우에는 팔꿈치에 있는 상완동맥이 잘 만져진다. 심정지를 확인하기 위해 10초 이상을 허비해서는 안 된다. 맥박이 뛰는 것이 확인되면 인공호흡만 계속 시행하면서 1분마다 맥박을 다시 확인하며, 맥박이 만져지지 않거나 맥박이 확실하지 않으면 흉부압박을 시작한다.

(2) 흉부압박 위치 찾기

쉽게는 흉골의 가운데를 압박하면 되지만 좌, 우의 갈비뼈가 만나는 곳(검상돌기)에서 두 손가락 넓이만큼 위쪽이 정확한 위치이다.

(3) 흉부압박

맥박이 뛰지 않으면(경동맥박이 만져지지 않으면) 흉부(가슴)를 압박해야 하는데, 압박하는 위치와 깊이를 정확히 알고 있어야 한다. 압박할 위치 위에 한 손을 올려놓고 그 위에 다른 손을 올려놓거나 깍지를 낀다(소아는 한 손만 사용). 이때 환자는 바닥이 평평하고 단단한 곳에 수평자세에서 흉부압박을 시작하여야 한다.

① 흉부압박하는 자세

- 흉골의 하부 1/2에 한 손을 올려놓고 그 위에 다른 손을 겹쳐서 깍지를 껴서 손가락이 흉벽에 닿지 않도록 한다.
- 팔꿈치는 곧게 펴고 어깨와 손목이 팔과 일직선이 되게 한다.
- 흉골 위에 수직으로 구조자의 체중을 실리도록 한 다음 압박해야 한다.

② 흉부압박하는 방법

- 성인의 경우에 흉부가 압박하는 깊이는 가슴이 4~5cm 정도 함몰되도록 압박한다.
- 압박하는 속도는 1분에 100회 정도이다.
- 압박과 이완의 비율은 50 대 50 정도가 바람직하다.
  - 압박지점: 흉골의 하부 1/2지점
  - 압박깊이: 4~5cm
  - 압박속도: 100회/분(5회/3초)
  - 압박주기: 압박 대 이완 = 50 대 50

순환과 호흡의 재확인

1분 동안 심폐소생술을 시행한 후에 다시 맥박과 호흡을 평가한다. 회복되지 않았을 경우 구조자가 도착할 때까지 계속한다.

1인 및 2인의 심폐소생술

인공호흡과 흉부압박을 지속적으로 시행하는 일련의 행위를 심폐소생술이라고 하는데, 심폐소생술의 방법은 현장에 있는 사람의 수에 따라서 다르다.

(1) 한 사람인 경우

구조자가 한 사람밖에 없는 경우에는 흉부압박을 15회 계속한 후에 인공호흡을 2회 시행하는 15 : 2의 비율로 시행하여, 1분 동안에 8번의 호흡과 60번의 흉부압박이 이루어지게 한다. 이와 같은 방법(15 : 2)으로 4차례 반복한 후에는 다시 맥박을 손으로 만져 보아 환자상태를 평가한다. 즉, 6초 이내에 2회 인공호흡과 9초 이내에 15회의 흉부압박을 시행하는 것은 1사이클로 하여 4사이클을 시행한 후에 다시 맥박과 호흡을 확인한다.

(2) 두 사람인 경우

2명의 구조자가 있을 경우에는 환자의 양쪽에 1명씩 위치한 다음 마주본다. 1명은 환자의 머리 쪽에 위치하여 구조 호흡을 시행하며, 다른 1명은 환자의 가슴 쪽에 위치하여 흉부를 압박한다. 흉부압박을 5회 시행한 후에 구조 호흡을 1회 시행하는 5 : 1의 비율로 반복하는데, 흉부압박을 시행하는 사람이 구령과 함께 5회의 흉부압박을 한 후에 다른 사람이 구조 호흡을 1회 시행한다.

심폐소생술의 종료 시점

① 환자의 맥박과 호흡이 회복된 경우

② 심폐소생술 교육을 받은 사람과 교대할 때

③ 의사나 의료인이 도착하여 응급처치를 시행할 때
④ 지쳐서 더 이상 심폐소생술을 시행할 수 없을 때
⑤ 의사가 사망 선언을 할 때
⑥ 사망의 증거가 명백할 때

찰과상에 대한 처치

판단 요령

찰과상은 표피만의 가벼운 상처이므로 가정치료로도 충분한데 상처의 정도는 다음과 같은 요령으로 판단한다.

① 출혈하고 있는 부위를 흐르는 물로 씻어 본다.
② 오돌오돌 좀 모양의 출혈은 상처가 가볍다는 표시이다.

처치법

① 치료하는 사람은 비누로 양손을 잘 씻는다.
② 상처의 더러움을 물로 잘 씻는다.
③ 옥시풀 등으로 잘 소독한다.
④ 청결한 거즈를 대고 붕대를 감는다.

주의사항

다음과 같은 경우는 응급처치가 끝나거든 곧바로 의사의 진찰을 받도록 한다.

① 찰과상의 하부조직이 많이 부어서 통증이 심하고 타박, 피하출혈, 골절 등의 합병증이 의심스러울 때

② 길에서 특히 논밭 같은 곳에서 흙투성이가 되어서 상처를 입었을 때

③ 길거리에서 얼굴 등에 상처를 입었을 때

할퀸 상처의 처치법

① 피부의 표피만 손상된 경우, 피를 닦고 보면 그 밑에 흰 속살이 보이는데 이 상처는 비교적 얕은 상처를 나타내며 상처를 청결히 하면 자연히 치유된다.

② 처치는 상처가 심하지 않으면 잘 소독하고 청결한 거즈를 대고 붕대를 감아 두면 일주일 정도 지나서 치유된다.

③ 어린 아이들의 더러운 손톱, 흙으로 더러워진 헌 못 등은 가정에서 소독할 수 없는 감염원을 가지고 있으므로, 며칠이 지나도 상처가 마르지 않고, 통증이 가시지 않으며 빨갛게 부어서 열이 나고, 분비물에서 악취가 나면 의사의 진찰을 받는다.

자상의 처치법

가시에 찔렸을 때

① 가시에 찔렸을 때는 황급히 손톱 같은 것으로 뽑으면 세균이 들어가서 불결하므로 손을 잘 씻고서 소독한 집게로 뽑는다.

② 뽑기 힘들 때는 소독한 구멍 뚫린 토큰 등을 대고 누르듯 하면 쉽게 뽑힌다.

헌 못에 찔렸을 때

헌 못에 찔렸을 때는 응급처치 후 조속히 의사의 진찰을 받아 파상풍의 톡소이드와 항혈주사를 맞아야 한다.

칼, 유리, 금속파편

① 칼이나 유리, 금속파편 등으로 몸을 찔렸을 때는 일부분이 몸 안에 남거나 출혈이 더하여 내장이나 혈관을 상하게 하기 때문에

절대로 뽑아서는 안 되며 환자를 안정되게 하고 수건 등으로 찔린 것을 고정시켜 의사의 진찰을 받아야 한다.

② 깊은 자상을 낸 칼 등이 빠져 버리거나 뽑아 버렸을 때는 먼저 상처 위를 꼭 눌러 압박해서 지혈부터 하고 의사의 진찰을 받는다.

으스러진 상처의 처치법

가장 기본적으로 냉수로 오염을 씻어냄과 동시에 냉각하는 것이 붓는 것을 방지하고 통증을 줄일 수 있다.

처치법

(1) 붕대 감는 법

으스러진 상처의 붕대는 세게 감아서는 안 되며 출혈이 적은 것이 보통이므로 거즈도 적게 쓰도록 한다.

(2) 생손톱(발톱)이 빠졌을 때

생손톱이 벗겨졌을 때는 억지로 떼어 내어서는 안 되며 충분히 식히고 소독한 후에 손톱을 원래대로 되돌려 놓고 붕대를 감아둔다.

(3) 문에 손가락이 끼었을 때

문에 손가락이 끼었을 때는 환부를 충분히 냉각시켜서도 통증이 심하며 내출혈을 해서 보라색으로 부어 있을 때는 골절의 우려가 있으므로 환부를 움직이지 않게 골판지나 소독제 등으로 고정시켜 의사의 진찰을 받는다.

화상이나 햇볕에 탔을 때

처치법

① 즉시 화상 부분을 물로 식힌다.

② 머리나 가슴부분과 복부는 얼음주머니나 젖은 물수건으로 가벼운 것은 수분 간, 중증인 것은 30분 이상 식힌다.

③ 스타킹이나 옷을 입은 상태에서는 옷을 벗지 말고 옷 위를 냉각시킨다.

④ 환부의 물집을 벗기지 말고 그대로 둔다.

⑤ 화상의 면적이 신체표면의 30% 이상에 미치는 경우 병원으로 신속하게 옮긴다.

화상의 증상과 치료법

(1) 표피 화상(햇볕에 덴 화상)

겉보기: 피부가 빨갛다.

증상: 통증, 열이 난다.

경과: 며칠 사이에 낫는다.

치료: 스테로이드 연고를 바르거나 그대로 두어도 낫는다.

(2) 진피 표피층 화상

겉보기: 박적물집, 진무름

증상: 심한 통증과 작열감

경과: 10일 전후로 치유됨

치료: 감염되지 않게 소독한다. 항생물질 연고를 바른다.

(3) 진피표층 화상

겉보기: 물집, 진무름

증상: 심한 통증과 작열감

경과: 2주간 이상 걸려서 흉터를 남기고 낫는다.

치료: 감염되지 않도록 소독하고 항생물질 연고를 바른다. 필요한 경우도 있다.

(4) 전층 화상

겉보기: 희뿌옇고 양피지 모양

주의사항

화상을 입었을 경우에 징크유, 간장, 된장, 핸드크림 등을 바르면 세균 감염을 일으키므로 절대로 사용해서는 안 된다.

증상: 통증은 거의 없다.

경과: 흉터를 남기고 낫는데 피부이식으로 치유

치료: 감염되지 않도록 소독하고 항생물질 연고를 바른다.
피부이식 수술이 필요하다.

감전사고시의 처치법

① 먼저 전원을 끊는다.

② 구조자는 감전을 방지하는 몸차림(고무장갑, 고무장화, 마른 나무판자 위에 올라간다)으로 전류가 통하지 않는 것을 사용해서 감전된 사람을 떼어낸다.

③ 편안히 눕힐 수 있는 장소로 옮겨 의식의 유무를 살핀다.

④ 의식이 없으면 인공호흡과 심장 마사지를 병행 실시한다.

⑤ 의식이 있는 경우 본인이 가장 편한 자세로 안정케 한다.

주의사항

환자의 의식이 분명하고 건전해 보여도 감전은 몸의 안쪽 깊숙이까지 화상을 입고 있는 경우가 있으므로 응급처치 후 병원에서 진찰을 받도록 한다.

동창 및 동상의 처치법

동 창

동창은 저온이 피부의 혈관을 마비시켜 혈액순환의 부진이 생겨 조직이 장애를 받아서 일어나는데 피부가 가려워지거나 암적색으로 변하여 붓기도 한다. 처치법은 다음과 같다.

① 더운 물(42도 전후)로 동창 부위를 20~30분간 녹여 혈액의 순환이 잘 되게 한다.

② 마른 수건으로 물기를 잘 닦아낸다.

③ 다음에는 환부를 잘 마사지하고 유성크림을 발라준다.

④ 되풀이해서 동창이 생기는 사람은 피부과 의사의 진찰을 받아 예방약(비타민 E)을 복용하는 게 좋다.

동 상

피부가 동결되어 혈액의 순환부전이 생겨서 조직이 장애를 받아 일어나는데 처음에는 피부가 하얗게 되어 통증이 있고(가벼운 정도), 감각이 없어지고 물집이 생기는 수도 있으며(중간 정도), 피부 부분이 죽어서 희고 밀과 같이 되기도 하고 궤양이 생기기도 한다(중증). 처치법은 다음과 같다.

① 최초의 환부를 미지근한 물로 서서히 녹인다.

② 뜨거운 물(42도 전후)로 20~30분간 동상 부분은 온욕하여 혈액순환이 잘 되게 한다.

③ 청결한 천으로 싸서 의사의 진찰을 받는다.

일사병과 열사병

일사병

더운 곳에서 직사광선을 장시간 쏘였을 때 발병한다.

열사병

땡볕 아래는 아니더라도 몹시 더운 곳에서 일을 하거나 운동시 발병한다.

처치법

의식이 분명하고 체온이 많이 올라있지 않을 때는 일사병, 의식이 불분명하고 체온이 몹시 높을 때는 열사병으로 치료한다.

(1) 일사병의 처치

① 시원한 곳으로 옮겨 눕힌다.

② 의복을 느슨하게 해 준다.

③ 물이나 식염수를 마시게 한다.

④ 무턱대고 차게 하지 말고 환자가 적당하다고 느끼는 시원한 온도에서 쉬게 한다.

⑤ 보통 안정하고 있으면 회복된다.

(2) 열사병의 처치

① 즉시 구급차를 부른다.

② 구급차가 오기까지 30도 정도의 미지근한 물을 끼얹으면서 선풍기 등으로 몸을 식힌다.

③ 체온을 너무 식히는 것은 좋지 않다.

물에 빠졌을 때

구조법

① 축 늘어져 있을 때는 머리쪽에서 접근해도 좋지만 의식이 있을 때는 반드시 뒤쪽으로 접근한다.

② 엎어져 있는 상태이면 반듯하게 눕힌다.

③ 머리를 팔로 끌어안듯이 하고 헤엄쳐 구조한다.

처치법

물을 토하게 하기보다는 인공호흡이나 심장 마사지를 하는 처치를 계속하면서 마른 의복이나 모포로 갈아입힌다.

물속에서 장딴지에 쥐가 났을 때

- 먼저 몸을 둥글게 오므려서 물 위에 뜬다.
- 숨을 크게 들이마시고 물 속에 얼굴을 넣은 채 쥐가 난 쪽의 엄지발가락을 힘껏 앞으로 꺾어서 잡아당긴다. 한동안 계속하여 격통이 가라앉기를 기다린다.
- 육지를 나왔을 때 더운 물이 있으면 수건에 적셔서 장딴지를 습포하는 게 효과적인데 그렇지 못할 때는 계속 근육 마사지를 실시한다.

뱀에 물렸을 때

독사는 머리가 삼각형이고 목이 가늘며 물리면 2개의 독 이빨자국이 남고 손이나 발이 금방 부어오르고 피하 출혈이 생긴다.

처치법

① 움직이면 혈액순환이 좋아져 독소가 빨리 퍼지므로 독사에 물린 사람을 안정되게 눕힌다.

② 상처 부위를 물로 잘 씻어 소독한 후 구혈대를 맨다. 구혈대를 감고 나면 상처 부위에 직접 입을 대고 독소를 강하게 빨아내고 재빨리 뱉어버린다. 이때 입 안에 상처가 있는 사람은 주의를 요한다.

③ 상처의 처치가 끝나거든 독소가 전신으로 퍼져서 쇼크 상태에 빠질 수 있으므로 의사의 처치를 빨리 받는다.

개에 물렸을 때

처치법

① 비누를 사용해서 흐르는 물에 잘 씻는다.

② 소독은 상처 부위에 쏟아 붓듯이 몇 번이고 소독하고 청결한 거즈로 닦아내면 다시 소독한다.

③ 거즈로 상처 부위를 누르고 의사의 진찰을 받는다.

광견병의 증상

① 물린 부위의 통증, 위화감

② 경련, 호흡마비, 사망

벌레에 쏘였을 때

① 벌레나 해파리 같은 외래의 자극으로 생긴 피부염은 흔히 심한 가려움이 생기는데 스테로이드 연고를 사용하면 염증을 억제하고

가려움을 멎게 하는 데 효과적이다.

② 벌레에 여러 군데를 물렸거나 쏘여서 부었을 경우에는 연고도 바르지 말고 의사의 진찰을 받는다.

목구멍에 이물이 걸렸을 때

등을 두들기는 방법

① 젖먹이인 경우에는 한쪽 손으로 두 발을 잡고 거꾸로 세운 상태에서 다른 한 손으로 등을 두들겨서 목에 걸려 있는 것을 토하게 한다.

② 손가락으로 꺼내는 방법: 왼손으로 엄지와 검지를 교차시켜서 입을 강제로 벌리고 오른손 검지를 혀뿌리 부위까지 찔러 넣어 앞으로 끌어당겨서 구토 반사를 일으키게 한다.

심장발작을 일으켰을 때

처치법

① 넥타이, 벨트, 허리띠, 단추 등 환자의 몸을 죄고 있는 것을 늦추며 보온에 유의한다.

② 환자가 편하게 호흡할 수 있는 자세를 취하게 하고 절대 안정케 한다.

③ 반듯이 눕힌다.

④ 상반신을 일으킨다.

⑤ 가슴을 답답해하면 벽에 기대게 한다.

⑥ 의자 등에 기대게 한다.

심장발작을 일으켰을 때

처치법

① 넥타이, 벨트, 허리띠, 단추 등 환자의 몸을 죄고 있는 것을 늦추며 보온에 유의한다.

② 낮은 책상 같은 곳에 엎드리게 한다.

③ 호흡이 멈춰 있을 때는 구조호흡을 실시한다.

④ 맥박이 없을 때는 심장 마사지를 한다.

⑤ 처치는 의사의 손에 넘길 때까지 계속 한다.

팔 다리를 삐었을 때: 탈구시

삐었을 때

① 젖은 물수건이나 습포약 등으로 식혀준다.

② 관절을 비튼 방향과 반대방향으로 고정하고 안정을 유지한다.

③ 치료를 해도 부기가 빠지지 않고 통증이 심해지는 듯할 때 즉시 의사의 진찰을 받는다.

탈구되었을 때

① 물수건이나 습포약으로 식혀준다.

② 관절을 고정하고 안정에 유의하고 의사의 진찰을 받는다.

팔 다리의 골절

상완골

어깨에서 팔꿈치까지 부목을 댄다.

진완골

팔꿈치에서 손 끝까지 걸쳐 부목을 대는데 골판지의 경우 팔 전체를 감싸듯이 하고 널판지의 경우 손바닥과 손등 쪽으로 2장을 댄다.

대퇴골

겨드랑이 밑에서 발끝까지 부목을 대고 몸과 부목과의 틈에는 의복을 채운다.

손가락

손가락이 골절(삔 것 포함)되었을 때는 먼저, 흙은 흐르는 물로 씻고 부목을 대거나 부러지지 않은 이웃 손가락과 함께 붕대를 묶어 의사의 진찰을 받는다.

구급차를 부를 때

구급차를 부를 때

① 국번 없이 119(구급차), 129(응급환자정보센터)번으로 전화를 건다.

② 연결이 되면 "구급입니다." 하고 다음 사항을 분명히 전해야 한다.

- 구급차가 가야 할 장소(아파트의 경우 아파트명과 동수와 호수, 주택인 경우 ○○동 ○번지를 정확하게, 주위의 특별한 건물)
- 전화를 건 사람의 성명
- 사고의 내용(언제, 어디서, 어떻게 해서, 어떤 상태인가 등)
- 환자의 수, 성별, 용태(容態)

③ 구급차가 도착할 때까지의 준비

- 필요한 응급처치를 확실하게 한다.
- 의료보험카드를 준비한다.
- 전화로 연락한 목표물까지 구급차를 마중하러 간다. 야간에는 손전등의 불빛으로 유도한다.

구급차가 도착하면

구급차가 도착하면 구급대원에게 구급차가 도착하기까지의 환자의 용태와 그 간의 처치 내용, 환자의 지병 등을 이야기한다.

담당교수명 : ____________________ 수강생명 : ____________________

확인해 봅시다

1. 운동상해의 RICE에 대해 설명하시오.

2. 심폐소생술의 순서에 대해 설명하시오.

3. 찰과상에 대한 판단요령에 대해 설명하시오.

4. 화상에 대한 처치법에 대해 설명하시오.

5. 구급차를 부를 때 신고요령에 대해 설명하시오.